DES PLAIES

D'ARMES A FEU.

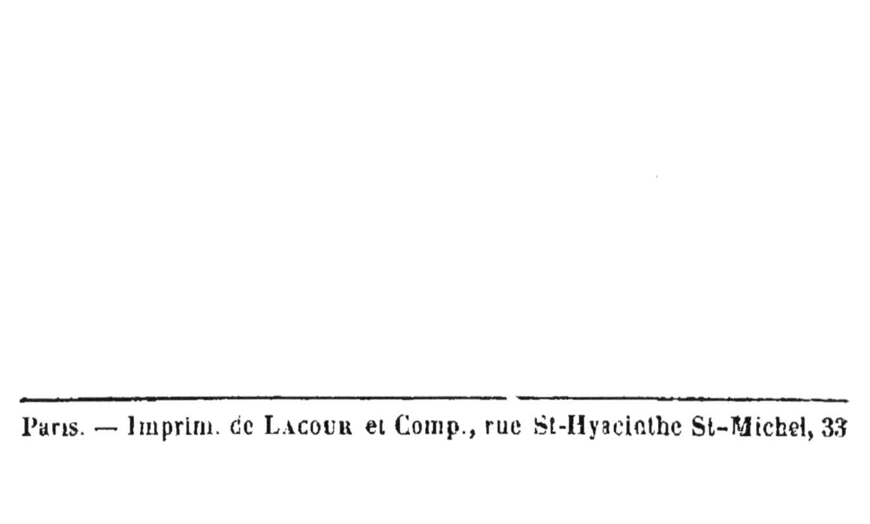

Paris. — Imprim. de LACOUR et Comp., rue St-Hyacinthe St-Michel, 33

TRAITÉ

DE LA NATURE, DES COMPLICATIONS

ET DU TRAITEMENT

DES

PLAIES D'ARMES A FEU

PAR

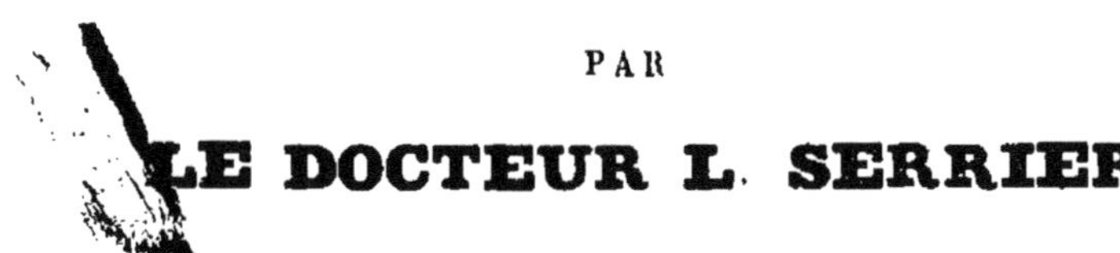

LE DOCTEUR L. SERRIER

CHIRURGIEN SOUS AIDE-MAJOR, ANCIEN INTERNE ET CHEF DE CLINIQUE DES HÔPITAUX DE MARSEILLE.

Ouvrage couronné (médaille d'or) par M. le Ministre de la Guerre, en 1844.

(CONCOURS GÉNÉRAL DE CHIRURGIE MILITAIRE.)

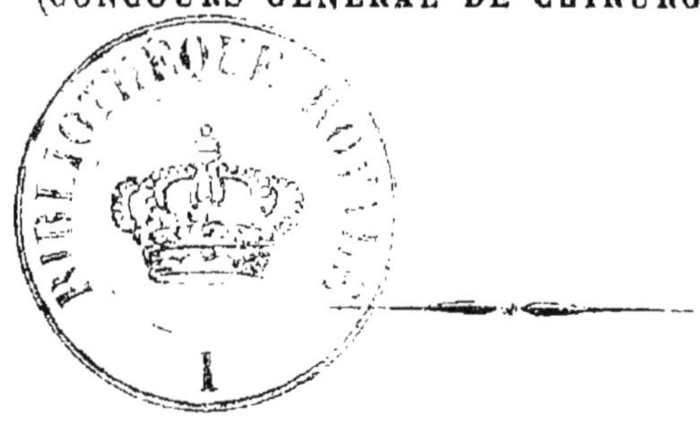

PARIS.

LIBRAIRIE DES SCIENCES MÉDICALES

DE JUST ROUVIER, ÉDITEUR,

Rue de l'École-de-Médecine, 8.

Octobre 1844.

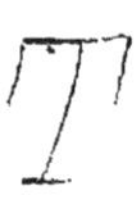

A MON PÈRE,

Michel Serrier, docteur en médecine, ancien médecin en chef de l'Hôtel-Dieu de Marseille, professeur-adjoint de thérapeutique et de matière médicale à l'École préparatoire de médecine de la même ville, etc.

Veuillez accepter la dédicace de mon premier succès médical. Puisse ce livre vous prouver que j'ai mis à profit les sages conseils que vous n'avez cessé de me donner.

Dr L. SERRIER.

INTRODUCTION.

« La chirurgie militaire, disait Percy en 1792, resta inconnue tant qu'on se battit avec les ongles, les poings et les dents, premières armes qu'employa la férocité des humains, les bâtons et les pierres dont on se servit ensuite la laissèrent aussi dans le néant. Ce furent les lances, les épées et tous ces projectiles qu'inventa l'art affreux de se détruire qui fondèrent son existence et préparèrent ses progrès. » A ces lignes qui tracent si bien, en peu de mots, une partie de l'histoire de la chirurgie militaire de champ de bataille; nous ajouterons les suivantes qui la complètent, en nous conduisant jusqu'à nos jours.

L'invention de la poudre à canon, source féconde de douleurs pour l'humanité, a fourni à la chirurgie militaire française l'occasion de s'illustrer à jamais, en lui permettant d'étaler aux yeux des peuples les fruits de son génie, de son dévouement et de son courage.

Un coup d'œil, rapidement jeté sur les pages de l'histoire, suffira pour amener la conviction des faits que je viens d'énoncer. Il est impossible, en effet, de décorer du nom de chirurgiens militaires ceux qui accompagnaient Alexandre sur le champ de bataille, ceux qui suivaient les légions romaines au combat, et Jean Pitard ainsi que les Myres qui suivirent saint Louis en Terre-Sainte pour prodiguer des soins à ses soldats, étaient sans doute des hommes animés par des intentions très louables, mais n'étaient pas des chirurgiens.

On pourra juger par les lignes suivantes, extraites de l'esquisse du service de santé militaire par M. Gama, quelle était la pauvreté de la chirurgie militaire au moyen-âge, du temps de la chevalerie, et comprendre ensuite combien de malheureux soldats devaient succomber aux suites de leurs blessures sur lesquelles, dans certains cas, on allait jusqu'à spéculer d'une manière honteuse.

« Après un combat, dit M. Gama, la foule des combattants se réfugiait dans les couvents, les maisons de charité, les hôtels-dieu, où ils trouvaient protection et assistance, leurs blessures étaient pansées par les frères chirurgiens, tous plus ignorants les uns que les autres. Les appareils que tant de mains appliquaient sur des blessures, nécessairement très variées, étaient une assez pauvre chirurgie, mais il n'y en avait pas d'autre; encore heureux quand ces blessés ne se confiaient pas à des charlatans, à des moines mendiants, à des femmes même qui suivaient les armées, vendant aux soldats leurs remèdes secrets ou les guérissant par le pouvoir de la magie... Des soldats vantaient aussi des drogues, dont ils se disaient seuls possesseurs, et racontaient à leurs crédules camarades, toujours dupes, les merveilles qu'ils en avaient obtenues. Telle était la chirurgie militaire depuis la guerre des Gaules, elle était devenue, pour ceux qui en faisaient profit, un métier de filouterie et d'extorsion soutenu par l'imposture (page 15). »

Un jour enfin le salpêtre détonna sur le champ de bataille, les projectiles lancés par lui allèrent porter la mort dans les rangs des combattants et firent ressortir encore plus l'insuffisance, la pauvreté de la chirurgie militaire contre leurs terribles effets... En un instant une foule d'explications, de théories fausses, de moyens thérapeutiques barbares furent imaginés contre ce désastreux moyen de destruction, inventé par l'homme pour tuer son semblable, et de nombreuses victimes payèrent encore de leurs jours les erreurs de la science. Lorsque enfin, dans le cours du XVIe siècle, apparut dans le monde chirurgical un grand génie qui renversa par ses travaux les principes erronés posés avant lui. Ambroise Paré exposa ses jours sur les champs de bataille, étudia consciencieusement et, on peut le dire à sa louange, sans but spéculatif, les plaies d'armes à feu;

posa le premier, un grand nombre de sages préceptes, relatifs au traitement des lésions qui nous occupent, et pressentit l'utilité des ambulances pour porter des secours immédiats aux blessés.

L'idée qu'Ambroise Paré avait eue fut réalisée par Sully sous Henri IV ; c'est en effet de cette époque que datent les premières ambulances.

Sous Louis XIII on créa un chirurgien-major dans chaque régiment, et ce dernier choisissait ses aides parmi les jeunes soldats arrivant chaque année au corps. De pareils officiers de santé, bien que choisis parmi les soldats les plus intelligents, devaient offrir bien peu de garantie.

Plus tard, la chirurgie militaire sortit du néant dans lequel elle était plongée ; de nombreux officiers de santé furent attachés à l'armée à l'époque des guerres de l'Empire. A leur tête brillèrent quelques grands noms, dont nous nous faisons justement gloire et en tête desquels marche le baron Larrey, qui fut l'inventeur des ambulances volantes, perfectionna la chirurgie militaire de champ de bataille, et arracha par son dévouement tant de victimes à la mort.

Dans des temps qui nous touchent, des événements politiques, et la guerre que nous soutenons depuis treize ans en Afrique, ont permis d'étudier avec soin la question des plaies d'armes à feu, d'y mettre, pour ainsi dire, la dernière main, ont donné naissance à une foule d'écrits, en tête desquels se distinguent ceux de Dupuytren, de MM. Baudens, Jobert de Lamballe, H. Larrey, et ont consacré l'usage de moyens de transport ingénieux, qui épargnent de nombreuses douleurs à nos soldats blessés et nous permettent de leur faire parcourir, sans trop de fatigues, des routes auparavant impraticables pour eux. . . . .

. . . .

Je ne m'arrêterai pas en commençant mon ouvrage à faire l'histoire de toutes les productions qui ont paru sur le sujet que j'ai à traiter, j'aurai trop à faire, car Percy donne, dans son *Manuel du chirurgien d'armée*, une liste de cinquante-neuf auteurs qui ont traité la question des plaies d'armes à feu, depuis 1540 jusqu'à lui, 1792; que serait-ce s'il fallait ajouter à cette liste, déjà bien longue, celle de tous les écrits sur la matière qui nous occupe ayant vu le jour de 1792 à 1843.

J'aborderai directement la question posée par M. le ministre de la guerre, je la diviserai en deux parties; dans la première je m'occuperai des plaies d'armes à feu en général. Je les étudierai dans les différentes régions du corps, dans la seconde.

La question des plaies d'armes à feu, en général, sera subdivisée en trois parties, comme l'implique la manière dont elle est posée par M. le ministre.—1° Dans la première partie j'indiquerai les caractères généraux de ces lésions dans les différents tissus de l'économie, les muscles, les nerfs, les vaisseaux. — 2° Dans la seconde, je m'occuperai de leurs complications les plus fréquentes, telles que la douleur, la stupeur, la commotion, le tétanos, l'étranglement, l'hémorrhagie, les corps étrangers, etc... — 3° Enfin, le traitement et l'appréciation des divers moyens thérapeutiques les plus employés seront l'objet de la troisième partie de la question générale.

L'étude des plaies de tête, du cou, de la poitrine, de l'abdomen, des membres et l'examen des cas qui réclament l'amputation de ces derniers constitueront la seconde subdivision, non moins importante que la première, qui complétera tout ce que renferme la question longue et épineuse que j'entreprends de traiter.

PREMIÈRE PARTIE.

Des plaies d'armes à feu considérées d'une manière générale.

CHAPITRE PREMIER.

NATURE DES PLAIES D'ARMES A FEU

On entend par plaie d'arme à feu toute solution de continuité produite par un projectile lancé par la poudre à canon, et sortant du calibre d'une arme à feu quelconque. Il peut arriver cependant que de la poudre seule renfermée dans le canon d'une arme à feu produise par sa déflagration une lésion plus ou moins grave sur nos tissus. Mais cette circonstance ne s'offrant que dans le plus petit nombre des cas ; le plus souvent dans la vie privée, et jamais sur le champ de bataille, où le premier soin du soldat est de placer dans le canon de son arme un corps étranger qui puisse atteindre son ennemi à distance, je ne ferai que la mentionner.

Je ne m'occuperai pas longtemps non plus de l'histoire des différentes armes à feu employées de nos jours dans l'armée française, leur nombre est du reste assez restreint, et l'histoire des différentes modifications qu'elles ont subies depuis leur invention jusqu'à nos jours se trouve consignée dans un assez grand nombre d'ouvrages pour que je m'abstienne de faire ici une fastidieuse répétition.

Le fusil ordinaire, ou de munition est l'arme à feu la plus répandue dans notre infanterie.

Le mousqueton ou carabine, et le pistolet, sont les armes à feu de nos cavaliers.

Ces trois espèces d'armes facilement maniables par le soldat auquel elles appartiennent prennent le nom d'armes feu portatives, tandis qu'il en est d'autres que leur volume et leur poids ont fait appeler bouches à feu; ce sont les armes à feu employées dans notre artillerie, les canons, mortiers, obusiers, etc. Ces armes sont traînées par des chevaux sur une espèce de voiture à deux roues solidement construite, qu'on appelle *affut*. Leur nombre est infiniment plus petit dans l'armée que celui des armes à feu portatives, ce qui se comprend facilement quand on pense qu'il faut plusieurs hommes pour servir une de ces pièces et que du reste leur volume et leur poids ne leur permettent pas d'être transportées partout avec facilité. Les effets des bouches à feu sont terribles, lorsqu'ils sont bien dirigés, ils ont souvent décidé du sort des batailles, et ils épouvantent les peuples à qui leur civilisation peu avancée ne permet pas de les manier habilement. Disons un mot de chacune de ces espèces d'armes en particulier.

§ PREMIER. — DU FUSIL.

Le fusil est un cylindre de fer ou d'acier ouvert à une de ses extrémités, et fermé à l'autre, qui est beaucoup plus épaisse que l'on nomme *culasse*, cette culasse est percée sur sa partie latérale doite d'un petit trou appelé *lumière*, servant à mettre l'intérieur du canon en communication avec l'extérieur, et permettant à la poudre qui compose la charge de s'enflammer au moment où s'opère la déflagration de l'amorce. Cette déflagration s'effectue dans un appareil appèle *platine* se composant de plusieurs pièces telles que, le *chien*, la *pierre*, le *bassinet*, le *couvre-feu*, la *gachette* et la *sous-garde*, le canon et cet ensemble de pièces sont supportées par un bois servant d'une part à soutenir le canon de l'arme dans presque toute son étendue (*fût*) et de l'autre à l'appuyer contre l'épaule au moment de s'en servir (*crosse*). Une baguette en bois, en fer ou en acier se trouve logée à la face antérieure du canon dans une gouttière creusée tout le long du bois, ou dans de petits anneaux de fer ou d'acier soudés au canon même de l'arme.

Il peut arriver qu'un soldat soit vivement assailli par l'ennemi, et qu'il ait à combattre à la fois contre cinq ou ou six d'entre eux. Une fois son arme déchargée il lui serait très difficile de leur tenir tête, car il n'a pas dans ce cas le temps de recharger son fusil à son aise. Il lui faut donc quelque chose qui tienne ses ennemis en haleine, et lui permette de les combattre avec avantage, c'est dans ce but qu'on a ajouté au bout du canon du fusil de munition une espèce d'épée triangulaire ayant 12 ou 14 pouces de longueur, nommée baïonnette.

Telle est la description abrégée du fusil de munition ordinaire. Depuis quelque temps certains corps de l'armée française ont des fusils dans lesquels la charge est enflammée à l'aide d'un autre système d'amorces qui consiste en une petite capsule contenant dans son fond une petite quantité de poudre fulminante laquelle est mise en déflagration par la percussion subite et violente qu'exerce sur elle le chien disposé en forme de marteau. On a donné à ce système d'armes le nom de fusils à percussion.

La carabine dont se se sert la cavalerie est construite sur le même modèle, seulement elle est plus petite. Les carabiniers portent des carabines dont l'intérieur du canon est cannelé, de plus les balles y pénètrent avec difficulté, souvent même on est obligé de les y pousser avec un maillet. Les balles sortant de ces armes sont animées d'une grande vitesse, et atteignent avec beaucoup plus de justesse le but où vise le soldat. Les chasseurs d'Orléans ont des espèces de carabines portant beaucoup plus loin que celles de tous les autres corps, et présentant cette grande différence avec ces dernières, que les baïonnettes fixées au bout du canon sont des armes blanches piquantes et tranchantes, on conçoit combien ces deux modifications font des armes dont nous occupons, des moyens de défense plus meurtriers que les fusils ordinaires.

§ II. — DU PISTOLET.

Le pistolet est construit d'après le même système que le fusil de munition, dans des proportions infiniment plus petites. La crosse de cette arme est légère, recourbée, et s'accommode parfaitement à la forme de la main destinée à la manier.

Je ne m'arrêterai pas à décrire ici les armes de luxe, les fusils à deux coups, et tous les autres systèmes connus, on ne les trouve qu'entre les mains des amateurs, et des chasseurs qui ne veulent pas se résigner, avec juste raison du reste, à se servir d'une arme aussi lourde que le fusil de munition pesant environ quatorze livres.

DU CANON.

Le canon est un cylindre en fer, ou en bronze, parfaitement égal dans toute son étendue à l'intérieur, plus épais à l'extérieur, vers sa base qu'on nomme *culasse* qu'à l'extrémité ouverte qui prend le nom de *bouche*. De chaque chaque côté du canon, et plus près de la culasse que de la bouche sortent deux cylindres massifs servant à soutenir la pièce sur l'affut ; ce sont les *tourillons*. La lumière est percée près de la culasse à la face supérieure du canon, elle sert comme dans le fusil à mettre la charge en communication avec l'amorce.

Des canons ne sont pas tous du même calibre, c'est-à-dire, qu'il en existe qui sont susceptibles de recevoir des charges plus considérables les uns que les autres, nous avons en France des pièces de 4, 6, 8, 12, 24, 36, etc., il est des esprits destructeurs qui ont imaginé des bouches à feu d'un énorme volume, et qui ont réalisé leurs idées en faisant construire des canons de 48, 64, 96 et quelquefois même d'un calibre plus fort, témoin ***Marguerite l'Enragée*** dont les habitants de Gand, en guerre avec leur duc Philippe, se servirent au siége d'Oudenarde (1452), Froissart dit en parlant de cette pièce d'artillerie : « pour « ébahir ceux de la garnison d'Oudenarde les Gantois fi-« rent faire et ouvrer une bombarde merveilleusement « grande, (Marguerite l'Enragée) laquelle avait 53 pouces « de bec, et jettait carreaux merveilleusement grands, « gros et pesants ; et quand cette bombarbe desclignait, « on l'entendait, par jour, bien de 5 lieues loin, et par nuit, « de dix, et menait un si grand bruit au descligner qu'il « semblait que tous les diables fussent en chemin. »

Les rédacteurs des leçons orales de Dupuytren, parlent de la bombarde que Mahomet II amena sous les murs de Constantinople, laquelle portait un boulet en pierre de 850 livres. De celle qui fut fondue sous Louis XI, qu'on chargeait avec 332 livres de poudre et 500 liv. de balles ; et enfin du canon pris par les Turcs en 1717 au camp de

Bellegrade lequel se chargeait avec 52 livres de poudre, et lançait des projectiles de 110 livres.

Les canons envoyent les projectiles qu'ils contiennent d'autant plus loin qu'ils sont volumineux, et que la quantité de poudre avec laquelle on les charges est plus considérable.

Le canon de 24 lance son boulet à 2,150 toises.

Celui de 12. . . . . . . à 2,080

Celui de 8. . . . . . . à 1,660

Celui de 4. . . . . . , à 1,520

Les mortiers sont des espèces de canons très courts, très larges, et très évasés, servant à lancer les bombes. Les tourillons étant en général placés très près de l'extrémité correspondant à la culasse du mortier, on peut placer ce dernier dans une direction presque perpendiculaire, ce qui est fort commode pour lancer la bombe suivant telle ou telle inclinaison.

Les pierriers sont des mortiers plus légers que ceux dont nous venons de parler, ils sont destinés à lancer à l'ennemi une grêle de pierres.

Enfin l'obusier est une espèce de canon lançant un projectile nommé *obus* qui est beaucoup plus meurtrier que le boulet , et dont nous allons nous óccuper dans un instant.

§ III. — DE LA CHARGE DES ARMES A FEU.

La charge des armes à feu se compose d'une quantité de poudre variant suivant le volume de l'arme, d'un seul projectile, comme pour le fusil, de plusieurs, comme lorsqu'on se sert de chevrotines, ou de petit plomb, et enfin d'une très grande quantité de projectiles, comme pour le canon chargé à mitraille. En troisième lieu la charge est complétée par un corps comprimant le projectile contre la poudre qui doit le chasser au loin. Ce corps comprimant qui prend le nom générique de *bourre*, est constitué soit par du papier, du carton, de l'étoupe, de l'herbe, etc.

La charge du fusil militaire s'appelle cartouche, c'est un cylindre de papier contenant, la poudre et la balle, et permet au soldat de charger son arme en un seul temps. Le papier enveloppant la poudre et le plomb sert à son tour de bourre lorsque la charge qu'il contenait est descendue dans le canon.

La charge du canon est appelée gargousse, elle diffère de la cartouche en ce que la poudre et le plomb sont enveloppés par du carton plus ou moins épais.

§ IV. — DE LA POUDRE.

La poudre de guerre est un mélange de charbon de bois, de salpètre et de soufre, dans lequel ces trois substances entrent dans des proportions déterminées de la manière suivante par Dupuytren :

Salpêtre.	75, 00
Soufre.	12, 50
Charbon.	12, 50

La poudre est excessivement inflammable, sa déflagration produit environ 450 fois son volume de gaz. Le dégagement de chaleur qui a lieu au moment de l'explosion augmente la force élastique des gazs, au point qu'on évalue à 40,000 atmosphères la force que ce développement donne à la poudre.

Qu'on se représente donc un projectile renfermé dans le tube d'une arme à feu, au devant d'une quantité même très minime de poudre, qu'on se figure cette substance prisonnière dans un si petit espace, et acquérant subitement un volume et une force si considérables, et on aura la raison : 1° de la vitesse avec laquelle cheminent les balles, boulets, etc. ; 2° de la force dont ils sont animés ; 3° et enfin de leurs effets destructeurs sur les corps organiques et inorganiques qu'ils rencontrent dans leur course.

Il résulte aussi de ces considérations que tout coup de feu s'accompagne, de lumière, et de détonation variant de force selon le volume de l'arme et la distance à laquelle on se trouve du lieu où le coup part.

L'action de la poudre s'enflammant à l'air libre, et sans être comprimée, se manifeste sur nos tissus par des brûlures plus ou moins profondes. Noircissant les organes qui en sont atteints, et s'accompagnant d'incrustation des grains de poudre dans l'épaisseur de la peau. Mais si la poudre est renfermée dans un corps qui, sans la trop comprimer, gêne cependant le mouvement d'expension qu'elle éprouve lors de sa déflagration. Elle éclate, ce corps qui l'emprisonne, envoie au loin ses débris, et dans ce cas il y a toujours au moment de la déflagration, une détonation plus ou moins forte. Tout le monde connaît les accidents terribles qui peuvent résulter de l'explosion des poires à poudre, des gargousses, etc. Mon père qui a navigué pendant un assez grand nombre d'années en qualité de chirurgien de la marine royale, me racontait il n'y a pas longtemps l'histoire d'une blessure de ce genre qu'il a été à même d'observer : Un malheureux avait volé à bord une quantité assez considérable de poudre, qu'il avait serré fortement dans un étui de carton. Pour que son larcin ne fut pas découvert, il eut l'idée de s'attacher ce paquet de poudre le long de la face interne et supérieure de la cuisse droite, espérant par ce moyen pouvoir le descendre à terre et le vendre sans que ses chefs s'en apperçussent. Il eut l'imprudence de fumer sa pipe pendant tout le temps qu'il mit à fixer le paquet de poudre contre sa cuisse. Une étincelle tomba sans qu'il s'en apperçut, sur l'enveloppe de la poudre et l'enflamma. Tout à coup une détonatiou se fit entendre et le malheureux fut renversé. Lorsque mon père, et ses camarades arrivèrent pour le secourir ils le trouvèrent atteint d'une brûlure profonde atteignant la face interne des deux cuisses ainsi que les bourses qui étaient largement ouvertes, et laissaient pendre au dehors le testicule droit. La brûlure s'étendait aussi à la partie inférieure de l'abdomen et aux deux mains qui étaient occupées à attacher le paquet.

Ce malheureux fut très longtemps baigné d'une suppuration abondante et fétide, toutes les parties brûlées se détachèrent sous forme d'escarres qui mirent les muscles à découvert, enfin il ne dut son salut qu'aux soins qui lui furent assiduement prodigués pendant plusieurs mois.

On se figure facilement d'après cela les effets de la poudre quand elle fait éclater des corps durs, tels que des canons de fusil, des bombes, des obus etc. trop faibles pour s'opposer à son expansion, ou dans lesquels on l'a renfermée en trop grande quantité. Il n'est pas d'années où on n'entende parler d'individus qui ont eu les mains fracassées par des armes à feu éclatées entre leurs doigts.

Enfin l'on connaît les effets désastreux et effrayants de la poudre ramassée en grande quantité et comprimée, on sait que villes, remparts, forteresses, rien ne résiste à ce terrible produit de l'esprit humain, qui peut à son aide se rapprocher du ciel en imitant presque la foudre.

§ V. — DES PROJECTILES.

Les projectiles des armes à feu portatives sont les balles, et le plomb de chasse dont on distingue plusieurs numéros, ceux des bouches à feu sont, pour le canon ; les boulets, pour le mortier, la bombe, et pour l'obusier, l'obus.

Il arrive quelquefois, qu'on charge un canon, soit, avec une quantité plus ou moins grande de biscaïens sorte de petits boulets, ou si l'on aime mieux de grosses balles, soit avec des morceaux de fer de toute forme, des pierres de toutes grosseurs ce qui constitue la charge à mitraille, il est facile de concevoir les ravages qu'elle doit produire dans les rangs ennemis.

Les balles sont ordinairement en plomb, métal qui ne possède aucune qualité nuisible par ses propriétés physiques, elles sont quelquefois en fer, on peut alors trouver à leur surface une quantité assez grande d'oxide susceptible de tromper les gens peu exercés, et de leur faire croire qu'elles sont mâchées. D'autrefois, les balles en plomb sont coupées en deux, et armées d'une petite chaine de laiton. « Les balles qu'envoyaient les arabes, dit M. Baudens dans sa relation de la prise du camp de Staoli, en 1838, étaient ou en fer très oxidé et présentaient à leur surface un grain très prononcé, c'est ce qui a fait dire à tort qu'elles étaient mâchées, celles en plomb étaient armées d'une petite queue, d'autres étaient coupées en deux et réunies par une petite chaine de laiton (page 123) ».

L'histoire fait mention de balles en or, mais il faut pour cela remonter au temps de la chevalerie, époque où tout, jusqu'aux choses les plus simples, était revêtu d'un cachet particulier d'originalité et d'exagération. C'est ainsi, qu'après la bataille de Pavie, François Ier se vit aborder par un soldat qui lui offrit une balle en or qu'il avait fait fabriquer pour le tuer dans la mêlée; et peu de temps avant, un jeune homme nommé Lachategneraye en avait fait fabriquer six du même métal, destinées à trancher les jours de l'empereur Charles Quint.

Je ne ferai que mentionner en passant la question des balles empoisonnées; je dirai à ce sujet avec M. Laroche, chirurgien en chef de l'hopital de Lyon : « Doit-on véritablement aborder la question des balles empoisonnées, et « des balles mâchées, faut-il au dix-neuvième siècle accuser un parti entier, d'employer des moyens aussi infâmes, qu'ils seraient lâches et inutiles. Ces erreurs grossières ne sont pas à réfuter ». (*Relation chirurgicale des événements de Lyon en 1835*, page 24).

Sur le champ de bataille, où le soldat est abondamment pourvu de balles de plomb, on est sûr, ou presque sûr d'avance, du projectile que renferment le fusil, la carabine ou le pistolet; mais dans une guerre civile, le peuple n'est pas toujours riche en projectiles, et alors, il emploie tout ce qui lui tombe sous la main, les clous, les pierres, etc., on a même vu des personnes se servir de billes d'enfants en guise de balles, et c'est ce qui a fait dire à M. Larrey H. dans sa relation chirurgicale des événements de Juillet, au Gros Caillou : « Se serait-on attendu qu'un des jouets de l'enfance aurait servi de défense à des citoyens combattant pour leur indépendance. Les billes des écoliers ont été employées à Paris comme au Caire, en guise de balles de plomb, et les effets en ont même été tels, que d'après la remarque de M. Larrey, ces sortes de projectiles ont déterminé des lésions proportionnellement plus graves que les balles ordinaires (page 99). »

Je ne parlerai pas avec détail des diverses espèces de plomb de chasse, attendu qu'on n'observe presque jamais sur le champ de bataille des blessures produites par ces projectiles. Je rappellerai seulement, que lorsqu'un coup de fusil chargé à plomb est reçu de très près, les petits projectiles, n'ayant pas eu encore le temps de s'écarter les uns des autres, frappent tous au même point, et font ce qu'on appelle *balle*.

Avant de passer à l'examen des projectiles lancés par les

bouches à feu, je me demanderai, si la bourre qui sert à comprimer la charge des armes à feu, ne doit pas être considérée elle-même comme projectile, lorsqu'elle est renfermée seule avec la poudre dans le canon d'un fusil, d'un pistolet? Nul doute qu'on doive répondre affirmativement, surtout, si le coup est reçu de très près. L'observation qu'on va lire prouvera ce que j'avance.

Il y a quelques années, deux jeunes Marseillais de mes amis, messieurs P... et B... se prennent de querelle au sujet d'une femme, il en résulte des provocations, des insultes, si bien qu'un duel doit avoir lieu le lendemain. Les deux jeunes gens se rendent en effet sur le terrain avec leurs témoins, qui ont assez d'adresse pour arranger l'affaire sans coup de feu. Mais l'un d'eux, saisissant un des pistolets qui devait servir au combat, le place à un pied de distance de la poitrine de son ami, et lui dit en plaisantant : *Mon cher, vous ne couriez pas grand danger, car il n'y avait pas de balles dans les pistolets;* en disant ces mots, l'imprudent lâche la détente, et le malheureux jeune homme, contre la poitrine du quel le coup était dirigé, tombe raide mort sur la place. La bourre avait traversé tous les vêtements, ouvert largement la poitrine où elle avait pénétré et intéressé profondément le ventricule gauche du cœur.

Les boulets sont des sphères pleines, le plus ordinairement en fer, ou en fonte, on en a vu en pierre et en marbre, ils varient naturellement de volume selon le calibre du canon qui doit les contenir.

Les bombes, sont des sphères creuses que l'on remplit de poudre, et que l'on place dans le mortier à l'aide de deux anses, qui existent sur les parties latérales. La poudre intérieure s'enflamme à l'aide d'une mèche longue quand elles sont arrivées à leur destination, et au moment où s'opère la déflagration, la bombe éclate en un plus ou moins grand nombre de fragments anguleux, produisant par le seul fait de leur forme des blessures plus graves que les projectiles à surface polie, comme les balles.

Les obus sont aussi des sphères creuses pleines de poudre, s'enflammant à l'aide d'une mèche. Ils sont lancés par les obusiers, et réunissent aux effets du boulet ceux de la bombe. J'ai déjà dit plus haut que la mitraille était composée d'un plus ou moins grand nombre de biscaïens, de pierres, de clous, de morceaux de fer, de fonte, etc.

Enfin, je signalerai en dernier lieu, une classe de projectiles que j'appellerai *secondaires*, ce sont des corps étrangers mis en mouvement par les projectiles lancés par la poudre à canon, et qui bien que n'étant mus pour ainsi dire, que par une force secondaire, sont cependant susceptibles de produire de très graves désordres.

§ VI. — DU MODE D'ACTION DES PROJECTILES SUR LES TISSUS DE NOS ORGANES.

Une balle ou un boulet, sortant d'une bouche à feu, sont animés d'une force considérable, tendant à les pousser dans la direction de l'arme. Tant que le projectile chemine avec une grande vitesse il va parfaitement en ligne droite, et n'obéit qu'à la force d'impulsion qui lui a été communiquée par la poudre. Mais, arrive un point, où la pesanteur commençant à reprendre ses droits, lui fait décrire en l'entraînant vers le centre de la terre, une courbe à concavité inférieure, allant toujours en augmentant, jusqu'au moment où cette dernière force prédominant sur la force d'impulsion, finit par entraîner le projectile à la surface du sol. Si la balle ou le boulet rencontrent un obstacle sur leur passage, ils le brisent et le renversent avec plus ou moins de force, selon qu'ils sont au commencement ou à la fin de leur course,

Les blessures produites par les balles étant celles qu'on observe le plus communément, c'est d'elles d'abord dont nous allons nous occuper ; nous parlerons ensuite de celles qui sont occasionnées par les boulets et les bombes.

Rien n'est plus bizarre et plus variable que la manière dont se conduisent les balles, en traversant les membres ou les cavités splanchniques. Elles présentent souvent des trajets si étonnants, affectent des directions si anormales qu'il faut réellement avoir été témoin de plusieurs de ces cas pour pouvoir s'en faire une juste idée. C'est en se rendant compte de la manière dont se comportent les balles sur les tissus étrangers à notre organisation, comme le plâtre, le bois, les métaux, les pierres, que Dupuytren est parvenu à nous faire connaître exactement une foule de faits entièrement inexpliqués jusqu'à lui comme, par exemple, la manière d'agir des balles sur les surfaces concaves et convexes... Voici l'analyse de ses expériences et de ses observations, qui peuvent être citées comme des modèles de patience et de génie.

1° Une balle frappant perpendiculairement sur un corps mou, comme du plâtre, s'y enfonce plus ou moins profondément en creusant un trajet proportionnel à son volume, et dont le fond est plus large, plus évasé que l'entrée. Tandis que si elle frappe obliquement ce plâtre, elle creuse à sa surface un trajet inégal et plus ou moins profond. Percy avait déjà parlé de la première de ces deux manières d'agir des projectiles, car il dit dans sa *Pyrotechnie chirurgicale :* « Une plaie d'arme à feu sans sortie ressemble à une fistule, c'est-à-dire que son entrée est étroite et son fond large. Il faut donc changer cette disposition par des incisions convenables. »

2° Une balle frappant sur un corps ligneux, un arbre, par exemple, peut s'y enfoncer à des profondeurs variables et produire les mêmes effets que sur le plâtre. Mais si le corps ligneux est traversé de part en part, alors il présente deux ouvertures ayant chacune des caractères différents. Ainsi Dupuytren a remarqué que plus un projectile est animé d'une grande vitesse plus le trajet qu'il parcourt est net, et que plus il approche de la fin de sa course moins ce trajet est net. Il résulte de là que l'ouverture de sortie doit être moins nette et plus large que celle d'entrée... et c'est parfaitement ce qu'on observe sur les tissus vivants. Presque tous les auteurs sont d'un commun accord à ce sujet, on s'en convaincra par l'exposition de l'opinion de quelques-uns, je commence par Dupuytren.

« Lorsque les parties molles d'une partie du corps, de la cuisse par exemple, sont traversées par une balle tirée à certaine distance, l'ouverture d'entrée est constamment plus petite que celle de sortie, celle-ci est inégale, déchirée et beaucoup plus grande que la première qui est ronde, nette et comme faite à l'aide d'un emporte-pièce. »

Ledran s'exprime en ces termes (dans ses *Réflexions tirées de la pratique des plaies des armes à feu*, page 44) : 1° La peau est légèrement enfoncée à l'endroit par où la balle est entrée, et elle est relevée du côté de la sortie. — 2° L'escarre, la contusion et l'ecchymose sont bien plus considérables du côté de l'entrée. — 3° La sortie est pour l'ordinaire plus large que l'entrée.

M. Baudens (*Clinique des plaies d'armes à feu*) dit : « Que l'ouverture d'entrée des balles dans les tissus vivants est déprimée, ronde, régulière et moins large ordinairement que celle de sortie qui fait saillie au dehors (page 17). » Voilà déjà trois auteurs d'accord sur le point de la question qui nous occupe, nous en trouverions probablement un plus grand nombre si nous voulions pousser plus loin nos recherches. Il est très facile, en effet, de se rendre compte de la différence qui existe entre l'ouverture d'entrée et celle de sortie. Car lorsque la balle arrive, douée de toute sa force, à la face antérieure de la cuisse, elle doit traverser plus nettement et avec plus de facilité les tissus, que lorsqu'elle sera arrivée au tiers postérieur du membre. Alors, en effet, le frottement qu'elle aura éprouvé de la part des organes qu'elle vient de traverser lui aura fait perdre une grande partie de l'impulsion communiquée par la poudre, et les couches qui lui resteront à traverser, ne trouvant pas de point d'appui derrière elles, se laisseront déprimer en dehors dans le sens du trajet du projectile, ce qui rend parfaitement compte de la disposition différente de l'ouverture d'entrée et de sortie des balles.

M. Malle (Compte-rendu de la clinique de Strasbourg) n'admet pas la supériorité de volume de l'ouverture de sortie sur celle d'entrée. Il cite, à l'appui de son opinion, deux ou trois observations qui, bien que très véridiques, nous n'en doutons pas, ne peuvent pas être prises en considération en présence des faits nombreux observés par les auteurs, et surtout par des auteurs recommandables. Il s'appuie en second lieu sur des expériences faites sur le cadavre, qui ne doivent pas, d'après moi, entrer en ligne de compte, quand il s'agit d'un phénomène sur la production duquel la contraction des tissus vivants exerce une si grande influence.

Cette différence dans l'ouverture d'entrée et de sortie se remarque aussi dans les tissus osseux composés de plusieurs plans parallèles, ainsi : qu'une balle atteigne le crâne dans son diamètre occipito-frontal, l'ouverture de la table externe du coronal pourra être ronde ou régulière, la lame interne sera brisée moins nettement et souvent en un plus ou moins grand nombre d'esquilles. Enfin l'occipital sera presque toujours fracturé comminutivement.

Il y a cependant un cas dans lequel l'ouverture d'entrée est plus large que celle de sortie; c'est lorsque le coup est tiré à bout portant. Alors, la force expansive de la poudre combine son effet à celui de la balle et contond violemment les parties. Ainsi, j'ai vu un individu qui, voulant mettre fin à ses jours, se tira à bout portant un coup de pistolet à la région précordiale. Ce malheureux avait au niveau du sein gauche une solution de continuité suffisante pour y loger le poing. Deux côtes étaient fracturées, et la balle fut perdue dans la poitrine. Il survécut trois jours à son accident.

3° Dupuytren a remarqué en troisième lieu qu'une balle qui frappe un corps très dur, comme une pierre, le fait voler en éclats, et cette loi trouve parfaitement son application dans l'économie. En effet, qu'une balle dans le plein de sa course frappe le corps du fémur, il est rare qu'elle n'y produise pas une fracture comminutive, tandis que, si le même os est traversé près de son extrémité spongieuse, il arrive souvent que la balle s'y creuse un canal, ou qu'elle le traverse sans produire la moindre petite esquille.

Nous arrivons maintenant à l'action qu'exercent sur les balles les surfaces concaves et les surfaces convexes. Les déviations qu'éprouvent les projectiles sur ces surfaces vont nous expliquer une foule de faits curieux dont il serait impossible de se rendre compte sans la connaissance parfaite de ces changements de direction.

4° Si une balle tombe perpendiculairement sur un point d'une surface concave elle s'y enfonce directement à une profondeur variable. Mais si elle y arrive obliquement, elle suit la courbure de la surface concave, parvitent à l'extrémité opposée à celle qu'elle a touché en arrivant, abandonne la surface, et parcourt dans l'air un trajet opposé à celui qui lui était imprimé par l'arme à feu.

Combien n'a-t-on pas vu de soldats assurer positivement, et avec bonne foi, qu'ils avaient eu la tête, la poitrine traversées par des balles, et se poser comme des gens échappés par miracle à une pareille lésion. La surface interne des côtes et la surface interne des os du crâne avaient joué chez eux le rôle que nous venons de voir jouer à la surface concave. Dans ce cas, en effet, la balle après avoir frappé obliquement la tête ou la poitrine, entre dans ces cavités, rencontre la surface concave des os du crâne ou des côtes, glisse sur elle et ressort au point opposé à son entrée, sans porter atteinte à l'intégrité du cerveau ou des organes intrathoraciques.

Quelquefois un cartilage, sur lequel frappe une balle, suffit pour la dévier de sa direction première, et lui faire faire le tour d'un membre ou d'une partie du corps, comme dans le cas suivant, rapporté dans le Compte-rendu de la clinique de Strasbourg : « Deux étudiants se battaient au pistolet ; chez l'un deux, la balle frappa obliquement le larynx, fit le tour du cou, et vint se placer au côté opposé de l'organe de la voix » (M. Malle, page 165).

3° Si une balle frappe perpendiculairement sur une surface convexe elle s'y enfonce, comme nous avons vu qu'elle le faisait sur la surface concave, mais, si elle y arrive poussée obliquement par l'arme à feu, elle est réfléchie en formant un angle d'incidence égal à l'angle de réflexion. Cette réflexion n'a pas toujours lieu sur le corps humain ; ainsi, lorsqu'une balle arrive, par exemple, sur la face externe du crâne, elle se trouve placée entre deux effets de surface, celui de la surface convexe, qui tend à la réfléchir, et celui de la surface concave représentée par la peau, tendant à lui faire faire le tour du crâne et à la faire sortir au point opposé à son entrée, ou plus ou moins loin. Les mêmes phénomènes se passent à la poitrine et à l'abdomen.

Les divers tissus dont nous sommes vêtus exercent sur le cours des balles une influence bien marquée ; il en est qui se laissent traverser facilement, ceux-là gênent peu leur action ; mais il en est d'autres qui cèdent devant elles, se laissent déprimer, s'enfoncent dans les chairs comme un doigt de gant, empêchent le projectile de se perdre dans une cavité splanchnique (la poitrine, le ventre), et favorisent singulièrement leur extraction, qui souvent alors s'opère spontanément, et sans l'intervention de l'art.

Dans certains cas, lorsqu'une balle rencontre une surface osseuse, saillante ou tranchante, elle se divise en un plus ou moins grand nombre de fragments Ainsi, M. Baudens rapporte dans sa clinique des plaies d'armes à feu, que chez un officier amputé au bivouac de Sig, pour une fracture du fémur, la balle était restée entre les esquilles divisée en deux parties, parfaitement symétriques, *et tout aussi nettement que l'aurait fait un instrument tranchant.* « Mon ami Pasquier, ajoute M. Baudens, a vu les deux morceaux du projectile. Chez un militaire, blessé à Sidi-Ferruch, le plomb avait porté sur le grand trochanter sans le briser, et s'était séparé en trois morceaux isolés, que M. Baudens retira dans le pli de l'aine (p. 25).

On pourrait multiplier les exemples de balles qui se sont divisées sur la crête du tibia, et ont donné naissance à un plus ou moins grand nombre d'ouvertures, mais cela me mènerait trop loin ; et d'ailleurs tous les auteurs n'admettent pas ce fait comme avéré. Ainsi M. Jobert de Lamballe dit à ce sujet, dans son *Traité des plaies d'armes à feu*, avec une ironie très prononcée : « Un peu de foi ne gâte rien, j'accepte donc ce fait. » Je sais qu'il serait par trop servile de jurer toujours *in verba magistri* ; mais lorsqu'un chirurgien, comme Percy, qui avoue avoir vu et pansé huit milles plaies d'armes à feu environ, dit avoir vu plusieurs fois ce fait. Lorsque Dupuytren et Larrey sont du même avis, on peut bien l'adopter, quoiqu'il ne se soit pas encore présenté dans votre pratique, et y croire sans avoir l'air ironique, et sans paraître faire une grande concession.

Quelquefois la balle, avant d'arriver à nos organes, rencontre un corps dur sur lequel elle se brise, en plusieurs fragments, constituant tout autant de projectiles séparés, capables de produire des accidents très graves. J'ai vu dans les hôpitaux d'Alger un grenadier du 64e de ligne, nommé Gaudin, qui était debout sur le champ de bataille, lorsqu'une balle vint se briser en cinq fragments, sur un rocher, à cinq ou six pas de lui. Le premier de ces fragments l'atteignit au tiers supérieur et externe de la jambe droite, dont le péroné fut fracturé. L'ouverture de sortie de ce fragment correspondait au point opposé du membre. Deux autres fragments pénétrèrent au tiers inférieur et externe de la même jambe, et furent extraits près de la malléole externe. Le quatrième fragment entra dans la fesse droite, et le cinquième se logea sous les téguments occipitaux où on le sentait très bien avec la pulpe des doigts.

La balle agit-elle en écartant simplement les tissus ou en les détruisants ? On s'explique parfaitement bien comment une balle pénètre dans des parties molles, tout simplement en les écartant. Mais la question devient plus difficile, quand on passe aux os, chez lesquels on rencontre souvent des perforations circulaires assez larges sans trouver le moindre détritus de la substance enlevée ; on ne conçoit guère cependant que les molécules osseuses se laissent commodément écarter par un projectile.

Il est dans l'équipement de nos soldats, bien des causes capables de ralentir le cours des balles et quelquefois de détruire complétement leur force d'impulsion. Par exemple le havresac, les buffleteries, et quelquefois la cravatte que les officiers portent en expédition. Percy reprochait au général Lasalle le volume énorme de sa cravatte, un instant après le général reçoit à la gorge un coup de pistolet, à bout portant, et la balle est arrêtée dans la cravatte. Un de mes amis se battant en duel au pistolet, a dû son salut à une pièce de cinq francs qu'il portait dans son gilet, la balle vint s'applatir contre elle, et tomba aux pieds du jeune homme étonné, qui en fut quitte pour une contusion aux fausses côtes droites.

Les balles produisent en se réfléchissant des blessures si extraordinaires, qu'il y aurait des centaines de pages à écrire, si on voulait citer tous les cas curieux que renferment les auteurs; la moindre cause suffit pour les dévier, et leur faire parcourir par exemple des trajets dont la direction est opposée aux lois de la pesanteur. Ainsi, une balle pénètre à peu près vers le centre de l'humérus, passe le long du membre, par dessus la partie postérieure du thorax, s'ouvre un chemin dans les muscles de l'abdomen, pénètre profondément dans les fessiers, et remonte à la partie moyenne et antérieure de la cuisse opposée. Dans un autre cas, la balle frappe la poitrine d'un homme debout dans les rangs, et va se loger dans le scrotum. Il est impossible d'établir des règles fixes pour ces déviations, il faudrait supposer pour cela que chaque individu a des muscles d'une densité et d'une contractilité égales, chose impossible à réaliser.

La cause de ces déviations git dans la densité des différents milieux que les projectiles traversent. Ainsi, un corps charnu touché par une balle au moment où il est en contraction, la réfléchira aussi bien que le premier corps inorganique solide qu'elle aurait pu rencontrer. Les tendons, les aponévroses, les surfaces concaves, convexes des os, sont tout autant de causes qui font parcourir aux projectiles les trajets extraordinaires dont les annales de la science nous conservent la relation.

Quels sont maintenant les organes, les régions du corps que les projectiles atteignent le plus souvent? et s'il n'en existe pas sur lesquels les projectiles paraissent jusqu'à nos jours avoir particulièrement exercé leur action; quelle est ordinairement la fréquence relative des coups de feu dans les différentes partie du corps?

Il est bon de faire observer avant de résoudre cette question, que par bonheur pour l'humanité, chaque projectile lancé dans les rangs ennemis est loin d'y porter le désordre et la mort. On a calculé en effet, qu'une seule balle portait sur 2 ou 300, on a même dit sur 500.

Cette perte d'un si grand nombre de projectiles tient à plusieurs causes dont on trouve facilement l'explication dans les circonstances physiques et morales ou se trouvent les soldats sur le champ de bataille.

Nous savons d'abord que naturellement la balle décrit une courbe qui lui fait tendre de plus en plus à se rapprocher de la surface du sol; première circonstance qui peut faire manquer un but situé à une grance distance. Tout le monde sait en second lieu qu'il suffit du moindre mouvement de la main pour ébranler une arme à feu, et diriger le projectile qu'elle lance dans un sens sinon opposé du moins très éloigné de celui qu'on se propose d'atteindre. Qu'on se figure en troisième lieu, un soldat entouré de fumée, entendant autour de lui les cris de ses camarades blessés. La détonation des bouches à feu, qu'on se le représente rempli d'une ardeur guerrière agitant ses membres de mouvements convulsifs, désordonnés, et l'on comprendra facilement l'incertitude des coups qu'il dirige, tandis que, au contraire, un tirailleur caché derrière des broussailles, conservant tout son sang froid, et pouvant ajuster son ennemi tant qu'il lui plait, l'atteindra beaucoup plus sûrement et le plus souvent le blessera mortellement, en adressant la balle qu'il lui lance soit à la tête, soit au ventre, soit à la poitrine.

Voilà pour les coups nuls, quant aux coups qui portent, on peut dire en général que c'est le hasard qui préside à leur distribution ainsi, toutes les causes de déviations des projectiles que nous venons d'examiner, pourront, en se réunissant, faire arriver à la poitrine une balle adressée au ventre. D'un autre côté, les corps inorganiques voisins, tels que les pierres, les murs, seront quelquefois cause qu'une balle qui les touche et qui aurait été perdue, sera mortelle par la réflexion qu'elle éprouve en arrivant sur leur surface, qui l'adresse en la réfléchissant à tel ou tel organe d'un homme se trouvant dans les environs. En second lieu, les points de mire varient suivant les nations, tel peuple par exemple, vise de préférence à la tête, tel autre au ventre, tel autre à la poitrine, circonstance qui doit naturellement apporter une grande variété dans le lieu, et par conséquent dans la gravité de la blessure.

J'ai recueilli dans différents auteurs 784 observations de plaies d'armes à feu que j'ai groupées par régions afin de pouvoir déduire de ce travail la fréquence relative des coups de feu dans telle ou telle région du corps. Mais je le répète avant d'en présenter le tableau synoptique, ce n'est là qu'un travail d'à peu près, dont on ne peut tirer que des conséquences peu sûres à cause du caprice qui préside à la distribution des coups de feu.

TABLEAU SYNOPTIQUE servant à indiquer la fréquence relative des coups de feu, dans les différentes régions du corps.

NOMS DES OUVRAGES ET DES AUTEURS D'OU SONT TIRÉES LES OBSERVATIONS.	Tête.	Face.	Cou.	Poitrine.	Abdomen.	Organes génit.	Hanche.	Articulation coxo-fémorale.	Cuisse.	Articulation fémoro-tibiale.	Jambe.	Articulation tibio-tarsienne.	Pied.	Epaule.	Articulation scapulo-hum.	Bras.	Articulation huméro-cubitale	Avant-bras.	Articulation radio-carpienne.	Main.	Colonne vertéb.	TOTAL.
Relation chirurgicale des journées de juillet au Gros-Caillou, par H. Larrey (1830)	1	6	1	8	2	1	0	0	4	4	6	3	1	2	3	2	1	6	0	5	0	56
Traité des plaies par armes à feu, par Jobert de Lamballe (1833).	1	6	0	5	10	10	12	0	61	20	54	11	23	33	0	34	8	19	0	48	0	355
Relation chirurgicale des journées d'avril à Lyon, par M. de Laroche (1835)	3	7	5	4	5	0	0	0	7	2	6	0	0	0	2	5	5	0	1	0	0	52
Traité des blessures par armes de guerre, par Dupuytren (1835)	13	18	7	14	17	2	5	2	10	1	13	0	1	7	1	7	0	2	0	1	3	124
Clinique des plaies d'armes à feu, par Baudens (1836) . .	9	15	5	15	12	5	0	2	7	3	13	1	2	0	6	7	6	6	1	2	0	117
Observations détachées, prises au hasard dans les Mémoi- [illegible]	10	9	4	7	6	0	5	2	8	5	8	0	2	0	[illegible]	5	3	[illegible]	0	[illegible]	[illegible]	[illegible]

D'après ce tableau, voici l'ordre dans lequel doivent être classées les régions du corps pour ce qui concerne la fréquence, relative avec laquelle elles sont atteintes par le coups de feu.

1° Jambe.	100 cas.
2° Cuisse.	97
3° Face.	61
4° Bras.	60
5° Main.	57
6° Poitrine.	53
7° Abdomen	52
8° Epaule.	42
9° Crâne.	37
10° Avant-bras	36
11° Articulation fémoro-tibiale. . . .	35
12° Pied.	29
13° Articulation huméro-cubitale. . .	23
14° Hanche.	22
15° Cou.	22
16° Organes génitaux.	18
17° Articulation tibio-tarsienne. . . .	15
18° Articulation scapulo-humérale. . .	13
19° Articulation coxo-fémorale . . .	6
20° Colonne vertébrale.	4
21° Articulation radio-carpienne . . .	2
Total.	784 cas.

Parmi toutes ces blessures il est facile de concevoir que les plus graves sont celles qui atteignent les cavités splanchniques, et nous voyons heureusement pour le soldat qu'elles n'occupent que les sixième, septième et neuvième rangs dans notre échelle de fréquence. Viennent ensuite les blessures des grandes articulations qui n'occupent que les dix-huitième, dix-septième, treizième et onzième rangs Puis celles des membres volumineux. comme la cuisse, la jambe, le bras, etc, qui occupent les deuxième, premier et quatrième rangs. Il semblerait d'après cette classification que le caprice du sort qui préside en grande partie à la distribution des plaies d'armes à feu, sur telle ou telle région, du corps veille sans cesse sur le guerrier, et tâche de diminuer les chances de mort, suspendues à chaque instant sur sa tête, sur le champ debataille.

§ VII. — DU MODE D'ACTION DES PROJECTILES VOLUMINEUX

Les gros projectiles, en tête desquels se place tout nanaturellement le boulet, produisent comme de raison des effets plus meurtriers que la balle, dont ils imitent du reste les effets sur les surfaces concaves et convexes. Leur volume leur permet rarement de s'arrêter dans l'épaisseur de nos parties sur lesquels ils agissent ordinairement en les mutilant ou en les séparant totalement du reste du corps. Cependant le baron Larrey assure dans le 3me volume de ses mémoires, avoir vu un boulet volumineux (5 livr.) pénétrer par la partie inférieure et externe de la cuisse, et aller se cacher dans l'aine d'où il fut extrait à l'aide d'une large incision; et les rédacteurs des leçons orales de Dupuytren rapportent d'après M. Bégin, qu'un boulet de 9 livres se cacha si complétement dans la cuisse d'un soldat que le chirurgien qui le pansa, ne s'aperçut pas tout d'abord, de la présence de ce projectile dans l'épaisseur du membre.

Quoiqu'il en soit, le boulet peut agir directement ou obliquement sur nos tissus, et les résultats de son action diffèrent essentiellement dans les deux cas. « Il y a trois classes de désordres, dans l'action directe du boulet, dit M. Baudens, (clinique des plaies d'armes à feu) : 1° le projectile n'a entamé que les parties molles, les téguments sont largement déchirés, les muscles, les tendons et les aponévroses meurtris se confondent; 2° le membre est enlevé par le boulet, l'amputation est le seul remède; 3° le boulet porte d'aplomb sur l'une des trois cavités splanchniques et détermine des désordres auxquels on ne saurait remédier. »

Ces quelques mots tracent avec beaucoup de netteté l'ensemble des lésions produites par le boulet, mais, quand le choc est oblique, les résultats sont bien différents, et il peut se faire qu'un membre soit broyé, réduit pour ainsi dire en pâte homogène, sans que la peau paraisse le moins du monde intéressée. Cette intégrité de l'enveloppe cutanée s'explique parfaitement par la rapidité d'action du boulet, et surtout par l'obliquité selon laquelle le projectile frappe le membre, obliquité qui permet à la peau, membrane essentiellement élastique, de céder, de se laisser distendre sans se rompre, tandis que les organes sous-jacents (muscles, os, vaisseaux), plus durs, ou moins extensibles se rompent. Quand un pareil désordre se produit sur l'abdomen ou la poitrine, la peau reste intacte, mais les organes de la digestion ou de la respiration ayant subi d'énormes désordres, le blessé tombe sous le coup, sans qu'on puisse trouver à la surface de son corps la moindre trace de contusion ou de rupture à l'aide de la vue. C'est de là que sont nées une foule d'explications plus ou moins erronées, en tête desquelles figure celle du *vent du boulet*, dont les effets prétendus ont été assez longuement réfutés par une foule d'auteurs, pour que je ne m'y arrête pas ici.

Les bombes agissent d'abord par leur poids en tombant, et ensuite, par leurs éclats, qui étant ordinairement plus larges que les balles, produisent des blessures plus dangereuses. Les obus agissent comme les boulets pendant tout le temps de leur course, et de plus comme les bombes, lorsqu'ils éclatent. Quant à la mitraille, qui se compose de biscaïens, de clous, de pierres, de fragments de fer et de cuivre plus ou moins anguleux, elle produit des lésions nombreuses et toujours plus graves que celles qui sont le résultat des balles. En dernier lieu enfin, je ne ferai que mentionner les boulets rouges qui, indépendamment de leur action contondante, portent l'incendie sur tous les points qu'ils touchent,

Comme les coups de feu par armes portatives sont les plus communs, et que la balle est par conséquent le projectile dont on a le plus souvent à observer les effets, c'est de cette espèce de plaie d'arme à feu qu'il s'agira spécialement pendant toute la durée de mon travail, me réservant cependant de m'occuper secondairement des coups de boulet et autres gros projectiles, quand il sera nécessaire:

§ VIII. — DES PLAIES PRODUITES PAR LES PROJECTILES LANCÉS PAR LA POUDRE A CANON, SUR LES DIVERS SYSTÈMES DE L'ÉCONOMIE.

Les projectiles, en cheminant à travers nos organes, peuvent y produire des lésions simples, comme lorsqu'ils n'intéressent que les muscles, ou bien causer de graves accidents en portant leur action sur les os qu'ils brisent en éclats, les vaisseaux qu'ils ouvrent largement, les cavités splanchniques qu'ils peuvent traverser, etc., de là vont naître pour nous tout autant de divisions que nous allons examiner individuellement pour pouvoir établir ensuite, d'une manière positive et logique les véritables caractères des plaies d'armes à feu.

§ IX. — DES PLAIES SIMPLES.

La plaie d'arme à feu simple est celle dans laquelle la

comme la cuisse ont été traversés sans lésion aucune du système osseux, nerveux, vasculaire, etc.

La balle qui atteint un membre, peut le traverser de part en part, et c'est le cas le plus ordinaire ; alors, la blessure présente deux ouvertures, une d'entrée, et l'autre de sortie. Tandis que si la balle s'arrête dans l'épaisseur de ce membre, il n'y a qu'une ouverture d'entrée.

L'ouverture d'entrée est ordinairement ronde, nette ; plus petite souvent que le projectile qui l'a produite, sa circonférence est noirâtre, elle donne passage à une très petite quantité de sang, dans la majorité des cas du moins. L'ouverture de sortie est plus large, mâchée, et se trouve ordinairement refoulée en dehors. En nous occupant du mode d'action des projectiles sur nos tissus, nous avons déjà assez insisté sur les causes qui déterminent cette différence entre les deux ouvertures faites par la balle, nous nous occuperons seulement ici de la couleur bleuâtre foncée, noirâtre, qui entoure l'orifice d'entrée. Cette couleur est tout simplement le résultat de la poudre avec laquelle le projectile a été en contact dans le canon de l'arme. Cette poudre se dépose au pourtour de l'orifice d'entrée à mesure que le projectile pénètre dans nos tissus, et lui donne cette coloration qui avait fait croire aux anciens que le trajet des plaies d'armes à feu, était cautérisé par la balle, erreur qui a été assez combattue et assez définitivement reléguée au chapitre des contes scientifiques pour que je m'y arrête davantage. Quand le coup est tiré de très près, les parties qui le reçoivent, sont encore plus noires que lorsque la portée est ordinaire, parceque alors la poudre se dépose en nature, et en quantité plus ou moins grande sur les environs de la solution de continuité.

La balle détruit tout le long de son trajet à travers les parties molles, une couche plus ou moins épaisse de tissus qui sont contus, broyés, incapables de vivre, et qui constituent ce qu'on appelle l'escarre. Cette escarre doit être éliminée par la suppuration, et la plaie ne se réunit que lorsque cette élimination a eu lieu.

La plaie d'arme à feu simple a de la tendance à se rétrécir, d'abord par l'effet de la contusion à la suite de laquelle les tissus gonflés obstruent plus ou moins le trajet du projectile, et en second lieu, par le fait seul de l'élasticité des parties. Cette circonstance, jointe à la complication constante d'un corps étranger (*escarre*) et à la présence de l'étranglement qui survient très souvent dans ce cas, a fait penser à plusieurs auteurs, et entre autres à Dupuytren qu'il y avait analogie parfaite entre une plaie d'arme à feu simple, d'une part. et une plaie d'arme blanche piquante de l'autre, Voici du reste les paroles de Dupuytren à ce sujet : « Ces plaies offrent avec celles qui résultent d'une arme piquante une ressemblance très grande; en effet, de l'introduction d'un instrument piquant, d'une épée par exemple, au milieu des tissus il résulte une plaie étroite avec tendance des tissus à revenir sur elle-même et à retenir les liquides épanchés qui font alors l'office de corps étrangers, plaie qui est ordinairement suivie d'une violente inflammation et d'étranglement, lequel est déterminé principalement par les aponévroses qui s'opposent au libre développement, des parties gonflées. Dans une plaie produite par une balle, on trouve aussi un trajet étroit plus ou moins direct et tortueux, mais tapissé souvent d'une couche de tissus ordinairement gangrenés, qui forment une escarre, et par conséquent un corps étranger, autour duquel il se développe une violente inflammation suivie très communément d'étranglement. Dans l'un ou l'autre cas de plaie par arme piquante, ou de plaie par arme à feu qui traverse les parties molles, le danger vient de l'inflammation et de l'étranglement. Quand ces accidents arrivent, un même mode de traitement également efficace leur est opposé ; c'est le débridement qui permet aux parties molles de se développer librement, aux liquides épanchés, aux escarres, à la suppuration de s'écouler librement... »

Malgré les caractères de ressemblance qui paraissent exister au premier abord entre ces deux ordres de lésions, il est facile de trouver entre elles des différences bien marquées, rendant leur identité beaucoup moins parfaite qu'on a bien voulu la faire. La première de ces dissemblances gît dans la différence de la cause qui met en mouvement l'agent vulnérant. En effet, l'épée qui traverse un membre est toujours mue par la main d'un homme ; elle perce les tissus nettement et sans les contusionner, tandis que la balle lancée par la poudre contusionne, déchire, et doit nécessairement amener à la suite de son action un gonflement et un étranglement beaucoup plus considérables. Une autre différence réside dans la nature du corps étranger contenu dans le canal de la blessure. Dans les coups d'armes piquantes, ce corps étranger est liquide, librement épanché au milieu des tissus qui peuvent l'absorber, tandis que l'escarre qui résulte du passage de la balle est solide, adhérente aux tissus qu'elle tapisse, desquels elle ne se détache que par la suppuration, de là vient qu'on voit souvent des coups d'épée, traversant des membres de part en part, se guérir sans une goutte de pus et sans étranglement, tandis qu'on ne voit pas souvent une plaie d'arme à feu se réunir par première intention.

§ X. — DES PLAIES D'ARMES A FEU AVEC LÉSION DES OS.

L'os touché par une balle lui oppose toujours, en vertu de sa structure organique, une résistance plus ou moins efficace. Si le projectile est à la fin de sa course, et surtout s'il arrive obliquement sur la surface osseuse, il peut se faire que l'os ne soit que contusionné. Tandis que si la balle le touche au plein de sa force et perpendiculairement à sa surface, il sera indubitablement brisé en un plus ou moins grand nombre de fragments, nommés esquilles.

Quand une balle arrive sur la surface interne du tibia, ou sur toute autre surface osseuse qu'elle se borne à contusionner, elle agit ordinairement en séparant le périoste de la face externe de l'os. Il se forme alors une collection purulente entre ce dernier et sa membrane nourricière, d'où résulte une nécrose entraînant l'exfoliation plus ou moins lente d'une ou plusieurs lames de tissu osseux. Mais ces cas sont rares, et les coups de feu produisent plus souvent des fractures que des contusions du tissu osseux.

Les balles peuvent toucher indistinctement tous les os de notre système; la gravité des fractures qu'ils y produisent se déduit du voisinage d'organes plus ou moins essentiels à la vie, tels que le cerveau à la tête, les poumons dans la poitrine; etc., et en second lieu, du plus ou moins grand nombre de fragments que le projectile a produits. Ainsi, une fracture comminutive du fémur nécessitera sûrement l'amputation, tandis que si cet os est brisé transversalement (ce qui du reste est fort rare), on pourra tenter avec plus de chances la conservation du membre.

Dans la majorité des cas la balle, après avoir fracturé l'os d'un membre, sort par le point diamétralement opposé ou par tout autre point; mais il arrive quelquefois qu'elle épuise son action sur le tissu osseux, alors elle n'a pas assez de force pour se créer une route jusqu'au dehors et elle complique par sa présence la gravité de la blessure.

Nous allons rapidement examiner la nature des fractures occasionnées par les projectiles lancés par la poudre à canon aux os longs, aux os plats et aux os courts. Nous prendrons pour type des os longs le fémur. Pour type des os plats le coronal, et pour type des os courts les os du carpe ou du tarse.

La balle qui arrive sur le fémur peut atteindre cet os au milieu de son corps, ou près de ses extrémités articulaires. Tout le monde sait que la structure des os longs diffère, selon qu'on la considère à la partie moyenne de la diaphyse ou près des extrémités articulaires. Dans le premier endroit, la substance osseuse est compacte, dense, serrée, par conséquent plus friable que les extrémités, qui sont spongieuses, aréolaires et par suite plus molles. On conçoit parfaitement, à la suite de ces considérations anatomiques, qu'une balle brisera presque toujours en éclats la partie moyenne du corps du fémur, tandis qu'elle pourra se creuser un canal parfaitement cylindrique, et demeurer même fixée dans l'extrémité articulaire tibiale de cet os. Ces faits, que le raisonnement fait admettre, sont d'observation journalière dans la pratique, et sur les champs de bataille.

La balle atteignant un os plat, comme le coronal, le traverse de part en part et y fait une ouvertnre parfaitement circulaire, si elle est au plein de sa course. Tandis que, si elle est douée d'une moindre force, il peut se faire qu'elle ne brise que la lame externe, l'interne restant intacte. Elle peut aussi, selon quelques auteurs, s'étendre à une distance plus ou moins éloignée dans le diploé. Ainsi Percy rapporte, dans son *Manuel du chirurgien d'armée*, avoir vu une balle qui s'était étendue comme une pièce de 24 sous, entre les lames osseuses même, et ne se montrait au dehors que de la largeur de quelques lignes (p. 92).

Dans d'autres cas, la balle peut pénétrer dans l'épaisseur de l'os par une fente si étroite qu'elle est à peine reconnaissable à la vue. Ainsi M. Pages, chirurgien-major du régiment royal Piémont, cité par Percy, a vu une balle entrée sous le crâne par une fente si étroite que, sans la trace du plomb qu'elle avait laissée sur les bords, on n'eût pu l'apercevoir (p. 104). Enfin, dans d'autres cas plus rares encore, la lame interne est brisée, l'externe restant intacte, et produit une quantité plus ou moins grande d'esquilles qui agissent mécaniquement sur le cerveau et y occasionnent des accidents toujours très fâcheux.

Quand la balle atteint à la fois la lame externe, le diploé et la lame interne d'un os plat elle y produit ordinairement un nombre indéterminé de fissures, qui partent de la blessure comme d'un point central et s'irradient à la surface de l'os. Quelquefois ces différentes pièces fracturées sont mobiles et constituent tout autant d'esquilles, devenant des ennemis dangereux à la suite de leur action sur les organes sous-jacents... Ce que je viens de dire du coronal peut s'appliquer parfaitement à l'omoplate, à l'os des îles, etc., sauf les modifications qu'apporterait nécessairement dans la *lésion la situation anatomique* de chacun de ces deux os.

Les os courts, atteints par des balles, sont ordinairement brisés en un grand nombre de petits fragments. S'ils sont un peu volumineux, ils peuvent se laisser pénétrer par les projectiles et les loger, pendant un temps plus ou moins long, dans l'intérieur de leur tissu, comme le calcaneum en a offert des exemples... Le voisinage des grandes articulations, autour desquelles sont situées les os courts, rend leur lésion en général très dangereuse.

Les fractures des os, par les projectiles de guerre, s'accompagnent, dans la grande majorité des cas, d'accidents très graves, résultant d'abord de la commotion plus ou moins violente qu'éprouve le blessé au moment où son os est brisé en éclat. Ensuite, peu de jours après la blessure, la fièvre s'allume, la peau devient chaude, le pouls est fort, fréquent, il y a de la céphalalgie et quelquefois des convulsions, le membre acquiert un volume prodigieux, le blessé y éprouve de fortes douleurs occasionnées par les esquilles, qui font office de corps étrangers, piquant et irritant les parties au milieu desquelles elles se trouvent. Ces accidents peuvent cesser à la suite de l'emploi sagement combiné des moyens thérapeutiques, que nous examinerons à l'article du traitement. Sinon, la suppuration arrive, coule avec abondance, s'altère au contact de l'air, la constitution du blessé s'altère, la diarrhée colliquative survient et précède de peu la fin funeste de la maladie.

Ces esquilles, dont la présence occasionne des accidents si terribles et dont le nombre peut aller jusqu'à 10, 15, 20, etc., ont été divisées par Dupuytren en esquilles primitives, secondaires et tertiaires. Les primitives sont celles qui sont tout à fait séparées des tissus environnants; les secondaires sont celles qui y tiennent encore par une portion de muscle, de tendon, de ligament, etc., et qui ne sont détachées par la suppuration qu'au bout d'un temps plus ou moins long. Enfin, les tertiaires sont celles qui résultent de la contusion de l'os au voisinage de la fracture, elles ne sont ordinairement expulsées qu'au bout d'un temps très long, quelquefois plusieurs années. J'établis cette division d'avance parce qu'on verra plus bas, quand il s'agira de l'extraction des esquilles, que tous les auteurs ne sont pas également d'accord sur l'urgente nécessité d'extraire de suite, ou du moins dès qu'il est possible, les deux premières espèces d'esquilles,

§ XI. — PLAIES D'ARMES A FEU AVEC LÉSION DES ARTICULATIONS.

La lésion des petites articulations, comme celles des doigts, des orteils, entraine après elle peu d'accidents et n'est pas plus grave, après tout, que la solution de continuité d'un os long à sa partie moyenne, mais il y a beaucoup plus de dangers quand il y a blessure d'une articulation volumineuse, comme l'articulation coxo-fémorale, la scapulo-humérale, l'huméro-cubitale, la tibio-fémorale, etc. Ces articulations peuvent être traversées nettement par le projectile, ou bien celui-ci peut avoir occasionné sur son passage une quantité considérable d'esquilles (dix, quinze, vingt), etc. Alors il survient, au bout de peu de temps, un gonflement considérable, donnant lieu le plus souvent à l'étranglement par la dureté des tissus durs et fibreux qui tapissent ces articulations. La fièvre s'allume, devient intense, la soif est ardente, la suppuration s'établit dans la cavité articulaire, elle est abondante, fétide, altérée par le contact de l'air, qui a libre accès dans l'articulation. Les cartilages articulaires s'érodent, les surfaces osseuses se carient, les ligaments sont détruits, et l'abondance de la suppuration amène bientôt la diarrhée colliquative, le marasme, des fusées purulentes, et la mort. Voilà ce qui arrive dans le plus grand nombre des cas de grande lésion articulaire, ou l'on n'a pas pu parvenir à se rendre maître de l'inflammation, ou bien, ou le malade n'a pas voulu se soumettre à temps à l'emploi du moyen thérapeutique terrible il est est vrai, mais le seul efficace en pareille circonstance, l'amputation. Quand le sort veut qu'une pareille blessure se termine d'une manière heureuse, ce qui, je le répète, est fort rare; le blessé est ordinairement privé toute sa vie du mouvement de l'articulation traversée par le projectile. Les surfaces osseuses se soudent solidement entre elles ; il se fait, en un mot, un travail d'ankylose.

La chance favorise quelquefois les blessés, et le projectile au lieu de pénétrer dans la cavité articulaire proprement dite, traverse transversalement ou d'avant en arrière une des extrémités osseuses servant à former cette cavité ; alors si le trajet de la balle a lieu à un pouce, un pouce et demi plus haut que la surface articulaire, il ne se fait aucune esquille, et aucun épanchement dans l'articulation, ce qui permet à la résolution et par conséquent à la guérison de s'opérer plus facilement et sans trop d'alarmes. Tandis que si la balle traverse la tête articulaire à peu de lignes de sa surface d'articulation, elle peut l'éclater et donner lieu ainsi à la formation d'un plus ou moins grand nombre d'esquilles dont les pointes se tourneront vers la cavité articulaire, ou bien seront tout à fait détachées de l'os et tomberont dans l'intérieur de l'article... La gravité du cas est alors aussi grande que si le projectile était entré au milieu de la cavité articulaire, et y avait exercé ses ravages.

Il existe une très graude analogie entre les plaies contuses et les plaies d'armes à feu, c'est un axiôme dont nous nous convaincrons plus en détail, quand nous examinerons la nature de ces lésions. Eh bien ! on voit souvent à la suite de plaies contuses produites par la chute de corps lourds (pierres, pièces de bois) on voit souvent, dis-je, des fissures osseuses s'étendant du point blessé jusqu'à l'articulation située immédiatement au-dessus. La même chose peut arriver dans les coups de feu, mais surtout dans ceux qui sont produits par les projectiles de gros volume. J'ai été à même de recueillir un très beau fait de fracture comminutive de la jambe, produite par la chute d'une grosse pierre, dans lequel la cause fracturante avait agi jusque dans l'articulation fémoro-tibiale, et, ce qu'il y a de plus remarquable, sur l'extrémité inférieure du fémur, et non sur le tibia fracturé, ce qui étonna beaucoup à l'autopsie les chirurgiens chargés du blessé pendant sa vie, et rendit fautive l'amputation de la jambe qu'ils pratiquèrent au lieu d'élection, avec toute la conviction et la conscience possibles; voici le fait que j'extrais de ma thèse pour le doctorat en médecine (1840, décembre).

Bonfillon (Joseph), conducteur de voitures, âgé de trente ans, fut porté à l'Hôtel-Dieu de Marseille le 18 mai 1839 à 6 heures du soir. Cet homme était endormi sur sa charrette chargée de grosses pierres. Un accident de terrain sur lequel passa l'équipage y détermina une violente secousse, Bonfillon fut jeté sur le sol, deux grosses pierres le suivirent dans sa chute, et l'une d'elle lui fracassa la jambe droite. Arrivé à l'hôpital, le malade offre une large plaie de 5 pouces de long à la face interne et à la partie moyenne de la jambe. La peau est meurtrie au loin, trois esquilles de 50 à 55 millimètres de long et deux plus petites sont de suite extraites par le chirurgien de garde, elles appartiennent au tibia. Le péroné est fracturé transversalement au même niveau que le tibia. Tous les muscles de la région jambière antérieure sont lacérés, et il se fait par la plaie une assez forte hémorrhagie....

On pratique de suite la résection d'une pointe du tibia, (*fragment supérieur*) qui fatiguait les chairs. On applique un appareil contentif. Le malade prend du tilleul et on lui pratique une saignée de 360 grammes.

Le lendemain 19 la nuit a été assez bonne, l'amputation étant jugée nécessaire, on la pratique au lieu d'élection par la méthode circulaire; elle ne présente rien de particulier. (*D. infus. tilleul. potion anti-spasmodique*).

Le 24, premier pansement, pas de réunion, si ce n'est dans l'espace de 14 ou 16 millimètres au milieu du moignon; du 24 au 28 rien de nouveau. Le 28 à quatre heures du soir, frisson violent accompagné de sueur (60 *centigrammes sulfate quinine*).

Le 29, chaleur à la peau, pouls à 130, plaie blafarde (*Diète, potion stibiée à* 0,4 *avec sirop diacode*, 60 *grammes à prendre par cuillerée d'heure en heure*).

Le 30, la suppuration est très abondante, le péroné fait saillie à travers la peau ulcérée (*mêmes prescriptions*), les frissons persistent, le malade s'affaiblit d'instant en instant, et succombe le 2 juin à quatre heures du matin.

Autopsie douze heures après la mort.

Le crâne n'a pu être examiné.

Poitrine. — Les plèvres pulmonaire et costale, de chaque côté, sont couvertes de fausses membranes. Le cœur est à l'état normal.

Abdomen. — Le foie est sain, les reins le sont pareillement, la veine cave inférieure, l'iliaque primitive, l'iliaque externe ne présentent aucune trace d'inflammation.

Examen du membre. — La veine fémorale contient, à la partie supérieure de la cuisse, des caillots de sang en assez grande quantité. On trouve à sa partie inférieure, ainsi que dans la veine poplitée, du pus à l'état floconneux. L'articulation tibio-fémorale est le siége d'un épanchement purulent très considérable. Après avoir été largement ouverte, elle laisse apercevoir dans sa cavité une séparation du condyle fémoral interne d'avec l'externe, sans aucune espèce de déplacement, se continuant avec une fracture presque verticale du fémur, allant se terminer 5 pouces plus haut à la face interne de l'os; les deux surfaces de l'extrémité spongieuse du fémur sont baignées de pus et ont revêtu une couleur noirâtre. L'articulation n'a aucune espèce de communication avec l'extérieur, et les parties qui la recouvrent n'ont présenté dans le cours de la maladie aucun signe physique ou physiologique de la moindre contusion.

J'ai cité ce fait pour avoir l'occasion de recommander aux chirurgiens militaires qui ont à traiter des plaies contuses siégeant vers la partie supérieure, et même à la partie moyenne des membres, d'examiner scrupuleusement l'articulation, immédiatement située au-dessus de la lésion, et de ne pas balancer d'amputer au-dessus de cette articulation s'ils y entrevoyaient des symptômes de lésions plus ou moins graves.

§ XII. — PLAIES D'ARMES A FEU AVEC LÉSION DES VAISSEAUX.

La balle, qui touche dans son trajet un vaisseau veineux ou artériel, peut glisser à sa surface et ne faire que le contusionner, elle peut le diviser dans une plus ou moins grande étendue de son calibre, ou bien enfin le couper transversalement. Le projectile produit sur le système vasculaire le même effet que nous lui avons vu produire plus haut sur les muscles qu'il traverse : il broie l'extrémité du vaisseau qui se crispe, se convertit en escarre, se rétracte au milieu des parties environnantes et donne moins facilement issue au sang qui circule dans son calibre que lorsqu'elle est nettement coupée par le tranchant d'un sabre, ou de toute autre arme tranchante.

Si le vaisseau coupé est de troisième ou quatrième ordre, l'escarre est une digue suffisante pour s'opposer à l'hémorrhagie et permettre au travail d'oblitération de s'effectuer. Le blessé ne présente alors aucun écoulement de sang, mais si, lors de la chute de l'escarre, le travail d'oblitération n'est pas achevé, il y a alors ce qu'on appelle une hémorrhagie secondaire.

Si le vaisseau ouvert est au contraire volumineux, comme la crurale, la carotide, rien ne peut s'opposer à l'écoulement de sang qui s'échappe au dehors avec autant de force que dans une plaie d'arme blanche, et cause des accidents promptement mortels si l'art n'intervient de suite ; c'est là ce qu'on appelle hémorrhagie primitive. L'hémorrhagie primitive peut, dans certains cas, manquer, bien qu'il y ait lésion d'un gros tube vasculaire, c'est lorsqu'il y a stupeur violente ou syncope au moment de l'accident, ou bien lorsque la plaie, faite au calibre du vaisseau, est assez petite pour être bouchée pendant un certain temps par l'escarre, alors celle-ci, se détachant au bout de 7, 8, 10, 12 jours et quelquefois plus, permet au sang de couler librement hors du calibre du vaisseau. Dupuytren cite, dans son *Traité des plaies d'armes de guerre,* l'histoire d'un maçon qui eut le cou traversé de gauche à droite par une balle, au niveau de l'angle du maxillaire inférieur. Dix jours après l'accident survint une forte hémorrhagie par la plaie et par la bouche, puis des convulsions et enfin bientôt après la mort. On trouva à l'autopsie la carotide interne gauche ouverte dans l'étendue de six lignes à un pouce de son origine. Il serait facile, en compulsant les annales de la science, de multiplier à l'infini les citations de pareils exemples.

Comme on le conçoit fort bien, il n'est pas de vaisseau qui ne soit susceptible d'être atteint par les projectiles dont les trajets sont quelquefois si profonds et si capricieux. Quoiqu'il en soit, la lésion des artères est beaucoup plus à craindre que celle des veines. La blessure des gros vaisseaux splanchniques expose aussi à de funestes accidents, d'autant plus graves, que, dans la majorité des cas, la main du chirurgien ne peut les atteindre.

Il est encore une circonstance qui rend l'hémorrhagie produite par un coup de feu plus difficile à arrêter que celle qui est produite par le tranchant d'une arme blanche. C'est que, dans ce dernier cas, la solution de continuité est ordinairement nette et saignante et permet quelquefois au chirurgien de saisir et de lier les extrémités des vaisseaux divisés. Tandis que, à la suite d'un coup de feu, les vaisseaux divisés sont enfoncés plus profondément dans les parties, dont le gonflement et l'attrition sont si considérables qu'ils ne permettent pas aux instruments chirurgicaux, et souvent à l'œil, d'arriver jusqu'à la source de l'hémorrhagie.

Il est aisé de comprendre, maintenant que nous connaissons le mode d'agir des projectiles sur les tissus, comment il se fait qu'il y a absence d'hémorrhagie dans le plus grand nombre des plaies par armes à feu.

§ XIII. — PLAIES PAR ARMES A FEU AVEC LÉSION DES NERFS

Les branches nerveuses, les plus volumineuses comme les plus fines, peuvent être atteintes par une balle. Elles peuvent être totalement coupées en travers, ou simplement déchirées et meurtries, dans une étendue plus ou moins grande de leur surface. Ce second cas est plus fréquent et occasionne au malade des douleurs très violentes qui, dans certaines circonstances, provoquent le tétanos et qu'on ne fait cesser qu'en achevant, à l'aide d'une incision, la section du nerf demi-coupé.

Il est facile de comprendre que les lésions du système nerveux doivent se traduire par des altérations plus ou moins profondes dans les fonctions du mouvement et de la sensibilité. Ainsi, il arrive dans certains cas qu'une des branches principales d'un membre étant détruites, celui-ci perd de sa sensibilité, se gonfle énormément, se couvre de phlyctènes, prend une couleur livide et finit par tomber en sphacèle. Ainsi, M. Baudens parle d'un cas dans lequel il y avait déchirure de plusieurs grosses branches de la fémorale, de l'une des deux racines du saphène externe, de la branche externe du sciatique destinée à former le poplité externe. Après trente-six heures, les douleurs, qui avaient été très fortes après les premiers instants de la blessure, cessèrent tout à coup, la cuisse acquit un volume prodigieux, la décomposition s'en empara, et des gaz s'en échappèrent en abondance par les plaies au milieu d'un liquide noir, fétide et ichoreux.

Dans d'autres cas, au contraire, la sensibilité s'exalte dans une partie, bien que la plupart des gros troncs nerveux qui s'y distribuent aient été coupés en entier par la cause vulnérante. Ainsi, M. Baudens rapporte l'observation d'un soldat qui reçut un coup de sabre dans le creux de l'aisselle. Il y eut section complète de l'artère axillaire, qui fut tordue sur-le-champ. Section radicale des nerfs médian, cubital, cutané interne et externe, qui furent fixés dans une anse de fil non serrée et rapprochés des quatre extrémités nerveuses supérieures. Le fil fut placé dans le tissu cellulaire voisin, et la sensibilité s'exalta tellement, qu'au bout de vingt-quatre heures la moindre pression exercée sur la main était douloureuse. Ce cas, bien que ne se rapportant pas précisément à mon sujet par la nature de la cause vulnérante (arme tranchante), est cependant très remarquable, à cause de la concomitance d'une lésion nerveuse et d'une lésion vasculaire si considérables, et qui n'empêchèrent pas cependant le membre de jouir de sa sensibilité normale.

Quand le projectile porte son action sur des parties plus

essentielles du système nerveux, comme le cerveau, le cervelet, le pneumo-gastrique, on remarque de plus grandes altérations dans les fonctions. Quand c'est le cerveau qui est atteint, il peut y avoir mort instantanée, quoiqu'on rapporte des cas de corps étrangers qui y sont demeurés fixés pendant un temps assez long, ou bien il y a perversion d'une ou de plusieurs fonctions, la mémoire, le jugement, la parole, la vue. Il est bien entendu que dans tous les cas de lésion du cerveau on a à combattre une inflammation ordinairement très dangereuse, et que les lésions dont je viens de parler ne sont que secondaires, c'est-à-dire qu'elles surviennent après l'encéphalite, lorsque cette dernière a épargné les jours du malade. Elles laissent chez le blessé des traces ordinairement très longues de l'accident qui l'a frappé.

Indépendamment des symptômes propres aux lésions du système nerveux cérébral, la lésion du cervelet se traduit encore au dehors par les troubles qui se manifestent dans les organes génito-urinaires... Les blessures du pneumo-gastrique amènent ordinairement après elles des troubles considérables dans les fonctions respiratoires.

Il arrive, dans certains cas, que le projectile qui a déchiré un nerf, au lieu de continuer sa marche, reste au milieu des parties, précisément sur la portion du système nerveux qu'il vient de blesser : alors les douleurs sont beaucoup plus vives et plus constantes, attisées quelles sont, pour ainsi dire, par la présence du corps étranger qui froisse la fibre nerveuse. Le tétanos survient presque toujours dans de pareilles blessures. Nous verrons plus bas, quand il s'agira du traitement, qu'il n'y a qu'un seul moyen de faire cesser les accidents; c'est de pratiquer l'extraction du corps étranger, *quand elle est possible.*

§ XIV. — PLAIES D'ARMES A FEU AVEC LÉSION DES VISCÈRES.

Les viscères des trois cavités splanchniques peuvent être indifféremment atteints par les projectiles lancés par la poudre à canon. Ces viscères sont tous appelés à jouer un rôle très important dans l'économie animale ; de là la gravité de toutes les lésions qui les atteignent. Ainsi, le cerveau présidant à la sensibilité et au mouvement, les organes de la poitrine remplissant les fonctions importantes de la respiration et de la circulation, et ceux de l'abdomen étant chargés de la digestion ; on comprend facilement au premier aperçu quelles graves suites doivent avoir de pareilles lésions, aussi la nature semble avoir parfaitement compris l'importance de ces organes en les renfermant dans des cavités, soit osseuses, soit musculo-osseuses, dont les parois servent, dans certains cas heureux, à atténuer les désordres que produiraient sur eux les projectiles de guerre.

Le diagnostic de la lésion des viscères se tire d'abord de la situation de la blessure. Ensuite, des symptômes physiques ou physiologiques qu'on voit survenir dans les premiers instants de la lésion. Qu'un soldat reçoive une balle à la région frontale, qu'il tombe privé de connaissance, qu'il soit atteint de convulsions, de paralysie, il est probable que le cerveau a été atteint. La certitude arrive bientôt si, aux signes que je viens de mentionner, vient se joindre l'issue de la substance cérébrale à travers la plaie. — Qu'un homme maintenant soit atteint d'une balle à la poitrine, qu'une suffocation intense se déclare, que du sang s'échappe par la bouche et quelquefois par la plaie, que ses membres, sa poitrine et son cou deviennent emphysémateux, il y aura de grandes présomptions pour penser que le poumon est atteint. Tandis que si, avec une ouverture d'entrée et de sortie à la poitrine, on ne voit survenir aucun de ces accidents, on pourra légitimement penser que la balle n'a fait que contourner la cavité thoracique, chance très heureuse qui, d'après M. Baudens, est beaucoup plus fréquente qu'on ne le croit généralement.

Si, maintenant, un homme reçoit une balle à la région épigastrique, qu'il y ait hématémèse et issue d'aliments et de boissons par la plaie, nul doute que l'estomac n'ait été blessé. Si, par une blessure de l'hypogastre, on voit s'écouler une quantité plus ou moins considérable d'urine, si du sang s'échappe en même temps par la verge, on peut hardiment pronostiquer une lésion de la vessie. Il en est de même de l'issue des matières fécales, qui indique infailliblement l'ouverture plus ou moins étendue du tube intestinal.

Quand les viscères sont largement ouverts par une balle, il se fait dans la cavité qui les renferme un épanchement plus ou moins considérable des substances qu'ils contiennent. Ainsi l'ouverture de cœur donne lieu à un épanchement de sang rapide. Celle du poumon a un épanchement de sang et d'air. L'ouverture de l'estomac laisse épancher les matières alimentaires dans l'abdomen, celle des intestins y verse des matières fécales, celle de la vessie de l'urine.

Ces substances agissent toutes comme corps étrangers et possèdent, pour la plupart, des qualités excessivement irritantes, ayant une action promptement funeste sur les séreuses qui tapissent les cavités viscérales (plèvre, péritoine) et constituent ainsi une des plus graves complications des plaies viscérales,

Il est des viscères qui contiennent à chaque instant de l'existence le liquide qu'ils secrètent, ou les substances qu'ils sont destinés à renfermer, à élaborer. Ainsi, une balle qui perfore le cœur, le foie, ou les poumons, trouve toujours ces organes pleins de sang et donne lieu à une hémorrhagie très grave. Tandis qu'il est des viscères qui se trouvent quelquefois dans un état de vacuité complète, comme l'estomac, les intestins, la vessie. Il est aisé de comprendre qu'une balle, traversant un de ces viscères dans un pareil état de vacuité, produit une lésion beaucoup moins grave en ce sens, qu'elle n'est pas compliquée de l'épanchement d'aliments, de matières fécales, d'urine dans la cavité péritonéale; épanchement qui arrive presque constamment quand le viscère est plein, à moins qu'il ne fasse hernie au dehors au moment de la blessure. Dans ce cas, l'issue des matières a lieu au dehors. Cette chance, très favorable pour le blessé, est malheureusement très rarement observée dans les plaies d'armes à feu produites par des projectiles d'un petit volume comme la balle.

Ainsi que nous venons de le voir, les projectiles ont presque toujours assez de force pour s'enfoncer à des profondeurs variables dans le parenchyme des viscères, ou pour les traverser de part en part. Il est pourtant des cas où les balles arrivent à la surface de ces organes à la fin de leur course, ou après avoir épuisé leur force sur des corps intermédiaires à l'arme qui les lance et au blessé, souvent encore la force d'impulsion des projectiles est dépensée à briser les parois des cavités splanchniques, comme celles du crâne, de la poitrine. Il en résulte que la balle une fois arrivée sur la surface des viscères n'a que la force d'y produire une simple contusion, qui bien que peu grave en apparence, peut encore avoir des suites très dangereuses. Ainsi, la contusion du cerveau peut se terminer par une encéphalite mortelle, celle du poumon peut donner lieu à une pleuro-pneumonie intense, et celle des intestins déterminer la formation d'une escarre qui, en se détachant, permettra aux matières fécales de s'épancher dans la cavité abdominale. Heureusement pour le blessé on observe, dans ce dernier cas, une adhérence de l'intestin contus avec les anses voisines, adhérence qui fait que l'escarre, une fois détachée, tombe dans la cavité de l'anse intestinale lésée et ne permet pas à l'épanchement de se former. Nous nous occuperons plus en détail de la contusion des viscères en traitant spécialement des plaies des cavités splanchniques.

Quant au pronostic, qu'on doit porter sur les lésions viscérales, tous les détails dans lesquels nous venons d'entrer démontrent suffisamment qu'il doit être de la plus haute gravité. . . . .
. . . .

Après avoir parlé en détail, et séparément, de la nature des plaies par armes à feu simples, de celles qui s'accompagnent de fractures, de lésion des articulations, des nerfs, des vaisseaux, des viscères, il nous serait facile de réunir deux à deux, trois à trois chacun de ces ordres de lésions, nous arriverions ainsi à étudier les plaies compliquées des membres, des cavités splanchniques, étude que nous ferons plus tard, et sur laquelle nous n'insisterons pas ici pour ne pas nous exposer à d'inutiles répétitions. Nous allons tâcher de déduire de tout ce qui précède la réponse à la première partie de la question, posée par le Conseil de santé : « *Indiquer les caractères des plaies d'armes à feu.* »

§ XV. — APPRÉCIATION DES CARACTÈRES DES PLAIES PAR ARMES A FEU.

La marche la plus naturelle à suivre, pour arriver à la véritable appréciation des caractères des plaies d'armes à feu consiste à passer brièvement en revue la nature des plaies par armes piquantes, tranchantes, et contondantes, à rapprocher de ces lésions les plaies qui font le sujet de notre étude, et à saisir à la suite de cet examen comparatif les caractères propres aux lésions produites par les projectiles de guerre, ceux qui les rapprochent des autres espèces de blessures, et ceux qui les en différencient. Cette marche toute logique, est du reste celle qui a été suivie il y a 105 ans (1738) par Lecat, alors chirurgien en chef de l'hôpital de Rouen, qui fut couronné par l'Académie royale de chirurgie, pour un mémoire dans lequel il traitait une question à peu près analogue à celle dont je m'occupe aujourd'hui, savoir : *De la nature et du traitement des plaies d'armes à feu*. Commençons le parallèle.

Une arme piquante, étroite, acérée, dépourvue de tranchants latéraux, produit en s'enfonçant dans nos tissus une lésion ordinairement peu dangereuse si elle se borne à atteindre la peau et les muscles, plus dangereuse, si elle attaque les vaisseaux, les nerfs, les articulations, très dangereuse, et souvent mortelle quand elle touche un viscère d'une haute importance physiologique comme le cerveau, le cœur.

L'épée poussée par une main ennemie s'enfonce à des profondeurs variables dans les régions vers lesquelles elle est dirigée, elle perce rarement de part en part les cavités crânienne, thoracique ou abdominale. Elle produit plus facilement cet effet sur les membres et encore le plus souvent y parcourt-elle des trajet sinueux et obliques tendant sans cesse à revenir sur eux-mêmes.

L'étranglement est un des accidents les plus redoutables des blessures par armes piquantes, et surtout de celles qui attaquent les membres. Cet étranglement est produit mécaniquement par la résistance qu'opposent les aponévroses au gonflement des tissus sous-jacents et à sa suite surviennent : 1° ces abcès si vastes qui vont si loin si on ne débride pas à temps, et 2° la gangrène si on n'en vient pas au débridement.

Dans une plaie d'arme blanche étroite, qui a deux ouvertures, on a souvent de la peine à distinguer celle d'entrée de celle de sortie, tant elles ont d'analogie entre elles, et tant elles sont revenues sur elles-mêmes par l'effet de l'élasticité de nos tissus. Voyons maintenant les points de contact qui peuvent exister entre ces sortes de plaies, et celles qui sont produites par la balle.

La plaie d'arme à feu qui borne son effet à la peau, et aux muscles d'une région du corps, d'un membre, par exemple, est de peu d'importance. Comme la plaie d'arme piquante, lorsqu'elle attaque les vaisseaux elle est plus dangereuse; mais déjà ici se présente une différence bien tranchée entre les deux ordres de lésions; c'est que la plaie par arme piquante s'accompagne ordinairement d'hémorrhagie primitive, tandis que la plaie d'arme à feu ne présente presque jamais cet accident que secondairement à moins qu'un gros vaisseau comme la crurale, la carotide n'ait été ouvert.

La balle qui touche une partie de notre corps dans le plein de sa course, se contente rarement de s'y enfoncer à une profondeur variable, elle la traverse ordinairement de part en part d'où résultent deux ouvertures, une d'entrée, l'autre de sortie offrant des caractères différentiels dont nous nous sommes déjà occupés plus haut. De ces deux ouvertures, celle d'entrée est plus étroite, plus nette, plus enfoncée vers l'axe du corps, ou du membre, tandis que celle de sortie est plus large, inégale, et déjetée en dehors. Le fleuret qui traverse un membre y produit au contraire deux solutions de continuité à très peu de chose près semblables.

Le trajet de la plaie par arme à feu est recouvert dans toute son étendue d'une couche de parties attrites, incapables de vivre par la suite (escarre), et qui doivent être détachées par la suppuration. Rien de pareil ne se remarque dans la plaie par arme piquante.

Quelques auteurs ont prétendu que les parois du canal creusé par la balle revenaient sur elles-mêmes, et formaient alors un trajet étroit et sinueux se rapprochant de la blessure faite par le fleuret. Ces deux sortes de blessures ne peuvent, selon moi, être logiquement comparées, car il y a entre elles une différence bien grande gisant dans la présence de l'escarre dans le premier cas, et dans l'absence de ce corps étranger dans le second.

La plaie d'arme piquante s'accompagne rarement de fracture à moins que l'instrument ne soit poussé contre une table osseuse, mince et fragile, comme la voûte orbitaire du coronal, la fosse temporale, tandis que la balle au plein de sa course, brise impitoyablement l'os qu'elle rencontre quelles que soient d'ailleurs la densité et la résistance que ce dernier lui oppose.

Jusqu'ici je ne vois qu'un seul point de ressemblance entre les plaies par armes à feu et les plaies d'armes blanches, c'est l'étroitesse et la longueur du trajet qu'elles parcourent dans l'épaisseur de nos tissus (il est bien entendu que je ne m'occupe en ce moment que des projectiles de petit volume comme la balle) ; mais je trouve dans les accidents qui accompagnent les lésions que nous examinons, un second point tendant à les rapprocher ; c'est que dans la majorité des cas, toutes deux sont suivies des deux mêmes accidents, je veux dire l'étranglement, et le tétanos, qui cependant se manifestent encore plus souvent à la suite des blessures par armes à feu, qu'à la suite des plaies par armes piquantes.

Les plaies par armes tranchantes sont ou à lambeaux ou sans lambeaux, elles sont le résultat d'une arme agissant sur nos tissus par une surface excessivement fine et étroite à laquelle on donne le nom de tranchant. Cette arme est *presque toujours* dirigée par la main de l'ennemi, et produit par conséquent des effets moins dangereux que ceux qu'on voit résulter des plaies d'armes à feu. Je dis presque toujours car on a vu des portions d'armes tranchantes et piquantes (sabre, baïonnette) emportées par des boulets, aller produire à de grandes distances des blessures excessivement profondes et dangereuses.

La surface de la solution de continuité produite par une arme tranchante est nette, d'un beau rouge, le sang en coule en nappe si des veines considérables ont été ouvertes, et par jet isochrone aux battements du pouls, si des artères ont été lésées. Les lèvres de la plaie ont de la tendance à s'écarter, et si on les rapproche à l'aide d'un pansement méthodique il arrive fort souvent qu'elles se réunissent en très peu de temps sans fournir une seule goutte de suppuration, ou pour parler classiquement, par première intention.

Les plaies par armes tranchantes s'accompagnent rarement de fractures quand elles siégent aux membres et au tronc, ce n'est que lorsque les os sont situés superficiellement comme au crâne, qu'on observe cette fâcheuse complication.

Les plaies par armes à feu produisent très rarement, à la surface du corps, des plaies nettes comme celles dont nous venons de parler. Le plus souvent elles consistent en trajets longs et sinueux, creusés dans l'épaisseur de nos parties, et, si quelquefois elles labourent la peau, elles y font une plaie irrégulière qu'on reconnait bien facilement ne pas avoir été produite par une cause tranchante. Jamais la surface d'une plaie d'arme à feu n'est d'un rouge vif comme le sont les lèvres d'une incision. Le sang ne s'en échappe jamais primitivement, à moins de lésion d'un gros vaisseau, et il résulte de cette circonstance que sur un organe très vasculaire, comme le foie, le poumon, la rate, une plaie par arme à feu offre quelquefois moins de danger qu'une solution de continuité, faite par la lame d'un sabre, qui ouvre largement les vaisseaux et permet facilement au sang, qui circule dans leur calibre, de s'épancher dans les cavités viscérales. La même observation s'applique aux lésions des gros vaisseaux par les armes à feu.

La réunion immédiate de ces dernières blessures est excessivement difficile, à cause de l'escarre, qui doit être expulsée par la suppuration. Enfin, si les plaies par instrument tranchant s'accompagnent rarement de solution de continuité aux os, celles par armes à feu en sont, au contraire, fort souvent suivies, et c'est là une des causes qui les rendent si dangereuses.

Nous venons de voir qu'il n'existe presque pas de ressemblance entre la plaie par arme piquante et la plaie d'arme à feu; qu'il n'en existe aucune entre cette dernière et la plaie par arme tranchante. Nous allons être plus heureux dans notre comparaison avec la plaie contuse, et l'arrachement.

Quand un corps contondant frappe perpendiculairement la surface du corps, et qu'il n'est mû que par une force peu considérable, il ne laisse après lui aucune trace de son passage; si la force qui le pousse est plus considérable, les vaisseaux sous-cutanés sont rompus, le sang s'épanche sous la peau, occupe une surface plus ou moins large, et constitue ce qu'on appelle une ecchymose. Mais il arrive rarement qu'une contusion soit si faible, le plus souvent quand elle agit sur une large surface, la peau est déchirée, forme des lambeaux inégaux et mâchés, les muscles sont lacérés et pendants à la surface de la plaie. Les extrémités des vaisseaux ouverts sont tordues sur elles-mêmes. L'hémorrhagie primitive est fort rare, malgré la largeur et la profondeur de la blessure ; les os sont comminués en un nombre plus ou moins considérable de fragments. Si ces désordres atteignent une des trois cavités splanchniques, la mort en est le résultat presque certain. S'ils portent leur action sur une extrémité, l'amputation est le seul moyen de salut offert au blessé. Quelquefois la cause contondante agissant obliquement et avec rapidité sur un membre, laisse la peau intacte et brise en mille fragments tous les organes sous-jacents. Quoique très dangereux, le cas est alors beaucoup moins grave que lorsque l'enveloppe cutanée est largement ouverte. Toutes les lésions dont je viens de parler ne se guérissent qu'après suppuration, ou par seconde intention.

Les petits projectiles de guerre, et quelquefois les plus volumineux, donnent lieu à la suite de leur action sur le corps humain aux mêmes effets que nous venons de voir résulter de l'application des corps contondants. En effet, la balle à la fin de sa course, produit simplement une ecchymose ; dans le plein de sa force, elle contond tout ce qu'elle touche, fait sur nos parties des ouvertures d'entrée contuses, des ouvertures de sorties plus contuses encore et comme mâchées. Si elle touche un vaisseau, elle peut glisser à sa surface ou le briser en le contondant. Les extrémités de ce dernier se crispent, et il n'y a pas d'hémorrhagie primitive. Si elle atteint un os, une articulation, elle les brise en un seul endroit, ou les réduit en une multitude d'esquilles.

Veut-on avoir maintenant des lésions aussi graves, et de même nature que ces grandes plaies par arrachement, qui séparent des membres du tronc, ouvrent largement les articulations les plus vastes, et tout cela sans hémorrhagie primitive; on n'a qu'à étudier les effets du boulet au plein de sa course, et on trouvera dans les auteurs une foule d'observations établissant l'identité de ces deux espèces de lésions,

Nous allons maintenant, pour apercevoir d'un seul coup d'œil les rapports qui lient entre elles les différentes espèces de plaies que nous venons d'examiner, et les différences qui les caractérisent, les placer en regard les unes des autres dans trois petits tableaux synoptiques. Il nous sera ensuite beaucoup plus facile de tirer de justes conclusions de la discussion dans laquelle nous venons d'entrer.

PLAIE PAR ARME PIQUANTE.	PLAIE PAR ARME A FEU.
1° Constituée ordinairement par un trajet long et sinueux.	1° Constituée le plus souvent par un trajet long et sinueux.
2° Offrant rarement une ouverture d'entrée et une ouverture de sortie.	2° Offrant presque toujours une ouverture d'entrée et une de sortie.
3° Ayant des ouvertures d'entrée et de sortie égales.	3° Ayant des ouvertures d'entrée et de sortie, qui offrent des caractères bien différents, et inégales.
4° Sans escarre dans son trajet.	4° Avec une escarre dans son trajet.
5° S'accompagnant rarement de fracture.	5° Compliquée très souvent de fracture.
6° Compliquée presque toujours de tétanos et d'étranglement.	6° Compliquée presque toujours de tétanos et d'étranglement.
7° N'offrant presque jamais d'hémorrhagie secondaire.	7° N'offrant presque jamais d'hémorrhagie primitive.

PLAIE PAR ARME TRANCHANTE.	PLAIE PAR ARME A FEU.
1° Elle est nette, rouge et vermeille.	1° Elle est déchirée, noirâtre et livide.
2° Elle s'accompagne presque toujours d'hémorrhagie primitive, qui est encore plus fréquente ici que dans les plaies d'armes piquantes.	2° Elle n'est presque jamais suivie d'hémorrhagie primitive.
3° Quand on en affronte soigneusement les bords, ils se réunissent le plus souvent par première intention.	3° Elle ne se réunit presque jamais par première intention.
4° Elle est rarement suivie de fracture.	4° Elle s'accompagne de fracture dans l'immense majorité des cas.

PLAIE PAR ARME CONTONDANTE.	PLAIE PAR ARME A FEU.
1° La plaie contuse légère produit simplement une ecchymose.	1° La balle, à la fin de sa course, produit le même effet.
2° La plaie contuse plus forte détruit plus ou moins les parties molles et produit des fractures.	2° La balle, au plein de sa course, produit les mêmes effets.
3° La contusion, porté au dernier degré, broie les tissus et les réduit en bouillie, qu'elle qu'en soit la densité.	3° Le boulet, au plein de sa course, en fait de même.
4° La plaie contuse s'accompagne rarement d'hémorrhagie primitive.	4° L'hémorrhagie primitive manque presque toujours, à la suite des plaies d'armes à feu.

Il est aisé de se convaincre par là de l'analogie immense, ou, pour mieux dire, de l'identité qui existe entre les plaies par armes à feu et les plaies contuses. Comme ces dernières, les plaies par armes à feu sont suivies de commotion, de stupeur, comme elles, elles n'offrent jamais d'hémorrhagie primitive, elles sont accompagnées de fractures comminutives, et ne se réunissent qu'après suppuration; de telle sorte qu'on peut tirer de tout ce qui précède les conclusions suivantes, touchant les caractères des plaies d'armes à feu.

1° Elles sont le type de la plaie contuse.

2° Elles offrent presque toujours une ouverture d'entrée plus petite que celle de sortie, rarement une seule ouverture d'entrée.

3° Elles sont recouvertes d'une escarre tout le long de leur trajet.

4° Elles ne se réunissent qu'après suppuration.

5° Elles sont compliquées fort souvent de fractures, de tétanos, d'étranglement, et de corps étrangers.

6° Elles ne sont presque jamais suivies d'hémorrhagie primitive.

CHAPITRE SECOND.

DES ACCIDENTS QUI COMPLIQUENT LES PLAIES D'ARMES A FEU.

Les principaux accidents pouvant aggraver par leur présence les plaies d'armes à feu sont : La commotion. — La stupeur.—La douleur. — L'étranglement. — La présence de corps étrangers. — Le tétanos. — La pourriture d'hôpital. — Les abcès viscéraux. — L'érysipèle et enfin l'hémorrhagie que nous devons étudier, bien qu'elle ne se présente que fort rarement, et presque toujours d'une manière secondaire.

§ Ier. — COMMOTION.

On entend par commotion, l'engourdissement, la cessation de fonctions plus ou moins longtemps prolongée d'un ou de plusieurs organes, à la suite de l'application d'une cause contondante. La plaie d'arme à feu jouissant au plus haut degré de tous les caractères de la contusion, produit très souvent cette complication pouvant aller depuis le simple engourdissement de nos organes, jusqu'à la cessation entière de leurs fonctions, qui peut amener la mort lorsqu'il s'agit d'un organe très important comme le cerveau.

Il n'est personne qui n'ait ressenti plusieurs fois dans sa vie les effets d'une légère commotion. On sait, que lorsqu'on reçoit un coup de bâton, un coup de pierre sur la tête on éprouve des vertiges, des nausées, la vision est subitement troublée. On croit voir des étincelles traverser l'espace, on chancelle, et si la commotion a été violente, la chute de l'individu frappé en est le résultat. Peu à peu cet état se dissipe, et les choses reviennent à l'état normal, si la commotion a été plus violente l'engourdissement persiste plus longtemps et peut être suivi d'une réaction plus ou moins dangereuse.

Tous les organes, pouvant être indistinctement atteints par les projectiles de guerre sont susceptibles d'être commotionnés, le cerveau, le foie, les membres, etc. On conçoit que la gravité de la commotion variera selon son degré, et ensuite selon l'importance physiologique de l'organe affecté. En traitant des plaies par armes à feu, dans les différentes régions du corps, nous y étudierons la commotion, ainsi que toutes les nuances particulières qu'elle peut offrir.

§ II. — Stupeur.

« On entend par stupeur, dit Dupuytren (leçons orales) un engourdissement ataxique, tantôt local, tantôt général qui accompagne la lésion, l'attrition avec ou sans enlèvement d'une partie plus ou moins considérable par des corps contondants, des balles, des boulets, des obus, et autres projectiles de calibre et de vitesse variés. »

La stupeur agit sur nos organes en les privant de leur sensibilité et permet même d'y pratiquer des opérations graves, sans que le blessé paraisse en être le moins du monde incommodé, il n'est pas un chirurgien qui ne connaisse la réponse du cheveau Léger (cité par Quesnay), à qui l'on proposait l'amputation d'un de ses membres. J'ai vu, pour ma part, un homme qui avait fait une chute d'un lieu très élevé, à la suite de laquelle il était porteur d'une fracture comminutive de la jambe gauche, être atteint d'une stupeur si profonde, qu'il se laissa transporter sans dire le moindre mot dans le local ou nous devions lui pratiquer l'amputation de son membre. Il nous supplia seulement lorsqu'il sentit le tranchant du couteau s'enfoncer dans ses chairs, il nous supplia, dis-je, de vouloir bien *ne pas lui chatouiller la jambe*. Ce fait prouve jusqu'à quel point peut aller la perversion de la sensibilité ou son anéantissement dans les cas de stupeur. On dirait, que dans ces moments, l'existence de l'homme est purement végétative.

La stupeur offre deux périodes, celle d'anéantissement, et celle de réaction, dans la première qui suit immédiatement la blessure, la peau est froide, le pouls petit, concentré, la partie blessée est livide, insensible. la bouche est béante, le regard fixe et hébété, a quelque chose du regard typhoïde. La plaie fournit peu de sang, il ne s'en échappe que des liquides brunâtres et ordinairement peu abondants. Il faut dans cette période tâcher d'amener la réaction, qu'on doit modérer quand une fois elle est arrivée, sans cela le pouls se relève, devient fort, fréquent, le membre ou la partie blessée sont bientôt le siége d'un gonflement considérable, lequel, si on n'y prend pas garde se termine rapidement par la gangrène qui fait perir très promptement le blessé. On remarque dans ces cas que la putréfaction survient très promptement après la mort, on dirait comme le fait fort judicieusement observer Dupuytren, que dans la stupeur *il y a atteinte portée au principe de la vie*. Du reste dans tous les cas de plaies d'armes à feu s'accompagnant de stupeur, et nécessitant l'amputation je crois qu'il est prudent de se débarrasser de la partie blessée avant que la réaction n'arrive; l'opération est alors moins douloureuse pour le blessé, et la réaction qui la suit, se confondant avec celle qui devait suivre la stupeur n'en est pas plus dangereuse pour cela, c'est là du reste une question que nous examinerons plus en détail quand nous traiterons de l'amputation en particulier.

§ III. — DOULEUR.

La douleur qu'on éprouve à la suite d'une plaie d'arme à feu constitue rarement une fâcheuse complication capable de produire de graves accidents, je ne l'ai mentionnée ici que pour pouvoir entrer dans quelques détails sur sa nature intime, c'est-à-dire sur l'espèce de sensation qu'elle fait éprouver au blessé. On peut l'étudier en deux temps différents : 1° au moment même de la blessure ; 2° quelque temps après l'accident lorque la stupeur ou la commotion sont dissipées, et quand arrive la réaction. J'appellerai la première *douleur primitive*, et la seconde, *douleur de réaction*.

L'expérience prouve chaque jour, sur le champ de bataille, qu'il est des individus qui au fort d'une action, alors que l'excitation est chez eux au plus haut degré, peuvent recevoir des coups de feu traversant les parties molles sans toucher au système osseux, sans le sentir le moins du monde, et ce qui le prouve, c'est qu'il continuent à combattre pendant un temps plus ou moins long, au bout duquel ils s'apperçoivent de leur blessure par le sang qui s'en échappe, ou sur l'avertissement d'un de leurs camarades.

D'autres fois quand le coup de feu produit des lésions au système osseux, le soldat est averti de sa blessure par une sensation d'engourdissement profond, analogue à celle qu'il éprouverait s'il recevait un coup de poing appliqué par une main vigoureuse, ou un violent coup de bâton, sensation qui varie selon la grosseur du projectile. C'est du reste à ce terme de comparaison que s'arrêtent presque tous les soldats auxquels on demande ce qu'ils ont éprouvé au moment de leur blessure. *Il me semble*, répondent-ils *avoir reçu un grand coup de bâton, un violent coup de poing.*

Je terminerai ce qui a rapport à la douleur primitive pour la citation d'un passage extrait de Ledran (réflexions tirées de la pratique des plaies d'armes à feu) qui concorde parfaitement avec tout ce que je viens de faire. « La douleur, dit l'auteur que je cite, qui se fait sentir à l'instant même qu'un homme est blessé par un arme à feu, supposant la plaie, la plus grande comme serait celle d'une cuisse emportée, cette douleur, dis-je, n'est point aiguë, et presque toujours le malade ne ressent qu'une douleur gravative dans tout le membre comme si quelque fardeau considérable fut tombé dessus, ou que quelque corps ayant beaucoup de masse l'eût frappé sans faire de plaie (pag. 19). »

La douleur de *réaction* varie selon la gravité des lésions produites par le projectile, et selon la plus ou moins grande sensibilité de l'organe blessé. Il est aisé de comprendre qu'un blessé dont une balle a brisé un os en un grand nombre d'esquilles lesquelles au moindre mouvement s'enfoncent dans les tissus environnants, doit éprouver des douleurs infiniment plus vives que celui chez qui la balle n'aura déterminé qu'un simple séton à travers la fesse par exemple. Dans le premier cas, si on ne s'empresse de débarrasser la blessure des corps étrangers piquants qu'elle contient, les douleurs continueront, et pourront devenir excessives et constantes au point de déterminer le tétanos.

Les douleurs de réaction sont aussi très violentes dans es organes dont la structure est dense et serrée comme l'œil. Dans les membres entourés de fortes aponévroses d'enveloppe qui, en comprimant les parties sous-jacentes, s'opposent à leur gonflement et donnent lieu à un accident très grave que nous allons étudier en peu d'instants, l'étranglement. Enfin, les douleurs qui résultent des déchirures incomplètes, des mâchures de filets nerveux considérables sont quelquefois intolérables, surtout lorsque le projectile reste en contact avec la substance nerveuse, on voit assez souvent en pareil cas survenir le tétanos. Ainsi : un sous-officier du 2e du génie fut blessé à la hanche d'une balle qui pénétra dans le bassin. Dix-neuf jours après, invasion du tétanos, combattu en vain par l'opium à haute dose (121 grains en 25 jours). Il succomba avec toute sa connaissance trois mois après, et repondit à un de ses amis qui vint lui annoncer qu'il était décoré, « *encore un accès et ce sera fini.* » La balle fut trouvée près du bord externe du psoas comprimant la racine du nerf crural fournie par les deuxième et troisième nerfs lombaires, il y avait aussi fracture de l'os coxal (M. Baudens).

§ IV. — ÉTRANGLEMENT.

L'étranglement constitue un des accidents les plus fréquents, et les plus redoutables des plaies d'armes à feu. Il consiste dans une gène une constriction exercée par les tissus serrés aponévrotiques sur les tissus sous-jacents, constriction qui les empêche mécaniquement de se gonfler lorsqu'arrive l'inflammation qui suit presque nécessairement toute la plaie d'arme à feu, et produit si on n'y remédie à temps par des incisions convenables, une foule d'accidents comme, abcès profonds, fusées purulentes, gangrène, etc.

Lorsqu'une plaie d'arme à feu suit une marche bénigne, qu'elle n'a pas son siége dans des parties serrées et aponévrotiques comme la cuisse, un gonflement modéré s'y déclare au bout d'un temps variable quelque fois de suite après l'accident, d'autres fois 24, 36 ou 48 heures après. Peu à peu la suppuration s'établit tout le long du trajet creusé par la balle, l'escarre qui le tapisse, en est détachée et éliminée par cette suppuration. Ses parois se rapprochent, contractent des adhérences salutaires et au bout de très peu de temps la guérison peut être parfaite.

Mais les choses ne se passent pas toujours, aussi heureusement, quand la balle a traversé la cuisse par exemple, il arrive dans quelques cas qui ne sont que trop fréquents, qu'au bout d'un temps indéterminé (24 h. 2 jours et quelque fois plus), le malade éprouve dans le membre blessé une tension considérable, la partie augmente de volume, est dure, tendue, rénittente, le trajet de la balle est presque totalement oblitéré par le rapprochement de ses parois ; c'est qu'alors les parties sous-jacentes à l'aponévrose d'enveloppe font effort contre elle pour se gonfler, irritées et contuses qu'elles ont été par le passage du projectile et souvent par des corps étrangers demeurés dans la plaie comme des esquilles, des portions de vêtement du blessé, etc. Dans cette circonstance, il faut à tout prix donner aux tissus sous-aponévrotiques la liberté de se développer à leur aise par des débridements largement pratiqués, sans cela, la maladie suit un marche rapidement funeste.

Si on débride, tous les symptômes cessent comme par enchantement, la fièvre diminue, le gonflement marche à son aise, les corps étrangers peuvent être extraits avec facilité, s'il y a en a dans la plaie. La suppuration a la liberté de s'écouler au dehors, enfin la blessure de très compliquée qu'elle était, est ramenée de suite à de très bonnes conditions.

Si au contraire, on ne débride pas à temps, et malheureusement dans quelques cas on n'en a pas l'occasion, quand par exemple, les blessés ne sont visités que deux ou trois jours après l'application de l'appareil placé sur le champ de bataille. alors, dis-je, la fièvre s'allume, la soif est intense, les douleurs deviennent atroces et privent le malade de repos, (il est peu de personnes qui ne connaissent les souffrances atroces que fait éprouver l'étranglement qui a lieu dans le panaris, qu'on se figure maintenant celles que doit faire éprouver cet accident, lorsqu'il siége sur un membre entouré d'aponévroses fortes et résistantes comme celles de la cuisse.) La suppuration s'établit avec abondance et ne pouvant trouver une route facile pour s'échapper au dehors, fuse au loin le long des muscles qu'elle décole, et forme dans l'intérieur du membre des clapiers considérables, le débridement effectué à ce point de la maladie est déjà trop tardif, il donne bien il est vrai, écoulement au pus, mais les foyers et les décollements une fois établis, et mis en contact avec l'air athmosphérique deviennent pour le blessé une cause d'affaisement, de marasme, et dans quelques cas, d'infection purulente. Alors, le pouls devient petit, filiforme, la suppuration est abondante et fétide, la maigreur va tous les jours en augmentant, la peau devient sèche, terreuse; enfin la diarrhée colliquative arrive et termine ordinairement la scène. D'autrefois, quand on ne débride pas à temps, et que la blessure contient des corps étrangers piquants et par conséquent très irritants, le gonflement peut marcher si vite qu'il amènera la gangrène du membre au bout d'un temps très court.

L'étranglement varie de gravité selon l'importance physiologique, et la structure des organes où il se développe. Ainsi, il est naturellement plus bénin dans les membres peu volumineux que dans les membres volumineux, dans les tissus lâches que dans les tissus fibreux, et aponévrotiques. D'autres fois il tire sa gravité de certaines particularités anatomiques, qui doublent les dangers qu'il fait courir au malade. Ainsi l'étranglement sous péricranien n'est pas seulement dangereux parce qu'il occasionne de la douleur, de la tension et des décollements, mais bien surtout parce qu'il peut très promptement communiquer au cerveau une inflammation ordinairement funeste.

Il est aisé, d'après tout ce que nous venons de dire, de diagnostiquer l'étranglement, et de comprendre que le pronostic qu'on doit en porter est toujours très grave. Nous verrons plus bas, à l'article *Traitement*, quelles sont les indications à diriger contre cette grave et fréquente complication des plaies d'armes à feu.

§ V. — CORPS ÉTRANGERS.

La présence des corps étrangers dans la plaie est la complication la plus habituelle des coups de feu. Ces corps étrangers peuvent venir du dehors, ou appartenir à notre propre organisation. C'est sur cette distinction que je me fonderai pour établir la division suivante, qui me paraît la plus rationnelle. Ils peuvent donc se diviser en corps étrangers inorganiques, et en corps étrangers organiques. Les premiers partent de l'arme et sont : le projectile ou ses fragments, les diverses parties qui composent la charge, telles que étoupe, bourre, fragments de capsule, ou bien encore les fragments d'une arme éclatée. Ces corps pénètrent quelquefois seuls dans nos tissus, d'autres fois ils y entraînent des corps étrangers qu'ils rencontrent dans leur course, ou qui composent une partie des vêtements du blessé ou s'y trouvent enfermés, comme des fragments de drap, des boutons, des pièces de monnaie, des tire-balles, des portions d'armes, des pierres, des morceaux de bois; ceux-ci ne pénétrant dans nos tissus que secondairement, c'est-à-dire en vertu de l'impulsion que leur communique le projectile, je les appellerai *corps étrangers inorganiques secondaires*, tandis que je donnerai aux premiers le nom d'*inorganiques primitifs.*

La même division peut parfaitement s'appliquer aux corps étrangers organiques. J'appellerai *organiques primitifs* ceux que le projectile produit au moment de son action sur nos tissus, comme l'escarre, les esquilles, l'épanchement, résultat de l'ouverture d'un vaisseau, les poils que la balle peut pousser au devant d'elle. Tandis que je donnerai le nom de *corps organiques secondaires* à ceux qui se forment plus tard, comme les portions d'os nécrosés. Les épanchements sanguins secondaires, les purulents succèdant à un état inflammatoire pneumonique ou pleurétique. Quelquefois, enfin, il arrive que les plaies d'armes à feu sont compliquées dans le cours de leur traitement de la présence de corps organisés vivants, mais n'appartenant pas à l'organisation humaine, je veux parler des vers qui, dans les pays chauds surtout, pullulent dans certains cas à la surface des plaies, où siégent d'abondantes et fétides suppurations, ou qui sont recouvertes de larges escarres.... Le tableau synoptique suivant permettra d'embrasser d'un coup-d'œil rapide la division que je viens d'établir.

CLASSIFICATION des corps étrangers d'après leur nature.

LES CORPS ÉTRANGERS SE DIVISENT EN :		
Inorganiques.	Primitifs.	Balle, boulet, éclat d'obus, de bombe, fragments d'arme éclatée, étoupe, etc.
	Secondaires.	Fragments de drap, boutons, pièces de monnaie, pierres, tire-balles, portions d'armes, fragments de bois.
Organiques provenant du blessé.	Primitifs.	Esquilles, épanchements, suites d'hémorrhagie primitive, poils entraînés par la balle.
	Secondaires.	Portions d'os nécrosées, épanchements sanguins ou purulents, suite d'hémorrhagie secondaire, ou d'inflammation pneumonique, pleurétique, etc.
Organiques étrangers au blessé.	Vers qui se développent à la surface de certaines plaies.	

Toutes les fois qu'une plaie d'arme à feu présente deux orifices, l'un d'entrée, l'autre de sortie, il est probable que le projectile n'est plus dans les tissus; je dis il est probable, car il peut se faire que l'arme contînt plusieurs balles, ou bien qu'une balle unique se soit brisée contre un os et ne soit sortie qu'au tiers ou qu'à moitié. D'un autre côté, quand la plaie ne traverse pas le membre de part en part, on doit craindre que le projectile soit demeuré au milieu des tissus, quoiqu'il puisse se faire qu'il en soit sorti, nous verrons comment tout à l'heure, en parlant du mode d'action des projectiles sur les vêtements du blessé. Il est pourtant des auteurs qui donnent cette circonstance de la présence d'une seule ouverture comme signe infaillible de la présence de la balle au milieu des tissus; ainsi Ledran dit (dans ses *Réflexions tirées de la pratique des plaies d'armes à feu*, p. 29) : « .... Si la balle qui fait la plaie ne perce pas le membre de part en part, il faut *nécessairement* qu'elle y reste, soit dans les chairs, soit entre les pièces d'os, si elle en brise quelqu'un.... » C'est là une opinion que des faits bien avérés démentent.

Si la balle n'est pas extraite et qu'elle soit logée au milieu des parties musculaires, elle y produit peu d'accidents et finit par être renfermée dans un kyste isolateur qui la sépare entièrement des parties environnantes; souvent aussi, elle voyage et vient, au bout de quelque années ou d'un temps plus court, se présenter à un point de la surface du corps, dans certains cas fort éloigné de celui par où elle y a pénétré. Ainsi, on trouve à la page 118 du *Manuel du chirurgien d'armée*, de Percy, l'histoire du sieur Janin, ancien bas officier aux gardes suisses, qui reçut à la bataille de Fontenoy une balle à côté du cartilage thyroïde. On n'osa en faire la recherche, et seize jours après, elle sortit par les selles. En arrivant au cou, cette balle avait percé l'œsophage, et de là avait parcouru toute l'étendue du tube alimentaire.

D'autres fois, quand la balle est logée dans une cavité splanchnique ou dans un viscère, elle y produit des troubles fonctionnels très graves, quelquefois au contraire elle est tout à fait innocente. Les auteurs sont remplis d'observations remarquables de corps étrangers demeurés dans le crâne, la poitrine, l'abdomen; nous ne citerons ici que quelques-unes des plus remarquables, nous réservant d'y revenir plus haut, et de les examiner plus en détail quand il s'agira des plaies d'armes à feu dans les différentes régions du corps : ainsi, d'après Percy, un seigneur, dont l'amitié lui était chère, jouissait encore d'une parfaite santé en 1792, quoiqu'il eut expectoré plusieurs postes et jusqu'à des étoupes qui avaient servi à bourrer le fusil, dont il avait reçu le coup dix ans auparavant (*Manuel du chirurgie d'armée*, p. 125).

D'après le même auteur, Manget et Diemerbrock auraient connu chacun une femme qui portait dans la poitrine une balle, qui y roulait aux moindres mouvements (pag. 126).

M. Malle cite le cas d'une balle qui resta logée plusieurs années dans le crâne sur la glande pinéale ; et celui d'un officier blessé à Wagram, lequel est parvenu à un âge fort avancé, et chez qui on a trouvé une balle dans le lobe gauche du cervelet (Compte-rendu de la clinique de Strasbourg).

M. Baudens connait un militaire, blessé à Waterloo, qui a gardé pendant plusieurs années une balle logée dans les sinus frontaux, sans que la lame interne fut brisée; aujourd'hui, le projectile est arrivé à la région moyenne et latérale du cou (*Clinique des plaies d'armes à feu*, p. 79).

Voilà pour les cavités splanchniques; il nous sera maintenant aussi facile de trouver des cas remarquables pour les membres ; par exemple celui qui est rapporté par Percy, qu'on ne saurait trop citer quand il s'agit de corps étrangers, d'un vieux carabinier qui portait une balle depuis vingt-cinq ans au milieu du tibia, elle servait de noyau à une exostose; et celui de Formey, dans lequel il s'agit d'une balle qui resta sept ans dans le calcaneum d'un soldat; elle y entretint, il est vrai, pendant tout ce temps un ulcère assez malin.

Les balles et les autres corps étrangers remplissent quelquefois dans nos parties un but salutaire, au lieu de causer des accidents. Ainsi, dit Ledran (ouvrage déjà cité,

p. 239), « on a vu des éclats de bombe, de grenade arrêtés dans la cuisse sur la crurale ouverte, et ce corps, d'accord avec un caillot, arrêter le sang de l'artère, par son séjour et par sa masse qui y faisait compression. » On conçoit que, dans un pareil cas, il faut bien se garder d'extraire le corps étranger avant d'avoir préalablement remédié à l'hémorrhagie soit par la compression, soit par la ligature.

En pénétrant dans nos tissus, les balles changent quelquefois de forme, s'applatissent, se réduisent en lames, en lingots plus ou moins minces, comme dans le cas cité par Percy, où une balle, tirée sur le crâne d'un cadavre, avait forjeté la table interne de l'os et la tapissait comme d'une feuille de fer blanc (*Manuel du chirurgien d'armée*, p. 103).

Les éclats d'obus, de grenades, de bombes, d'armes à feu portatives éclatées, peuvent, tout aussi bien que les balles, demeurer engagés dans nos organes. Ils y produisent des effets beaucoup plus meurtriers que ces dernières, à cause des pointes et des inégalités dont ils sont garnis, inégalités qui piquent, dilacèrent les tissus, et prédisposent davantage au gonflement, à l'étranglement et au tétanos.

Ces fragments anguleux peuvent avoir, dans certains cas, un volume considérable. Ainsi, Ravaton parle d'une portion d'anse de bombe, pesant près de trois livres, et engagée depuis deux mois entre le tibia et le péroné. On travailla, dit-il, à l'extraction de ce projectile pendant près d'une heure, tirant de tous côtés et avec toutes sortes d'instruments.

Enfin, les auteurs citent des observations de boulets entiers demeurés au sein des organes, et dont la présence a pu même être ignorée pendant un certain temps.

Quand une balle frappe sur les vêtements, sur les bufflletteries d'un soldat, ou bien elle en emporte une rondelle plus ou moins large qu'elle chasse au devant d'elle, ou bien les vêtements étant d'un tissu élastique, comme celui du calçon, de la chemise, cèdent sans se rompre, et s'enfonçant en doigt de gant avec la balle au milieu des chairs, empêchent le projectile de s'y perdre. Il arrive assez souvent, dans ce cas, que la plaie n'a qu'une ouverture, et qu'on cherche en vain le corps étranger dans son trajet. Celui-ci s'échappe du doigt de gant qui le contient, à l'instant où le blessé quitte sa chemise, son caleçon pour permettre au chirurgien d'examiner sa blessure. Cette circonstance importante impose à ce dernier l'obligation de visiter scrupuleusement les vêtements d'un homme qui vient de recevoir un coup de feu, surtout lorsque la blessure n'a qu'une seule ouverture; il peut arriver par ce moyen à la persuasion que le corps étranger n'est plus dans la plaie, et épargner au blessé des recherches longues et douloureuses.

Les boutons, les pièces de monnaies d'un petit volume pénètrent souvent avec la balle au sein des organes, tandis que les pièces de monnaie d'un plus gros volume comme, par exemple, un écu de cent sous, peuvent dans certains cas en amortir l'action (j'en ai cité un cas remarmarquable au commencement de mon travail). Les pierres, les portions d'armes, les fragments de bois détachés par les projectiles, surtout ceux d'un gros volume, comme le boulet, sont doués d'une force d'impulsion suffisante pour produire des blessures excessivement dangereuses. Quelques observations, prises dans des auteurs recommandables en matière de plaies d'armes à feu, vont infirmer les faits précédents, et nous empêcheront d'entrer dans de plus amples détails au sujet de ces corps inorganiques secondaires.

Commençons par les corps étrangers de petit volume : M. Baudens parle, dans sa *Clinique des plaies d'armes à feu*, d'un soldat qui éprouva une fonte purulente du cristallin, déterminée par la présence d'une petite pierre chassée par l'explosion du fort de l'empereur (p. 164).

M. Laroche (*Relation chirurgicale des événements de Lyon* 1835) cite le cas d'un factionnaire placé dans une guérite, traversée par un boulet, et qui eut la cornée transparente ouverte par un éclat de bois qui s'y fixa (p. 54). Le même M. Laroche parle d'un de ses parents qui avait dans sa poche vingt napoléons qui, rencontrés par une balle, pénétrèrent dans la cavité abdominale et furent tous plus ou moins déformés.

On peut lire, dans les leçons orales de Dupuytren, une observation tirée du *Journal général de médecine*, tome 35, page 387. Elle se rapporte à un soldat, nommé Malva, qui fut blessé en Pologne par une baïonnette démontée du fusil qui la portait, et lancée par un boulet. Elle eut assez de force pour pénétrer à la tempe droite, traverser la face et sortir de cinq pouces au dehors par le sinus maxillaire, du côté opposé; elle avait pénétré jusqu'à la douille à l'ouverture d'entrée.

Les corps, même de peu de volume, lancés par les boulets ont souvent assez de force pour produire des blessures graves, quand ils arrivent à la surface de notre corps. Ainsi, un chirurgien de marine de mes amis, qui a assisté à plusieurs affaires navales, m'a souvent parlé d'un matelot qui fut renversé raide mort par un boulet qui l'atteignit à l'hypochondre droit. Ce malheureux avait deux sous dans sa poche, et le boulet lança si fort dans l'espace une de ces pièces de monnaie, qu'elle fut à dix pas s'enfoncer de trois pouces dans une pièce de bois excessivement dure; si cette pièce de monnaie eût touché un soldat, elle lui aurait fait assurément une blessure excessivement grave.

C'est principalement dans les affaires navales qu'on peut observer de grandes lésions traumatiques produites par des éclats de bois détachés de la mâture ou de toute autre partie du navire. Ainsi, le même chirurgien de marine que j'ai cité me racontait avoir soigné un matelot à qui un fragment de bois détaché du grand mât avait fracturé l'occipital, dont un fragment considérable était enlevé et laissait à nu le cerveau lacéré. Cet homme fut très longtemps malade. La suppuration du cerveau fut très abondante. Enfin, la guérison arriva; mais le malheureux blessé perdit entièrement la vue et conserva un penchant extraordinaire pour la masturbation, à laquelle il se livrait presque sans relâche. Nous pourrions multiplier à l'infini le nombre des observations intéressantes; mais cela nous mènerait trop loin. Il est temps maintenant de dire un mot des corps étrangers organiques.

Les esquilles sont produites par le projectile au moment de l'accident. Elles se divisent en primitives, secondaires, tertiaires, comme nous l'avons vu plus haut, sont plus ou moins nombreuses et réclament impérieusement l'indication de l'extraction; sans cela, elles retardent considérablement la cicatrisation, et, en second lieu, peuvent produire des accidents très graves. Ainsi, au crâne, elles peuvent donner lieu aux phénomènes de la compression, et plus tard à ceux de l'encéphalite, en s'enfonçant dans la substance cérébrale, A la poitrine, elles peuvent déterminer des hémorrhagies et des pleuro-pneumonies très graves, en perforant la plèvre et s'enfonçant dans le parenchyme pulmonaire. Dans les plaies des membres, elles piquent, irritent les muscles, augmentent les chances d'étranglement et peuvent même déterminer une hémorrhagie inquiétante, en érodant avec leurs pointes un vaisseau artériel ou veineux avec lequel elles seraient en contact.

Les épanchements sanguins peuvent occasioner aussi des accidents très graves, en déterminant des phénomènes de compression mécanique sur les organes avec lesquels ils sont en contact. Le sang épanché à la surface du cerveau produit une paralysie plus ou moins complète; celui qui est dans les plèvres anéantit l'action du poumon et produit une dsypnée ordinairement très forte. Indépendamment de ce mode d'action, ce corps étranger agit encore sur l'organisme par la perte de forces qu'il lui fait éprouver en cessant de circuler dans les vaisseaux à l'instant où il s'épanche.

Enfin, les poils entraînés dans une plaie en retardent la cicatrisation, étant une source continuelle d'irritation d'autant plus perfide que, le plus souvent, on ne soupçonne pas même son existence. Ainsi, M. Laroche, que j'ai déjà cité, parle d'un cas de plaie d'arme à feu où la balle, entrée par le pubis, avait entraîné des poils qui entretenaient une abondante suppuration, à laquelle leur extraction mit subitement un terme.

Les portions d'os nécrosés, les séquestres sont tout autant de causes qui s'opposent pendant un temps plus ou moins long à la cicatrisation des plaies d'armes à feu. Si la nécrose ne s'étend qu'à une seule lame d'un os plat comme ceux du crâne, la guérison peut avoir lieu en peu de temps; mais si elle comprend toute l'épaisseur d'un os considérable, comme le tibia, le fémur, la guérison, lorsqu'elle arrive, se fait quelquefois atttendre pendant plusieurs années.

Les épanchements sanguins secondaires ne diffèrent des primitifs, dont nous avons déjà parlé, que par l'époque plus reculée à laquelle ils surviennent. Nous n'avons donc pas à y insister davantage ici. Quant aux épanchements purulents qui se forment quelquefois dans les cavités viscérales, nous nous en occuperons spécialement en décrivant les lésions de chacune de ces cavités en particulier.

Les vers qui surviennent quelquefois à la surface des plaies d'armes à feu ont été considérés comme hôtes dégoûtants par certains chirurgiens, et comme hôtes utiles par d'autres, parce que, disent ces derniers, ces animaux détruisent les escarres et toutes les parties putréfiées de la plaie, sans attaquer les parties vivantes. Pour moi, je ferai tous mes efforts pour détruire ces animaux toutes les fois que j'en rencontrerai dans un appareil ou à la surface d'une plaie, car je crois que leur présence doit agir d'une manière fâcheuse sur le moral du blessé.

§ VI. Tétanos.

Le tétanos est une de ces terribles maladies qu'on décrit beaucoup mieux qu'on ne les définit ; aussi, presque tous les auteurs qui s'en sont occupés en ont donné des définitions différentes, ce qui ne fait qu'embarrasser, qu'entraver la marche de la science, au lieu de la favoriser. La définition de M. Bégin est celle que j'adopte comme fixant le mieux l'attention du chirurgien sur l'altération de la moëlle épinière, dont la lésion paraît être la source des phénomènes graves qu'on observe dans cette cruelle maladie. M. Bégin définit le tétanos « une irritation inflammatoire de la moëlle épinière, déterminant la rigidité, la contraction convulsive et permanente d'une partie ou de la totalité des muscles soumis à l'empire de la volonté. »

Les blessures par armes à feu compliquées de larges lacérations aux parties molles, celles qui sont accompagnées de la présence d'esquilles pointues, de déchirure incomplète de filets nerveux, donnent lieu, tout aussi bien que les plaies par armes piquantes, à l'invasion du tétanos. Le développement de cette affection est encore aidé par l'influence des causes morales ; ainsi, les auteurs sont remplis d'exemples dans lesquels le tétanos s'est déclaré après une visite désagréable faite à un blessé, à la suite d'une émotion vive produite par la peur, la colère ou tout autre sentiment poussé jusqu'à l'exaltation.

Le tétanos se déclare de préférence sous l'influence d'une température froide et humide, chez les blessés qui sont obligés de voyager la nuit et de stationner le jour dans des lieux malsains, circonstances qu'on rencontre malheureusement à chaque instant en campagne. Ainsi, le baron Larrey rapporte qu'à la révolte du Caire, en 1798, les blessés furent placés dans l'hôpital de Birket-el-Fyl, dont les murs étaient baignés trois mois de l'année par l'eau du Nil, qui les entoure; sept d'entre eux furent pris du tétanos et moururent en très peu de temps. Le même auteur rapporte qu'au combat d'El-Arich, les blessés furent placés sous des tentes, sur un terrain humide, exposés aux pluies qui tombèrent en abondance, et furent frappés de tétanos, qui se manifesta dans tous ses genres et se termina chez tous par la mort, du cinquième au septième jour.

Je trouve enfin dans les annales de notre guerre africaine des faits qui méritent d'être signalés comme démontrant aussi très bien l'influence de la température humide sur la production du tétanos. M. Hutin dit, par exemple, dans sa *Relation chirurgicale de l'expédition de Constantine en* 1836 : « Le tétanos se déclare lorsque des changements surviennent subitement dans la température atmosphérique. Cette remarque a été faite depuis longtemps, et nous l'avons vérifiée à Bone. Dix militaires en ont été atteints à la suite de blessures différentes reçues dans l'expédition. Chez tous, ce fut à la suite d'un changement de température : pendant les premiers jours qui suivirent notre arrivée à Bone, le ciel était pur et le temps chaud. Aux premières pluies, six blessés moururent tétaniques, et après quelques beaux jours, les mauvais temps développèrent la maladie chez les quatre autres (page 194). »

M. Baudens dit (dans sa *Clinique des plaies d'armes à feu*) qu'à l'expédition du maréchal Clauzel contre le bey de Tittery, quarante hommes des moins grièvement atteints avaient été placés dans une galerie de rez-de-chaussée située au nord et fermée par de simples rideaux en toile, sous l'empire d'une température froide et humide du mois de décembre, pendant lequel régnait le vent nord-ouest. Quinze cas variés de tétanos, dont douze ont été suivis de mort, apparurent au bout de trois ou quatre jours. On fit immédiatement transporter les autres blessés dans des chambres bien closes, et le tétanos ne se montra plus (page 63). »

Le tétanos, d'après Dupuytren, peut procéder de deux manières différentes : ou de la partie blessée, ou de toute autre partie du corps. Quand il procède de la partie blessée, il s'annonce par un sentiment de roideur qui augmente de moment en moment, et rend de plus en plus difficiles les mouvements de cette partie. (*Leçons orales*, p. 100, t. 6.)

M. Bégin trace, dans son *Traité de pathologie*, un tableau frappant de vérité des symptômes qui, dans certains cas, précèdent l'apparition du tétanos : « Il est assez commun, dit-il, de voir le malade devenir triste, morose, frappé de terreur soudaine, inexplicable, perdre l'appétit et le sommeil, avoir la bouche amère, la langue saburrale, éprouver de la céphalalgie, puis des bâillements, des mouvements convulsifs dans les mâchoires, le cou, les muscles de la déglutition, et ces accès se montrer de plus en plus fréquents et durables, jusqu'à l'invasion définitive de la maladie. »

Quand une fois le tétanos s'est définitivement emparé du blessé, les symptômes deviennent à chaque instant plus alarmants. Les muscles de la déglutition commencent ordinairement par être spasmodiquement affectés. La fonction à l'accomplissement de laquelle ils concourent est gênée, quelquefois abolie, de là, le mal se propage aux muscles élévateurs de la mâchoire inférieure, (masseters, temporaux, pterygoïdiens) celle-ci est fortement serrée contre la supérieure, au point qu'il est quelquefois impossible d'écarter l'une de l'autre les arcades dentaires, alors, si le malade est porteur de toutes ses dents, on ne trouve pas la moindre voie par laquelle on puisse lui faire avaler la moindre quantité de boissons, et on est obligé de se créer cette voie en cassant une ou plusieurs dents, La roideur, passe ensuite au cou, puis au tronc, puis enfin aux membres supérieurs et inférieurs.

Selon que la contraction tétanique des muscles agit de manière à courber le tronc en avant, en arrière ou sur les côtés la maladie prend différents noms emprosthotonos, opisthotonos, pleurothotonos. Le serrement tétanique des mâchoires s'appelle trismus. Les contractions musculaires sont souvent portées si loin qu'on a vu la tête fortement renversée en arrière aller toucher les épaules avec l'occiput, et dans des cas de renversement en avant le menton toucher les genoux.

Les malades atteints de tétanos sont immobiles dans leur lit et paraissent souffrir beaucoup lorsqu'on veut les mouvoir ; les muscles de la paroi abdominale antérieure sont souvent tellement rétractés vers la colonne vertébrale qu'il est facile de sentir, et quelquefois même de voir cette dernière à travers leur épaisseur, les muscles de la respiration se prennent aussi, et si cet état se prolonge trop longtemps, les malades peuvent périr par véritable asphixie à la suite de l'impossibilité où ils sont d'exécuter les mouvements respiratoires, l'intelligence se conserve jusqu'au dernier moment.

Dans certains cas le tétanos a une marche très rapide, dans d'autres au contraire il prend la forme chronique, « n'acquérant pas, dit M. Bégin, (loco citato) le degré d'intensité qui le rendrait promptement et sûrement mortel, mais assez violent pour ne pas laisser au malade de repos, pour ne lui permettre ni l'ingestion des aliments solides ni des boissons et pour épuiser l'action nerveuse, ou entraîner la désorganisation complète de la moëlle épinière. »

Je terminerai ce qui se rapporte à la marche du tétanos par une observation de tétanos aigu que j'emprunte à la relation chirurgicale des journées de juillet, au Gros-Caillou par M. le baron H. Larrey. Observation qui prouvera que le tétanos emporte quelquefois, comme nous venons de le dire ; les malades qui en sont atteints avant qu'on ait eu pour ainsi dire le temps de remédier à leurs souffrances.

« *** soldat au quatrième régiment fut atteint d'une balle qui était entrée près du bord postérieur de l'omoplate en fracturant cet os en travers, et était ressortie par l'épaisseur du muscle deltoïde, l'état primitif ne présenta pas le moindre caractère inquiétant, et la plaie paraissant simple, fut traitée comme telle. Mais bientôt des douleurs très vives se manifestent dans son trajet, sans cause accessoire bien appréciable, elles devinrent intolérables, et ne tardèrent pas à prendre le caractère tétanique, la suppuration avait cessé presque entièrement, les chairs qui formaient les lèvres de la plaie étaient devenus boursoufflées, brunâtres et presque sèches, les douleurs lancinantes et profondes s'étendaient dans la poitrine et le dos, s'exaspéraient à la moindre pression et au contact des corps extérieurs, Tous les muscles et principalement ceux du bras correspondant éprouvaient des contractions spasmodiques. Déjà le corps se renversait brusquement en arrière, et le malheureux patient n'avait plus d'autre faculté que celle de calculer ses souffrances, quelques heures avaient suffi à la progression de ces phénomènes précurseurs de la mort, en vain le chirurgien en chef avait-il largement débridé les deux plaies, extrait quelques esquilles du côté de l'omoplate et pratiqué de fortes saignées locales à l'aide de ventouses scarifiées, en vain avait-on ouvert les veines du bras plusieurs fois, employé des cataplasmes émollients, des fomentations, des bains, et fait prendre à l'intérieur quelques boissons antispasmodiques la marche des symptômes eut une rapidité effrayante et au bout de 24 heures tout était fini.

On trouva à l'autopsie des fragments aigus de l'omoplate, enfoncés dans les parties molles. (P- 156.)

§ VII. — POURRITURE D'HOPITAL.

La pourriture d'hôpital est encore comme le tétanos une de ces affections dont il est plus facile de décrire les symptômes, que d'en donner une définition courte et exacte. Elle consiste en une gangrène humide qui fait tomber rapidement en putrilage tous les organes qu'elle atteint, et qui agit avec tant de rapidité que souvent en 24 ou 48 heures elle double, ou triple la largeur et la profondeur de la plaie sur laquelle elle a établi son siége.

Cette affection se développe fort souvent sur les plaies qui sont le résultat de l'action des armes à feu, et ensuite comme j'ai eu l'occasion de l'observer plusieurs fois, elle attaque de préférence en seconde ligne les ulcérations syphilitiques. Rarement la pourriture d'hôpital se montre par cas isolés, presque toujours, au contraire, elle règne épidémiquement et moissonne en très peu de temps un assez grand nombre de victimes.

Elle se développe au milieu de circonstances particulières, et presque toujours d'une manière inattendue, quand il y a encombrement de blessés dans un même lieu, que l'air y est vicié, humide, et ne peut se renouveler facilement. Quand les malades ont été exposés à des privations pénibles, obligés de faire des courses longues et fatigantes Elle est essentiellement contagieuse, et peut se gagner, non seulement par le contact du pus secrété par la plaie, mais encore par l'habitation dans le même lieu renfermant un ou deux blessés qui en sont atteints.

M. Baudens dit dans sa clinique des plaies d'armes à feu, que la pourriture d'hôpital est souvent le produit de l'erreur, et de soins mal entendus. Cette opinion est je crois un peu hasardée, car il n'est pas de complication des plaies d'armes à feu plus facile à reconnaître, et se développant plus largement malgré les soins les mieux entendus et les plus actifs.

La plaie qui doit être affectée de pourriture d'hôpital devient subitement plus douloureuse, ses bords se tuméfient, sa surface se recouvre de petites taches ou pellicules blanchâtres assez analogues quant à la couleur à celle des aphtes qui se développent dans certains cas sur la muqueuse buccale. Bientôt, toutes ces taches s'élargissent, se réunissent et forment une couche blanchâtre qui recouvre toute la surface traumatique, la plaie devient chaque jour de plus en plus grande, et prend en très peu de temps un accroissement qui lui donne une étendue souvent double, et triple de celle qu'elle avait auparavant. On dirait que les tissus tombent en déliquium, et se convertissent en un putrilage blanc et fétide.

L'état général se ressent aussi manifestement de cet état de la surface traumatique ; la fièvre arrive, les traits sont tirés, la langue est blanche au centre et rouge sur les bords, le blessé est tourmenté d'une soif vive, ne peut se livrer au repos, passe des nuits agitées, et si on ne se presse d'enrayer les accidents ils peuvent devenir promptement funestes au malheureux qui les éprouve.

Tous les organes voisins de la plaie sont susceptibles d'être envahis par la pourriture d'hôpital ; elle n'épargne ni les muscles, ni les nerfs, ni les vaisseaux ; ceux-ci jouissent cependant d'une espèce d'immunité et sont presque toujours les derniers atteints. Ainsi, j'ai vu un homme, porteur d'un bubon ulcéré à l'aine, envahi par la pourriture d'hôpital, présenter à la partie inférieure de l'abdomen, et à la partie supérieure de la cuisse droite une large solution de continuité, qui avait sept pouces de haut en bas, et cinq pouces dans le sens de l'arcade de Fallope. La pourriture d'hôpital avait détruit, à la partie supérieure de la cuisse, les ganglions inguinaux et les muscles. Les vaisseaux et nerfs cruraux étaient tendus au milieu des parties putréfiées et au centre de la plaie, où ils formaient une espèce de pont isolé de tout côté de la surface ulcérée. Ce malheureux succomba affaibli par l'abondance de suppuration, et probablement aussi à la suite de l'absorption de ces principes putrides. On dirait, en voyant ainsi les vaisseaux isolés et respectés par la marche rapidement envahissante du mal, on dirait, dis-je, que la nature tâche de conserver jusqu'à la fin les organes chargés de distribuer aux autres la force et la vie, afin de leur permettre de résister plus efficacement à l'ennemi avec lequel ils sont aux prises.

Il est aisé de concevoir, d'après tout ce que nous venons de dire, que le pronostic de la pourriture d'hôpital doit être dans tous les cas très grave, surtout lorsqu'elle établit son siége sur une surface traumatique large, celle, par exemple, qui résulte de l'amputation d'un membre volumineux, comme la cuisse.

§ VIII. — ABCÈS VISCÉRAUX.

Les abcès viscéraux sont des collections purulentes qui se développent au moment où on s'y attend le moins, et sans qu'on en connaisse précisément la cause, en première ligne dans le foie, puis dans les poumons, la rate, le cerveau, les cavités articulaires, soit après les plaies d'armes à feu larges, et qui occasionnent de grandes suppurations, soit après les amputations qu'elles nécessitent, soit enfin à la suite des plaies contuses en général. La marche de cette affection est ordinairement très rapide, et les désordres qui en résultent pardonnent rarement au blessé qui en est atteint.

Ordinairement, rien n'indique dans les premiers jours après la blessure ce qui se passera ultérieurement. Tout à coup, et sans cause connue, arrivent des frissons, des sueurs, la suppuration de la plaie tarit, devient fétide et de mauvaise nature, le pouls devient petit, filiforme, fréquent. Le malade accuse des douleurs à la tête, à l'hypochondre droit ou à la poitrine. Une teinte ictérique recouvre, dans certains cas, l'enveloppe cutanée, et la mort arrive au milieu de la prostration la plus profonde. L'autopsie fait découvrir une plus ou moins grande quantité d'abcès dans le foie ou les poumons, dans le cerveau ou dans la rate, dans les synoviales ou dans les muscles. Ces abcès sont plus ou moins volumineux, le pus qu'ils contiennent est tantôt à l'état liquide, tantôt à l'état concret et possède ordinairement une odeur fétide, analogue à l'odeur de celui qu'on rencontre sur la surface traumatique. Ainsi, chez un nommé Romani, qui succomba à l'Hôtel-Dieu de Marseille aux suites d'une fracture comminutive de l'avant-bras gauche, produite par une roue de machine à vapeur (décembre 1838), le foie était d'une couleur pâle et on apercevait à sa surface des tâches jaunes en très grand nombre, ce qui lui donnait un aspect marbré. Il existait à la face antérieure et moyenne de son moyen lobe une surface grisâtre, de 36 à 40 millimètres de largeur ; une incision faite sur cette tache nous montra une collection purulente de la grosseur d'une noix, contenant du pus grisâtre et très fétide; un abcès pareil à celui-ci existait dans l'épaisseur du grand lobe, et des incisions, pratiquées sur tous les points de la surface hépatique où l'on pouvait découvrir une tâche jaune, mettaient à nu de petits abcès de 10 à 12 millimètres de diamètre, contenant presque tous du pus à l'état concret. En coupant le foie par tranches, on trouvait sur les deux surfaces de la section un nombre presque incalculable de ces petites collections purulentes, permettant à peine de trouver entre elles une portion de substance hépatique saine.

Chez un nommé Terras, journalier, et chez un nommé Boiron, ouvrier opticien, qui succombèrent, à peu de jours d'intervalle l'un de l'autre, en septembre 1839, à l'Hôtel-Dieu de Marseille, aux suites d'un coup de feu tiré dans la bouche ; j'ai pu encore étudier avec soin les phénomènes des abcès viscéraux, ou si l'on veut de l'infection purulente.

Chez le premier, qui succomba le quatorzième jour de sa blessure, je trouvai trois abcès à la face inférieure du grand lobe du foie, et une rougeur diffuse à la bifurcation de la veine porte : tandis que chez Boiron on apercevait plusieurs taches jaunes de forme arrondie à la face convexe du foie, c'était la place de tout autant de foyers purulents, et de plus, en incisant le foie sur les divers points de sa surface, on y rencontrait une foule de petits abcès dont le pus était à l'état concret. La balle, fortement aplatie, était logée dans les fosses nasales, et le lobe gauche du cervelet contenait un abcès en tout semblable à ceux du foie.

Dans certains cas, ces abcès viscéraux sont plus volumineux, ils peuvent acquérir la grosseur du poing et quelquefois plus. En un mot, ils sont susceptibles d'affecter une infinité de formes.

Cette funeste complication des lésions traumatiques est malheureusement si fréquente, et a été étudiée par tant de chirurgiens distingués, que je ne puis m'empêcher de retracer ici leurs travaux, d'une manière sommaire cependant.

Il était tout naturel que le chirurgien qui voyait, malgré tous ses soins, périr un grand nombre de ses malades, s'efforçât de chercher la cause de ces fréquents insuccès, qu'il voulût trouver l'espèce de rapport existant entre la surface traumatique et la lésion viscérale. C'est dans le but d'établir une corrélation entre ces deux points séparés, qu'ont été imaginées une foule d'hypothèses dont je ne dirai que quelques mots.

Et d'abord, on a parlé de la métastase, on a dit que le pus était subitement transporté de la surface suppurante dans le parenchyme de l'organe où l'autopsie le fait découvrir. Cette théorie s'appuie sur la diminution notable et subite de la quantité de pus fourni par la surface traumatique; sur l'identité du pus de la plaie et de celui qu'on trouve dans le viscère; sur l'absence des phénomènes inflammatoires du côté de l'organe où l'on trouve la collection purulente....

Vient ensuite la théorie de la résorption purulente, du transport du pus en nature par le torrent circulatoire dans l'organe où on le rencontre (Velpeau).

Puis, M. Cruveilhier se demande si le pus qu'on rencontre dans les veines ne s'est pas développé dans l'intérieur de ces mêmes tubes, et si le pus qu'on observe dans le viscère n'est pas le résultat d'une phlébite locale capillaire? Cet auteur répond à sa question en disant que ces abcès sont idiopathiques, que ce sont de gros *tubercules aigus*, et il s'appuie à ce sujet sur l'opinion de Morgagni et de Blandin (*Anatomie pathologique*).

Le mot sympathie a été aussi employé pour réunir la lésion viscérale à la lésion traumatique, dans le rapport de cause à effet. On a voulu expliquer (Bichat, Desault) à l'aide de ce mot la simultanéité des abcès au foie et des plaies de tête; puis on a parlé de la filtration des humeurs à travers nos organes, comme à travers une véritable éponge, de l'endosmose, de l'exosmose.

Quesnay disait que ces dépôts étaient dus à la fièvre traumatique, qui a pour but la formation d'une plus ou moins grande quantité de pus. Il se demande ensuite si le sang, avant d'arriver à la plaie, ne pourrait pas subir les mêmes modifications qui le feront pus quand une fois il y sera arrivé. Il pourrait se faire alors qu'un point d'irritation se changeât en foyer purulent. M. Cruveilhier, que j'ai déjà cité, injecte du mercure dans les veines d'un chien; il le retrouve dans les poumons. Il enfonce un bâton dans la veine crurale d'un autre chien et en y déterminant ainsi une phlébite substitue du pus au mercure ; le pus va aussi se loger dans les différents viscères. Il conclue de là que les abcès qu'on rencontre dans ces derniers sont toujours le résultat de phlébites locales consécutives, à une phlébite de l'organe blessé. Pour moi, les cas que j'ai été à même d'observer m'ont convaincu qu'on pouvait trouver à l'autopsie, des abcès en quantité même innombrable, sans rencontrer dans les veines de la partie blessée la moindre trace d'inflammation. Et c'est sans doute pour répondre à cette réfutation, qui saute tout d'abord aux yeux de l'esprit, que M. Cruveilhier a dit : Que lorsqu'on ne trouvait pas de phlébite dans les parties molles on devrait chercher dans les os, et qu'on y trouverait la clé des abcès viscéraux, c'est-à-dire une *phlébite des veines de l'os*. C'est même par l'inflammation des veines diploïques des os du crâne, qu'il explique l'existence des abcès au foie dans les plaies de la tête ; collections purulentes auxquelles on avait avant lui donné pour cause la commotion, la sympathie.

J'ai fait des recherches, dans une foule de cas, pour tâcher de trouver du pus dans les veines des os longs, et dans celles du diploé au crâne ; elles ont été infructueuses et m'ont laissé dans une ignorance aussi complète qu'avant, des rapports qui lient l'abcès viscéral à la lésion traumatique. Heureux ceux qui trouvent ce qu'ils cherchent ! Loin de moi cependant la prétention de nier le fait avancé par un auteur aussi remarquable que M. Cruveilhier. Mais en matière d'observation touchant un fait douteux, on doit, dans l'intérêt de l'art, dire ce qu'on a vu et ne pas trpp jurer aveuglément *in verba magistri*.

Il arrive quelquefois que, dans des cas où les symptômes observés pendant la vie portent à faire croire qu'il existe des abcès viscéraux, on n'en rencontre pas à l'autopsie, tandis qu'on les trouve chez des malades chez qui on n'en avait nullement soupçonné l'existence pendant la vie.

Ces abcès surviennent souvent dans les hôpitaux malgré tous les soins qu'on peut avoir des malades, lesquels sont souvent déraisonnables, et commettent en cachette des écarts de régime qui augmentent naturellement l'état fébrile, et influent notablement sur la marche de la suppuration. L'air des salles les plus saines, les mieux aérées ne les empêchent pas de se manifester : tandis que d'autres fois des blessés, porteurs de lésions traumatiques très graves, arrivent à une parfaite guérison, entassés dans des lieux malsains et supportant les privations les plus grandes : je lisais dernièrement une relation chirurgicale des affaires du Mexique, écrite à M. Roux, de Brignolles, professeur à l'École préparatoire de médecine de Marseille, par son frère, chirurgien-major à bord de la corvette de l'État *l'Expéditive*. Il y était dit que les malades furent placés dans de petites cabanes, que les habitants du pays appellent *raouches*. Ils y étaient entourés de marais, répandant sans cesse autour d'eux des exhalaisons si infectes que M. Roux lui-même avait de la peine à les supporter. D'après le rapport de ce chirurgien, quatre amputés, un autre blessé, qui avait eu les deux condyles du fémur traversés par une balle, un sixième qui avait eu à peu près la même blessure au tarse, et enfin un septième, qui eut les deux avant-bras traversés par la mitraille, la gorge largement ouverte, et la mâchoire inférieure fracturée en quatre fragments guérirent très promptement et sans le moindre accident.

En somme, l'infection purulente est une maladie de nature essentiellement variable et changeante, sur l'essence de laquelle tout n'est pas dit, tant s'en faut, et qui, par conséquent, nécessite, pour être approfondie, de longues et pénibles recherches.

§ IX. — ÉRYSIPÈLE.

L'érysipèle, complication légère dans certains cas, peut devenir, dans d'autres, excessivement grave, lorsque, par exemple, l'inflammation du tissu cutané se communique de couche en couche jusqu'au centre des membres, ou aux viscères contenues dans une cavité splanchnique, comme cela arrive quelquefois pour le cerveau dans les plaies de tête.

Quand l'érysipèle doit se propager de tissu en tissu et devenir grave, la rougeur de la peau ne s'efface pas; elle s'étend, au contraire, en surface, est réfractaire aux antiphlogistiques employés même avec énergie; le gonflement augmente, la fièvre devient plus forte, la blessure est plus douloureuse, la langue est sèche et se couvre quelquefois d'un enduit saburral, le tissu cellulaire sous-cutané s'enflamme et devient le siége de collections purulentes d'autant plus étendues, qu'on reste plus longtemps à donner issue au pus qu'elles contiennent. Il arrive, dans certains cas, qu'un même membre, la cuisse, par exemple, offre dix, quinze de ces collections, qui, se réunissant ensuite les uns aux autres, constituent un vaste clapier sous-cutané, d'où s'écoule une abondante suppuration mêlée à des lambeaux de tissu cellulaire, sphacèle qu'on retire ordinairement par les incisions pratiquées pour évacuer le pus.

Cet érysipèle, quoique très grave, et entraînant souvent la mort du blessé, l'est cependant beaucoup moins que celui dans lequel l'inflammation se propage du tissu cellulaire sus-aponévrotique ou tissu cellulaire sous-aponévrotique. On voit alors survenir les symptômes de l'étranglement, auxquels il faut se hâter de remédier, les fusées purulentes intermusculaires, et, dans quelques cas plus rares, la gangrène.

Cette différence de gravité entre l'érysipèle sus-aponévrotique et le sous-aponévrotique est très manifeste dans les plaies de tête. Ainsi, par exemple, lorsque le tissu cellulaire sous-cutané s'enflamme consécutivement à la peau, la collection purulente qui en résulte peut causer, il est vrai, quelques décollements; mais elle se fait plus facilement jour au dehors que lorsqu'elle tire son origine du tissu cellulaire sous-péricrânien. Cette calotte résistante s'opposant à ce que le pus s'amasse en collection, celui-ci s'étend à la surface des os, qu'il dénude, occasionne au malade de très vives douleurs et produit souvent sur le cerveau des effets morbides qui sont au-dessus des ressources de l'art.

Dès qu'on voit les environs d'une plaie d'arme à feu avoir de la tendance à devenir érysipèlateux, il faut s'opposer par tous les moyens possibles à la naissance de l'érysipèle, et si une fois il s'y déclare, redoubler d'efforts pour l'empêcher de se développer en surface, et surtout de se communiquer aux couches sous-jacentes. Nous verrons tout à l'heure, quand il s'agira du traitement, quels sont les moyens que la thérapeutique possède pour arriver à ce résultat.

§ X. — HÉMORRHAGIE.

Nous avons vu en nous occupant des caractères des plaies d'armes à feu, que rarement elles s'accompagnaient d'hémorrhagie primitive, que même dans beaucoup de cas l'hémorrhagie secondaire manquait, et qu'enfin lorsque l'hémorrhagie avait lieu primitivement elle était occasionnée 'ouverture d'un gros vaisseau chez qui l'escarre ne suffisait pas pour s'opposer à l'écoulement de sang. Nous allons étudier ici quelques instants cette rare mais grave complication des plaies d'armes à feu.

Ce mot, dit M. Chomel, en parlant de l'hémorrhagie (*Dictionnaire de médecine*, tome XIV, page 145) entraîne d'après son étymologie, l'idée d'un écoulement de sang dû à une solution de continuité.

M. Roche dit : « qu'on doit entendre par cette expression tout écoulement de sang hors de ses vaisseaux, quelles qu'en soient les causes, et soit qu'il s'échappe au dehors, soit qu'il s'épanche au dedans. »

Ces définitions ont quelque chose de fautif en ce sens qu'elles permettent de donner le nom d'hémorrhagie au moindre écoulement de sang qui s'opère par l'orifice d'un vaisseau lésé, tandis que, lorsqu'on prononce le mot hémorrhagie, l'esprit est subitement traversé d'une idée, c'est celle du danger auquel le blessé est exposé par la perte de son sang. Je dirai donc avec M. Sanson, qu'une hémorrhagie « est l'écoulement de sang qui se produit à la suite d'une lésion vasculaire, et qui a lieu en assez grande abondance pour compromettre les jours du blessé. »

L'hémorrhagie peut se faire par deux ordres de vaisseaux, les artères et les veines, la première est beaucoup plus dangereuse que la seconde par des raisons anatomo-physiologiques qui sont à la portée de tout le monde. Si l'on examine en effet les fonctions et la structure des divers organes de la circulation tels que le cœur, les artères, les veines, on arrivera tout naturellement aux conclusions suivantes ; savoir : 1° que l'ouverture d'une artère est d'autant plus dangereuse qu'elle a lieu sur un point plus rapproché du cœur ; 2° que le sang qui s'échappe d'une artère est plus précieux que celui qui coule d'une veine; 3° que l'impulsion que le sang artériel reçoit du cœur le chasse avec force au dehors, tandis que le sang veineux étant obligé de remonter contre les lois de la pesanteur, et n'étant pas animé d'une force motrice analogue à celle qui pousse le sang artériel, s'écoule en nappe à travers les lèvres d'une plaie veineuse.

L'artère atteinte par un instrument tranchant ou piquant, peut être simplement piquée, ou bien coupée dans le tiers, le quart de son calibre, ou bien enfin, totalement coupée en travers. Circonstances qui établissent de grandes différences dans la gravité, et la curabilité de ces diverses hémorrhagies. Mais une balle qui atteint un vaisseau volumineux ne produit ordinairement que deux effets, ou bien, elle le contond sans l'ouvrir, ou bien elle l'ouvre assez largement pour donner lieu en très peu de temps à une hémorrhagie inquiétante. Si elle atteint un petit vaisseau elle laisse sur la blessure qu'elle y produit une escarre suffisante pour s'opposer à l'écoulement de sang.

Les signes des lésions artérielles sont assez faciles à connaître, ils sont du reste indiqués par tous les auteurs. Si la blessure du vaisseau siége sur un point que la vue peut atteindre, il se fait de suite par la plaie un écoulement de sang rutilant, vermeil, facilement coagulable, qui s'échappe par mouvements isochrones à ceux du pouls. L'écoulement s'arrête ou du moins diminue considérablement dès qu'on intercepte la circulation entre le point blessé et le cœur, le blessé perd beaucoup de sang en très peu de temps; il pâlit, une sueur froide innonde son visage, et il meurt si on ne lui administre promptement les secours de la chirurgie. Il n'y a qu'une syncope qui puisse sauver ses jours en favorisant la formation d'un caillot sauveur.

Les signes de l'hémorrhagie ne sont pas si évidents lorsqu'elle est interne, dans ces cas on n'est souvent guidé que par les symptômes hémorrhagiques généraux; la pâleur du visage, la syncope, la faiblesse, la filiformité du pouls, le froid des extrémités, les sueurs froides et visqueuses, etc. Nous renvoyons au plaies des cavités splanchniques pour des détails plus larges sur les hémorrhagies internes.

L'écoulement de sang qui a lieu par une veine des membres, est beaucoup moins rapide et dangereux. Le sang qui s'échappe de cet ordre de vaisseaux est noir, ou du moins beaucoup plus foncé en couleur que le sang artériel. Il coule en nappe, sans jet isochrone aux battements du pouls, il s'arrête à la suite de la compression exercée entre la blessure et les extrémités. La lésion des grosses veines splanchniques est aussi très dangereuse, d'abord, à cause de la grande perte de sang qu'elles occasionnent, et ensuite, à cause de l'épanchement auquel elle donne lieu, qui à son tour agissant comme corps étranger, est souvent la cause d'accidents forts graves.

§ XI. — DE L'INFLUENCE DES DIVERSES CIRCONSTANCES PHYSIQUES ET MORALES SUR LA PRODUCTION DES ACCIDENTS DONT NOUS VENONS DE NOUS OCCUPER ; ET, PAR CONSÉQUENT SUR LA GRAVITÉ DES PLAIES D'ARMES A FEU REÇUES SUR LE CHAMP DE BATAILLE.

Le soldat blessé sur le champ de bataille est exposé à une foule de circonstances qui rendent sa blessure plus dangereuse que s'il l'avait reçue dans une circonstance de la vie privée, et dans un lieu à portée de toute espèce de secours. Qu'on se figure en effet ; la position pénible d'un soldat frappé d'une balle qui lui fracasse un membre, lui fait une plaie de tête, du bas ventre, etc., et qui avec une pareille lésion est souvent obligé avant d'arriver à un hôpital ou à un lieu bien approvisionné de secours, de supporter une route de deux, trois, quatre jours, et quelquefois plus. Sur une voiture mal suspendue, le jour par une chaleur par fois étouffante, et la nuit par une fraîcheur perfide comme cela s'observe fréquemment en Algérie. Tantôt privé des objets de première nécessité, tels qu'aliments, boissons, linge à pansement, harcelé par l'ennemi qui ne respecte pas toujours sa douleur, et ne cesse de diriger contre lui ses coups meurtriers, etc.

Nous pourrions prolonger à l'infini le tableau des souffrances que le soldat blessé est parfois obligé d'endurer en campagne. Mais un coup d'œil rapide jeté sur l'histoire de nos guerres nous montrera quelques unes de ces situations pénibles, où l'on ne se trouve par malheur, que trop fréquemment.

Nous avons dit par exemple, que souvent on manquait de linge, d'objets de première nécessité, etc. Ecoutons parler à ce sujet M. Gama dans son esquisse historique du service de santé militaire, et nous nous ferons une juste idée du point jusqu'auquel peut aller cette affreuse pénurie. Il s'agit des campagnes de Russie : « un lieu, dit cet auteur, où l'on manque de tout, quelquefois même d'eau, où les chirurgiens après s'être servi de leur propre linge, sont obligés d'employer celui des blessés pour les panser, ou l'on se trouve heureux d'avoir pu se procurer du vieux papier et des morceaux de tapisseries qu'on emploie en guise de compresses, et de bandages à fractures, n'est point un hôpital, ce n'est qu'un misérable cloaque ou l'on entasse les blessés en attendant qu'ils meurent (pag. 525).

Quelquefois, on trouve de l'eau à boire, du bois pour faire du feu; mais ce n'est que lorsque les blessés ont déjà eu à souffrir toute une nuit au bivouac de la soif et du froid que ces ressources sont découvertes, et bien souvent, déjà les accidents les plus funestes ont eu le temps de se déclarer.

Dans des circonstances plus malheureuses, on manque

d'aliments solides, tels que viande, biscuits, etc., ainsi que des objets nécessaires pour les préparer, tels que marmites, bidons, etc. C'est alors qu'on peut dire que le besoin, que la faim sont ingénieux. Ainsi, M. Gama rapporte qu'à la suite de la bataille d'Eslingen, on fit la soupe dans les cuirasses des soldats, et que, faute de sel de cuisine, on la sala avec de la poudre à canon. Cette soupe s'est plus d'une fois faite avec de la viande de cheval.

D'autres fois, des hommes gravement blessés sont inquiétés par l'ennemi, et l'on est obligé, pour les soustraire à ses coups meurtriers, de les transporter brusquement et de leur faire, par conséquent, éprouver des secousses pouvant leur devenir très préjudiciables.

« En 1831, au passage de l'Atlas, M. Baudens se trouvait seul à l'arrière-garde avec neuf hommes amputés des membres inférieurs ou atteints de fractures, lorsqu'il fut attaqué avec fureur par les Arabes. Il obtint du commandant de l'arrière-garde neuf hommes pour porter à dos ses blessés. Il s'arma d'un fusil, prit le commandement de ce petit détachement, qui, au sortir des portes de fer, fut assailli par une vive fusillade et eut sept hommes hors de combat. Parmi ces nouveaux blessés, les uns purent continuer à transporter les premiers, et ceux qui ne le pouvaient pas, aidèrent au moins à placer leurs camarades sur le dos des soldats qui n'avaient pas éprouvé d'accident (Gama, *Esquisse historique*, p. 591).

On est quelquefois obligé de pratiquer à la hâte, sur le champ de bataille, une opération très grave, comme une amputation, une désarticulation. Dans certains cas même, on n'a pas le temps de la terminer au lieu où on l'a commencée, assailli qu'on est par l'ennemi, qui vous oblige à battre vivement en retraite, si on ne veut tomber en son pouvoir ou s'exposer par trop témérairement à ses coups.

Ainsi, M. Gama rapporte que, pendant les guerres de la Restauration, il venait de pratiquer une amputation sur le champ de bataille et avait encore les vaisseaux à lier, lorsqu'il s'aperçut qu'il était seul avec son blessé, tant chacun s'était laissé surprendre par la fuite. « Et alors, ajoute-t-il fort naïvement, je crus réellement voir des escadrons ennemis sur mon dos; mais, voulant arrêter avec certitude l'hémorrhagie, je ne tournai pas la tête, de peur qu'un instinct de conservation ne me troublât dans cette fin d'opération, qui demande une attention sérieuse. — Suivez maintenant tous ces fuyards, dis-je à mon amputé; on achèvera de vous panser plus loin (p. 557). » N'aurait-il pas été possible que l'opérateur, agissant dans une pareille disposition morale et au milieu d'un pareil danger, eût oublié de lier une artère encore assez importante pour fournir une hémorrhagie secondaire inquiétante ?

Si encore, après avoir traversé de pareils dangers et subi pendant plus ou moins longtemps des privations si dures, on trouvait au terme de sa course un hôpital bien approvisionné, ou seulement un lieu très sain, les accidents des blessures seraient moins fréquents, et on pourrait apporter du soulagement à ceux qui se sont déclarés pendant la route; mais il arrive quelquefois qu'on n'a, pour placer ses blessés, qu'un lieu bas et humide, une ferme, une église, où ils sont entassés les uns sur les autres, sur le sol, ou tout au plus sur de la paille, où, par conséquent, l'air se vicie et devient un véritable poison pour les blessures. Alors, les étranglements, la pourriture d'hôpital, le tétanos, les résorptions purulentes, les hémorrhagies secondaires ne tardent pas à se manifester et moissonnent un grand nombre de victimes.

Le sort d'un homme blessé dans une circonstance de la vie civile n'est en rien comparable à celui des soldats atteints par le plomb du champ de bataille. Le premier, en effet, à peine blessé, est tranporté à bras, ou sur un brancard, ou dans une voiture bien suspendue, chez lui, ou à l'hôpital le plus voisin. Ce trajet se fait en quelques minutes, et sans qu'il ait à subir la moindre vicissitude atmosphérique. Arrivé à sa destination, le blessé civil est placé dans un bon lit, d'où on ne le dérangera qu'après sa guérison, et trouve autour de lui des chirurgiens qui peuvent remplir à leur aise, et avec toutes les ressources convenables, les indications que présente sa blessure. Pendant toute la durée du traitement, il ne manque ni de linge, ni de boissons, ni d'aliments, et, chose indispensable, il jouit d'un repos absolu. Ces quelques mots font parfaitement sentir contre combien de causes délétères physiques ont à lutter les chirurgiens d'armée dans le pénible exercice de leurs fonctions.

Si maintenant nous passons à l'examen des causes morales qui influent sur les blessés, en aggravant les accidents de leurs blessures ou en y donnant naissance, nous verrons que les chances sont ici à peu près les mêmes pour le soldat et pour le blessé civil.

Le caractère du malade doit se placer en tête de la liste de ces causes. Tout le monde sait qu'il est des gens qui supportent avec le plus grand courage les blessures les plus graves, et que d'autres, au contraire, tremblent pour ainsi dire à la moindre égratignure, s'exagèrent leur mal, et que, chez ceux-là, la peur donne souvent lieu à de très funestes accidents. Il est aisé de comprendre que les premiers doivent être plus facilement guéris que les seconds. Les annales de la science nous offrent des exemples frappants de ces deux états moraux opposés ; ainsi, pendant la bataille d'Austerlitz, M. Gama pratiquait l'extraction d'une balle engagée dans le masseter d'un soldat qui se plaignait beaucoup, lorsqu'il entend à côté de lui un camarade du patient disant d'une voix assez forte : « Il peut bien tant crier, celui-là ; voilà une fameuse blessure ! — Vous avez raison, lui dit ce chirurgien, mais voyons la vôtre. » Et en soulevant la capote de ce soldat, il aperçut un flanc emporté, laissant presque à nu les viscères, qui n'étaient plus retenues que par des portions de muscles réduits en escarres larges comme les deux mains.

Il est des hommes doués d'un moral très fort, qui supportent sans froncer le sourcil l'opération la plus douloureuse, et d'autres chez qui l'idée seule de l'amputation suffit pour produire de très graves accidents, et souvent même la mort. C'est ainsi qu'après les grandes affaires, où les projectiles de guerre donnent lieu à un nombre considérable de mutilations, on entend quelquefois des blessés dire à un chirurgien : « C'est à moi, monsieur ; venez me couper la jambe ; mon voisin peut attendre. »

M. Baudens parle, dans sa *Clinique des plaies d'armes à feu*, d'une Arabe à qui il réséqua la moitié de la tête de l'humérus pendant qu'il était assis près de sa tente sur un sac d'orge, et qui, après l'opération, continua à vivre avec les siens, mangeant et buvant à peu près comme en bonne santé, faisant route sur une mule et venant se faire panser tous les quatre jours. Le même auteur cite encore le fait d'un nommé Bocuijdra, chef de la tribu des adjoutes, qui le conjurait, cinq minutes avant de subir l'amputation de l'avant-bras, de la lui pratiquer le plus bas possible, afin d'avoir un moignon suffisant encore pour donner à son fusil un point d'appui convenable et conserver sur les tribus, dont il était la terreur, son ascendant moral. Cet homme récita pendant toute l'opération des versets du Coran, sans pousser un cri, et après voulut absolument manger ou se sauver. Enfin, un autre Arabe, amputé aussi de l'avant-bras par M. Baudens, fit route à pied plusieurs jours et refusa une place sous la tente d'ambulance, préférant passer la nuit au café qui accompagnait l'expédition.

Voilà assurément des sujets à moral solide, chez lesquels les accidents consécutifs auront moins de prise que chez les méticuleux, comme par exemple celui dont voici l'histoire : c'était un soldat qui se trouvait, en 1834, à l'hôpital de Metz, pour y être traité d'une simple érosion au-devant de la jambe. Il entendit un jour deux officiers de santé causer, en se promenant au milieu de la salle, d'une amputation qu'on devait pratiquer le lendemain à un de ses voisins, et prit pour lui ce qu'ils disaient. Tout à coup, une vive révolution morale s'opéra chez lui : la suppuration de sa plaie s'arrêta subitement; des accidents cérébraux se déclarèrent, et au bout de deux jours, ce malheureux avait cessé de vivre (Paoli, aide-major, *thèse pour le doctorat*).

Toutes les influences morales dont je viens de m'occuper dépendent de la structure naturelle du blessé, et sont propres à sa constitution; mais il est des impressions morales subites dont le plus courageux, aussi bien que le plus méticuleux, ressentent également l'influence, comme la joie, la tristesse, qui résultent d'une visite inattendue, agréable ou désagréable. Des mauvais traitements que les vaincus ont à supporter des vainqueurs, le cliquetis des armes blanches, l'explosion des armes à feu, le son des cloches, etc., suffisent, dans certains cas, pour produire des accidents très graves, et dans quelques cas le tétanos.

Un homme avait été admis dans les salles de l'Hôtel-Dieu de Marseille, pour un coup de feu qu'il avait reçu à la jambe droite le 15 février 1839, à onze heures du matin. On débrida de suite la plaie, et on fit l'extraction de plusieurs esquilles appartenant au tibia. Le membre, qu'on espérait conserver, fut placé dans un simple appareil à fractures, sur lequel on établit des irrigations froides continues, et on pratiqua deux saignées de 360 grammes. Tout alla bien jusqu'au lendemain, à trois heures du midi, heure à laquelle les trois filles du blessé vinrent le voir et pleurèrent pendant deux heures au chevet de leur père. Elles partirent à cinq heures, et à huit heures du soir, ce malheureux est pris d'un délire subit qui oblige à l'attacher et qui dure toute la nuit. Le lendemain 17, la parole est embarrassée, la face est pâle, la bouche entr'ouverte, la peau chaude, le pouls petit, fréquent; tous les muscles sont le siége de violentes contractions spasmodiques. (Diète, potion avec sirop diacode, 15 grammes.) Ces symptômes allèrent toujours en augmentant; et le 18, à deux heures du matin, le blessé avait cessé de vivre.

M. Beaumont, chirurgien-major cité par M. Gama, rapporte le fait suivant, au sujet des blessés qui, après la bataille d'Eslingen, furent laissés à Madrid en 1808 :

« Les soldats espagnols malades étaient traités au même hôpital que nos blessés, mais dans des salles particulières. D'autres militaires, parents ou amis des Espagnols, obtenaient à des temps marqués la permission de venir les voir. Un jour, une trentaine entrèrent à la fois, et au lieu de se rendre dans les salles des Espagnols, ils se portèrent dans celles des Français, les parcoururent en prenant un ton de hauteur et d'arrogance, parlant à nos soldats en maîtres, les injuriant, les forçant de se coucher, les frappant même et s'emparant de ce qu'ils possédaient, s'ils le trouvaient à leur convenance. On s'empressa de faire sortir ces perturbateurs insolents; mais leur apparition hostile et leur rapacité avaient fâcheusement agi sur le moral de nos hommes et hâtèrent la mort de plusieurs, car, le lendemain, l'état de situation des malades portait trente-deux décès. (*Esquisse historique*, etc., p. 467.)

Ces fâcheux résultats ne se sont pas manifestés dans les hôpitaux militaires où on a eu soin d'interdire toute visite de parents et d'amis, etc. ; aussi, M. H. Larrey dit-il, dans sa *Relation chirurgicale des événements de juillet au Gros-Caillou:* « L'état moral des militaires du Gros-Caillou n'a pas été agité par l'impression naturelle des visites des parents ou amis, et cette cause a exercé dans les hôpitaux civils, et notamment à l'Hôtel-Dieu, une influence très notable, quoique secondaire, sur la mortalité. »

Le cliquetis des armes blanches, l'explosion des armes à feu, le son des cloches, agissent sur le moral des blessés en le maintenant dans un éréthisme continuel qui leur rappelle les dangers qu'ils ont courus, ceux que courent peut-être encore des personnes qui leur sont chères, sans qu'ils puissent voler à leur secours, et lorsqu'ils appartiennent au parti vaincu, assouvir leur rage dans le sang des vainqueurs.

Je ferai remarquer, en dernier lieu, qu'on trouve une preuve frappante de l'influence du moral sur les lésions traumatiques en général, dans la différence de gravité qui existe entre les blessures des enfants et celle des adultes. Qu'un homme de vingt-cinq ans reçoive, en effet, un coup de feu qui lui fracture un membre, son imagination sera de suite en proie à mille tourments à propos de l'avenir, peut-être, se dira-t-il, sera-t-on obligé de me couper le membre, peut-être ne pourrai-je plus secourir ma famille, et même pourvoir à ma propre subsistance; qui sait si je guérirai?... Toutes ces idées tristes, et une foule d'autres que je pourrais accumuler ici, servant constamment de point de mire à l'imagination du blessé, influant d'une manière fâcheuse sur la marche physique de la lésion dont il est porteur, suffisent dans certains cas pour l'aggraver, et souvent même amènent une fâcheuse terminaison.

L'enfant, au contraire, dans l'existence morale duquel les pensées sérieuses jouent un si petit rôle, l'enfant, vivant pour ainsi dire d'une vie purement végétative, n'éprouve qu'une seule espèce de chagrin, lorsqu'il est gravement blessé; c'est celui d'être forcé de rester au lit, et de ne pouvoir s'amuser avec ses petits compagnons. Aussi voit-on chez ces petits malades les blessures les plus graves se guérir en très peu de temps. J'ai vu, il y a cinq ans, un enfant de deux ans à qui un chien avait emporté, d'un seul coup de dent, la peau de la région hyposgastrique, les deux tiers de la verge, les bourses et les deux testicules, être sur pied un mois et demi après, avec une verge de six lignes seulement, sans avoir éprouvé le moindre accident. Qu'une pareille blessure soit faite à un homme de trente ans, qui en concevra la gravité et les tristes résultats, et on ne la verra pas, à coup sûr, se terminer si promptement et d'une manière si bénigne.

Nous pourrions citer encore une foule de faits, prouvant l'influence heureuse ou malheureuse du moral sur les blessures, mais ils n'ajouteraient rien à ceux que nous venons de relater. Nous allons, dans le chapitre suivant, nous occuper des indications que présentent les plaies d'armes à feu en général.

CHAPITRE III.

DES INDICATIONS QUE PRÉSENTENT LES PLAIES D'ARMES A FEU, ET APPRÉCIATION DES DIVERS MODES DE TRAITEMENT QU'IL CONVIENT DE LEUR APPLIQUER.

Après s'être assuré que la blessure du malade n'exige pas des soins prompts et immédiats, le chirurgien doit examiner avec beaucoup d'attention toute la surface du corps du blessé, car souvent le coup de feu qu'il vient de recevoir peut avoir occasionné la chute du corps, et il serait bien possible qu'il y eût une contusion, une fracture dans un point plus ou moins éloigné de la blessure, et ces lésions, en demeurant ignorées pendant un temps plus ou moins long, pourraient faire courir de graves dangers au malade... Ce précepte fort sage est tiré de Ledran.

Cela fait, les soins de l'officier de santé doivent être dirigés vers la plaie faite par le projectile, laquelle exige un traitement local et un traitement général. Le traitement local comprend le débridement, l'application des différents topiques antiphlogistiques, la manière de panser les blessés, et le traitement général embrasse la diète, le régime, l'emploi des antiphlogistiques généraux et les divers soins qu'exige pendant quelque temps la surveillance des blessés, pour les empêcher par exemple d'être soumis à l'action des impressions morales trop violentes, etc. Passons en revue chacun de ces moyens thérapeutiques...

§ Ier. — DÉBRIDEMENT.

Le débridement se pratique dans deux vues différentes: 1° pour s'opposer aux accidents inflammatoires, permettre aux parties débridées de se gonfler librement et s'opposer à l'étranglement, et 2° pour extraire les corps étrangers. Il consiste dans un plus ou moins grand nombre d'incisions faites dans différentes directions, dans les tissus aponévrotiques et musculaires, à l'ouverture d'entrée et de sortie, ainsi que dans le trajet du projectile, avec un bistouri droit, simple ou boutonné, conduit par le doigt ou la sonde cannelée. Nous ne nous occuperons dans ce paragraphe que de la première espèce de débridement.

Il est des auteurs qui veulent qu'on pratique le débridement dès que la blessure est reçue, afin de s'opposer aux accidents ultérieurs, c'est ce qu'on nomme *débridement préventif;* d'autres, au contraire, veulent qu'on le pratique plus tard et lorsque les accidents commencent à paraître. Il en est, enfin, qui sont d'avis de ne pratiquer le débridement dans aucun cas de plaie d'arme à feu simple.

L'opération du débridement a tour à tour été considérée comme utile, puis comme inutile, puis enfin comme barbare. Ainsi Lecat dit, dans son *Mémoire sur les plaies d'armes à feu,* couronné en 1738 par l'Académie royale de chirurgie : « On détend, on débride la partie affectée, principalement par de grandes incisions, au moyen desquelles la substance des parties surchargées se dégorge, le cours des liquides interceptés se rétablit, les solides n'étant pas tiraillés perdent leur éréthisme, et reprennent le calme si nécessaire aux louables opérations de la nature (p. 152).

Percy recommande formellement, lorsqu'une plaie traverse un membre, d'en débrider les ouvertures et le trajet de manière à ce que les deux doigts indicateurs pénétrant l'un par l'ouverture d'entrée, l'autre par l'ouverture de sortie, aillent se rencontrer par leur extrémité dans le milieu du trajet.

M. Hutin, au contraire, dit dans sa *Relation chirurgicale de la prise de Constantine*, que le débridement est souvent inutile et que les plaies guérissent tout aussi bien sans lui.

M. Baudens dit, dans sa *Clinique des plaies d'armes à feu*, que jamais il n'emploie le bistouri pour opérer le débridement préventif, et il n'hésite pas à condamner cette méthode comme barbare et souvent nuisible (p. 30). Ce reproche de barbarie me paraît bien peu fondé, car il est aisé de comprendre que les douleurs et les accidents consécutifs d'étranglement qui arrivent dans certains cas, parce qu'on n'a pas débridé, ou qu'on a débridé trop tard, sont bien plus à redouter que la douleur d'un instant qu'on occasionne à un blessé, auquel on débride une plaie d'arme à feu. Continuant ensuite son examen critique du débridement, M. Baudens ajoute : « La blessure opérée par le bistouri, ne différant pas essentiellement de la première, et devant comme elle être suivie des phénomènes de l'inflammation n'entraînera-t-elle pas un nouveau débridement ? » (p. 36.)

Il me semble en premier lieu que la plaie faite par le bistouris diffère essentiellement de la plaie d'arme à feu qui est le type de la plaie contuse par excellence ; d'ailleurs le débridement pratiqué à l'aide de l'instrument tranchant peut être suffisamment aggrandi tout d'abord pour permettre aux tissus sous-jacents de se développer à leur aise, et par conséquent n'avoir pas besoin d'être refait quoiqu'il devienne le siége d'une inflammation plus ou moins vive. L'incision résultat du débridement produit du reste une saignée locale très avantageuse. C'est l'opinion de plusieurs chirurgiens distingués, et entre autres, de M. Bégin.

M. Baudens ajoute enfin, (pag. 39 et 40) « que le gonflement trouvera de l'espace pour se développer dans le canal creusé par la balle dans l'épaisseur des parties molles — et que même dans les plaies compliquées le chirurgien pourra presque toujours se dispenser de débrider, et s'opposer à l'étranglement si dans le principe il a eu soin de purger le trajet de la plaie de la présence des corps étrangers, s'il a su combiner avec habilité l'emploi des saignées générales, locales, et révulsives, les moyens diététiques, les topiques, réfrigérants beaucoup trop négligés, le repos, la position, et le bandage suffisamment compressif. » Il me semble d'abord que le plus souvent pour purger la plaie des corps étrangers qu'elle contient, on a besoin de pratiquer des débridements plus ou moins étendus. Je conçois alors qu'on n'ait plus à les pratiquer pour s'opposer à l'étranglement. En second lieu, l'emploi de quelques uns des moyens dont parle M. Baudens, comme le repos, la position n'est pas toujours facile à mettre en pratique, en expédition.

Que penser du débridement préventif en présence d'opinions si contradictoires, et si nettement formulées? Pour ce qui me concerne : je pratiquerai toujours le plutôt possible le débridement des plaies d'armes à feu qui auront leur siége aux membres recouverts d'aponévroses fortes et résistantes, comme la jambe, la cuisse, ou sur des parties recouvertes d'une toile organique inextensible comme le crâne ; je ferai des incisions longues et profondes suivant les cas, et je ne craindrai pas d'être appelé *barbare* pour avoir causé au blessé une douleur de cinq minutes, qui dans bien des cas lui aura évité des accidents consécutifs mille fois plus graves. — Dans les autres régions dans lesquelles le développement du gonflement traumatique ne sera pas enrayé par une disposition organique ; j'attendrai,..

En pratiquant ce débridement on doit se conformer à des règles qui se trouvent indiquées avec détail dans tous tous les auteurs ; comme de faire les incisions selon l'axe des membres, d'éviter de léser, les vaisseaux, les nerfs, les veines, de toucher les articulations etc. Je n'y insisterai par conséquent pas davantage.

Quand une fois l'opération du débridement est pratiquée, et qu'on a appliqué sur la plaie saignante un appareil simple, on peut abandonner le blessé sur le fourgon ou le cacolet qui doivent le transporter, et se dispenser à moins de douleur vives, ou de tout autre accident de visiter sa blessure pendant deux ou trois jours... Alors, il supportera plus facilement les secousses du transport, tandis que, si on se contente d'appliquer un pansement provisoire sur un coup de feu reçu à la cuisse où à la tête, on n'est pas sûr de ne pas rencontrer à la levée de ce premier appareil, qui souvent ne peut se faire que deux ou trois jours après, un gonflement énorme du membre inférieur, ou un érysipèle avec étranglement au cuir chevelu, et alors les accidents qu'on veut éviter par le débridement préventif sont déjà arrivés, il est trop tard.

§ II. — SANGSUES

Les auteurs qui ne sont pas partisans du débridement se sont demandés si en appliquant autour de la blessure une quantité plus ou moins grande de sangsues, on ne remplacerait pas cette opération par la saignée abondante qui résulterait de la morsure de ces animaux. Il en est qui sont fortement partisans de ce moyen thérapeutique, d'autres au contraire lui trouvent de graves inconvénients, comme par exemple, de favoriser la congestion sanguine au lieu de la diminuer, de nécessiter souvent la levée de l'appareil, et de former dans certains cas autant d'ulcérations qu'il y a de piqûres (Larrey). Il est plus rationnel il me semble, une fois la nécessité d'une saignée locale admise, de la pratiquer à l'aide du débridement, qu'à l'aide des sangsues, dont l'effet n'est pas si prompt, et qui dans certains cas peuvent manquer, tandis que l'officier de santé a toujours dans sa trousse un bistouri à l'aide duquel il peut pratiquer un débridement à toute heure, et en toute circonstance.

§ III. — TOPIQUES.

Dans le cours du XVIe siècle les erreurs admises sur la nature des plaies d'armes à feu, multiplièrent d'une manière prodigieuse, les topiques qu'on appliqua à la surface de ces solutions de continuité. Aussi Braunschweig, chirurgien de Strasbourg, les regardant comme des plaies envenimées, enfonçait un morceau de lard dans le trajet de la balle, et donnait à l'intérieur la thériaque à l'effet d'expulser le venin.

Jean de Vigo, et Alphonse Ferri de Faenza les regardaient aussi comme des plaies envenimées. Le premier les cautérisait avec un fer rouge, ou de l'huile brûlante dans la vue de détruire le poison qu'elles contenaient. Et le second, y appliquait un caustique de sa composition dans lequel entraient, le sublimé, le vitriol et la litharge.

On sait que c'est à Ambroise Paré que la chirurgie française est redevable de la suppression de ces caustiques cruels et en particulier de l'huile bouillante, dont il se repent lui-même avec une grande naïveté de s'être servi comme tous ses autres prédécesseurs. Après ce grand chirurgien la question des plaies d'armes à feu a été étudiée avec soin, avec un esprit dégagé d'idées préconçues, et après trois siècles d'observations et de recherches, on est arrivé à s'en faire les idées très nettes que nous en avons aujourd'hui, et à établir : que les solutions de continuité qui nous occupent sont de véritables plaies contuses n'ayant rien de spécifique, de vénéneux dans leur nature, et n'exigeant pour guérir que l'application méthodique des topiques ordinaires, tels que les émollients, les résolutifs, et un pansement simple.

Les émollients sous forme de cataplasmes sont trop lourds et surchargent trop la partie surtout si le blessé est obligé de subir les fatigues d'une longue route, comme cela arrive souvent en campagne. Du reste comme le talent du chirurgien militaire consiste à faire beaucoup avec peu, et à se servir des moyens les plus simples pour arriver à ses fins, il est un topique qu'on peut se procurer facilement et qui jouit peut-être plus que tous les autres de propriétés sédatives, tempérantes, et antiphlogistiques, je veux parler de l'eau froide appliquée en permanence sur la blessure.

L'eau froide s'oppose à l'afflux du sang vers la partie blessée; elle y entretient une fraîcheur modérée, la rend moins douloureuse, et peut, dans certains cas, même très graves, triompher de tous les accidents consécutifs.

L'application de ce moyen thérapeutique exige quelques précautions qu'il est bon d'indiquer, et sans lesquelles, elle pourrait être suivie d'accidents très graves et difficiles à combattre; ainsi, il faut continuer cette application pendant un certain temps (au moins pendant quatre ou cinq jours après une blessure simple), ne jamais la cesser brusquement, sous peine de voir arriver une réaction beaucoup plus dangereuse ordinairement et plus difficile à combattre que les accidents qui seraient survenus primitivement et que son emploi a enrayés. A l'aide de ces précautions, faciles à observer, on parviendra, dans la plupart des cas, à obtenir de très bons effets de l'emploi de ce moyen thérapeutique.

Dans un cas de plaie d'arme à feu, sans complications, plus le pansement est simple, mieux il vaut; ainsi, après avoir débarrassé, à l'aide d'une lotion froide, l'ouverture ou les ouvertures de la solution de continuité, des caillots de sang, de la terre, des grains de poudre qu'elles peuvent contenir, après avoir ensuite rasé la partie, si elle est garnie de poils, et débridé ou non, selon les circonstances, voici quel est le pansement qui me paraît devoir être préféré :

1° Placer immédiatement sur la plaie un morceau de mousseline grossière trempée dans l'eau froide, ou dans une décoction émolliente.

2° Recouvrir ce dernier d'un gâteau de charpie sèche.

3° Assujétir ces diverses pièces avec une ou plusieurs compresses et une ou plusieurs bandes trempées dans de l'eau froide simple, ou aiguisée d'un peu de sous-acétate de plomb liquide, si on veut la rendre encore plus résolutive.

Ce pansement peut demeurer en place trois ou quatre jours, et même plus, selon les circonstances, époque à laquelle la suppuration s'établit et commence à détacher l'escarre. Alors, on n'a plus à craindre les accidents primitifs, et il est complétement inutile de continuer l'emploi de l'eau froide.

Quoique, dans certains cas, la plaie fournisse une abondante suppuration, il ne faut pas, pour cela, être prodigue de pansements et se laisser subjuguer par l'idée que le pus aura une action funeste sur la solution de continuité. J'ai toujours vu retirer de bons effets des pansements rares, même dans les cas de grandes lésions traumatiques ; ils seront donc *à fortiori* au moins innocents dans un cas de plaie d'arme à feu traversant tout simplement les parties molles d'un membre. « En général, dit M. Hutin, on découvre trop souvent les plaies qui suppurent, dans la pratique civile ; surtout on croit que la présence du pus est une chose à craindre, et tous les jours on renouvelle les pansements. C'est un grand vice qu'il appartient à la chirurgie militaire de détruire. » (*Relation de la prise de Constantine*, p. 67.)

Quand une fois on a placé sur la plaie le simple appareil dont je viens de parler, le blessé peut continuer sa marche, s'il est atteint sur un point des extrémités supérieures ; mais si le projectile a frappé, au contraire, les membres inférieurs, il faut, autant que possible, le placer sur une voiture, de manière à ce que ses membres inférieurs soient dans une position horizontale, car, sans cela, la partie blessée devient bientôt le siége de vives douleurs et d'un gonflement considérable, comme je l'ai vu arriver souvent quand on place sur un cacolet un blessé atteint de coup de feu à la jambe, au pied, au genou, etc.

§ IV. — TRAITEMENT GÉNÉRAL.

Si la plaie siége sur une région du corps d'une haute importance physiologique, où, malgré toute sa simplicité, elle pourrait déterminer des accidents fâcheux, comme à la tête, sur les parois de la poitrine ou sur celles de l'abdomen, il faut, s'il survient de la fièvre et une réaction tant soit peu violente, pratiquer au blessé un nombre de saignées générales proportionné à l'intensité des accidents qu'il éprouve et à la force de sa constitution. A l'aide de ce moyen sagement et énergiquement employé, on parvient, dans bien des cas, à enrayer une affection très grave, une pneumonie, une pleurésie, et dans les blessures des membres, on diminue les chances d'étranglement.

Il faut priver les malades d'une quantité plus ou moins grande d'aliments, souvent de leur totalité, leur faire suivre un régime doux et les surveiller, afin de les empêcher de faire des excès de boissons ou autres. « Il est bon, dit Ledran, de s'informer de la manière dont vivait le blessé avant sa blessure, car la diète ne doit pas être égale à tous les blessés; ainsi, lorsqu'un homme est naturellement grand mangeur, on peut, et l'on doit lui accorder quelque nourriture, qu'on refuserait avec juste raison à quelqu'un qui serait dans le même état, et mangerait peu lorsqu'il est en santé. »

Vouloir priver d'aliments certains peuples, lorsqu'ils sont blessés, serait chose impossible; ainsi, M. Bagre, chirurgien aide-major au 8e chasseurs à cheval, rapporte, dans le trente-unième volume des *Mémoires de chirurgie militaire*, avoir vu en Afrique, à l'hôpital turc, les Arabes blessés se livrer à leur appétit sans retenue, prendre du café, manger de la viande, etc. D'après le rapport de cet officier de santé, la plupart étaient étendus sur des nattes très minces, baignés de pus corrompu par la chaleur, exhalant une odeur infecte et ne comprenant pas la nécessité d'un régime diététique quelconque. On sait, du reste, qu'il est parfois dangereux de priver de liqueurs spiritueuses, lorsqu'ils sont blessés, certains peuples habitués à en faire largement usage dans l'état de santé.

Dans des cas, très rares, il est vrai, les boissons spiritueuses, qui, ordinairement, sont d'un emploi funeste, paraissent avoir exercé une heureuse influence sur la marche de blessures excessivement graves. Je laisse parler à ce sujet M. Paoli, chirurgien aide-major au 8e léger (*thèse pour le doctorat*, 1843) : « Si quelquefois, dit-il, les boissons spiritueuses ont une influence fâcheuse sur les suites de l'inflammation, quelquefois aussi, comme s'il y avait, ainsi que le dit le proverbe, *un Dieu pour les ivrognes*, sans qu'on puisse expliquer leur action autrement que comme toniques, elles ont une influence incontestablement salutaire, ainsi que j'en ai recueilli un cas en Afrique, chez un militaire atteint de fracture comminutive de la partie supérieure du fémur, suite d'un coup de feu. Il ne fut pas amputé par le chef de service, qui ne voyait pas dans sa blessure une indication franche d'amputation, et croyait le malade perdu. Ce malade commençait à tomber dans le marasme à la suite des pertes abondantes que la suppuration lui faisait éprouver, et avait déjà un commencement de diarrhée colliquative, lorsqu'au bout de quelques temps, il s'opéra en lui un changement qui le fit échapper comme par miracle à la mort, son rétablissement datant, selon lui, du jour où, en cachette, il se livrait à de larges libations de vin et d'eau-de-vie. La même observation a été faite pour les nombreux amputés de l'affaire de la Tafna : les opérés, quoiqu'ayant vidé un petit tonneau d'eau-de-vie qui se trouvait dans une des voitures de transport, non seulement n'éprouvèrent aucun accident en route, mais encore se trouvèrent en bonne voie de guérison. »

Après avoir lu de pareilles observations, qui semblent autoriser, dans certains cas, l'emploi des spiritueux, il est bon, pour ne pas se laisser leurrer d'un vain espoir, de faire remarquer qu'une pareille chance se manifeste peut-être une fois sur mille, et que bien des blessés paient chaque jour de leur vie le moindre écart, la moindre imprudence commis dans le régime qu'on leur trace. Enfin, pour terminer ce qui concerne le traitement des plaies d'armes à feu simples, on doit faire prendre au malade, dans le principe, et si les circonstances le permettent, des boissons rafraîchissantes, le garantir, autant que possible, des vicissitudes atmosphériques, éviter de le soumettre à de vives impressions morales dont l'effet pourrait être funeste, même dans un cas de plaie d'arme à feu très-simple.

§ V. — TRAITEMENT DES PLAIES D'ARMES A FEU, AVEC LÉSION DES OS.

Quand un projectile a borné son action à contusionner un os, et qu'il en résulte une inflammation du périoste, avec collection purulente sous-périostique, et plus tard, par conséquent, nécrose de l'os, le traitement le plus rationnel consiste à employer dans le principe les topiques émollients, et plus tard, lorsque la collection purulente est formée, à l'évacuer dès qu'on le peut, car c'est elle qui fait tout le mal, en dénudant l'os, dont la nécrose sera d'autant plus étendue, que le pus aura séjourné et fusé davantage sur la surface osseuse.

L'homme qui reçoit une balle qui lui fracture le fémur dans un point quelconque de son étendue, tombe sous le coup et se trouve, à dater du moment de sa blessure, dans l'impossibilité absolue de mouvoir son membre et de s'en servir en aucune façon. Pour un homme qui ne serait pas blessé sur le champ de bataille, l'indication serait facile à remplir, car le chirurgien aurait tout le temps nécessaire pour examiner la blessure, voir si la fracture est simple, si, au contraire, elle est accompagnée d'un plus ou moins grand nombre d'esquilles, si elle est compliquée de lésion d'artères, des veines, des nerfs; dans ce cas, il s'empresserait d'extraire tous les corps étrangers, de lier les vaisseaux ouverts, ou du moins d'arrêter l'écoulement du sang par la compression, et enfin d'appliquer un appareil propre à s'opposer à la mobilité des fragments et à favoriser leur consolidation.

Mais il est un adage vulgaire qui dit : *à la guerre comme à la guerre*, et qui exprime très bien la différence existant entre la manière de pratiquer la chirurgie militaire dans un hôpital ou sur un champ de bataille. Dans le premier cas, en effet, on est pourvu de toutes les ressources imaginables, et on a devant soi tout le temps nécessaire; dans le second cas, au contraire, il faut faire beaucoup en très peu de temps, et souvent avec très peu de ressources. Ainsi, qu'un soldat ait, comme je l'ai déjà supposé, une fracture du fémur, il est évident qu'au milieu de l'action, sous le feu de l'ennemi, et quelquefois au milieu d'une retraite, on ne pourra s'occuper d'une thérapeutique achevée et parfaite. On appliquera le plus promptement possible au blessé, et souvent sans défaire ses pantalons, un appareil contentif grossier, consistant en deux ou trois attelles, maintenues autour de la jambe et de la cuisse par des bandes, ou toute autre espèce de lien solide, on le placera sur une voiture ou un brancard, à l'aide duquel il sera transporté à l'ambulance, ou, à proprement parler, seulement on lui soignera sa fracture. Là, les esquilles seront extraites après des débridements plus ou moins larges; l'hémorrhagie, provisoirement arrêtée sous le feu de l'ennemi par la compression, sera définitivement combattue après la ligature du vaisseau lésé, ou par l'amputation du membre, et enfin on procédera, si on peut conserver le membre, à l'application d'un appareil permanent convenable.

Quand on fait partie d'un petit détachement, et qu'on est loin de l'ambulance, on doit attendre la première halte, le premier bivouac pour prodiguer aux blessés, atteints de fractures, les soins dont je viens de parler, et quand on n'a pas à sa portée, au moment de l'accident, des attelles et tout ce qu'il faut pour appliquer un appareil provisoire indispensable; il faut se créer ces ressources comme on le peut, et appeler à son aide l'inspiration du génie, à l'aide duquel on fait souvent beaucoup, et bien, avec peu de chose.

Quand les os longs, comme le fémur, le tibia, l'humérus, sont atteints par une balle qui les traverse près de leurs extrémités articulaires sans les fracasser, le pansement est très simple, absolument comme celui que nécessite une plaie d'arme à feu des parties molles. Alors il n'est pas nécessaire d'appliquer un appareil à fracture.

Tous les auteurs s'accordent à considérer les fractures comminutives des os longs par armes à feu; et surtout celles qui siégent sur le fémur, comme des cas d'amputation. C'est une question que nous examinerons plus bas avec détail, quand il s'agira des plaies des membres.

Une fois la plaie débarrassée de tous les corps étrangers qu'elle contenait, les vaisseaux liés, en un mot toutes les indications les plus pressantes remplies, quel est l'appareil le plus convenable à appliquer autour d'un membre fracturé chez un soldat, qui doit parcourir encore une route plus ou moins longue avant d'arriver à un hôpital fixe et approvisionné de secours?

Si la route qui doit être parcourue est courte, si on est pourvu de moyens de transport commodes, et si on a la possibilité de changer le pansement toutes les fois que le cas l'exigera, après avoir appliqué sur la plaie un pansement simple et arrosé d'eau fraîche, on entourera le membre de l'appareil contentif simple à bandelettes séparées, dont on trouve la description dans tous les auteurs. On apportera le plus grand soin dans sa confection, afin que les secousses du transport ne le défassent pas, et on ne le serrera pas trop, pour permettre au gonflement primitif de se développer à son aise et sans trop de douleurs pour le blessé. On fera bien ensuite d'arroser le tout pendant les quarante-huit premières heures, ou les trois premiers jours, avec de l'eau froide, agent thérapeutique puissant, sur la vertu duquel nous avons déjà insisté, et ordinairement assez facile à se procurer. Mais si au contraire, le blessé doit faire une longue route sur des chariots, mais suspendus, et sur un chemin inégal, il importe de placer le membre dans un appareil inamovible, solidement construit, et pas trop serré cependant, enveloppant le membre depuis son extrémité digitale jusqu'à son insertion au tronc. On pourra laisser à cet appareil des ouvertures, au niveau de la plaie produite par la balle et des incisions qu'on aura faites pour extraire les corps étrangers, les esquilles. Ces ouvertures permettront au pus de s'écouler librement au dehors, et faciliteront l'application des différents topiques sur les solutions de continuité.

J'ai dit un peu plus haut qu'ils ne fallait pas trop serrer l'appareil inamovible, car sans cela on s'expose à voir le gonflement entravé dans sa marche, et la gangrène survenir, surtout dans un membre de l'intérieur duquel on n'aurait pas scrupuleusement extrait toutes les esquilles On ne doit pas balancer un seul instant à fendre un appareil inamovible dans toute sa longueur, et à l'enlever pour en appliquer un second de même nature ou de nature différente, si quelque temps après son application on entend le blessé se plaindre de douleurs vives occasionnées par sa dureté, ou par sa trop grande constriction. En négligeant de se conformer à ce sage précepte on s'expose souvent à donner naissance à des accidents très redoutables, et quelquefois irrémédiables Le cas suivant confirme pleinement la proposition que j'avance.

Un homme entre à la clinique de l'Hôtel-Dieu de Marseille pour une fracture simple du tibia gauche. Les parties molles sont le siége d'un gonflement, assez considérable, et les environs de la fracture sont ecchymosés. On applique tout d'abord quelques résolutifs, et le quatrième jour on enferme le membre dans un appareil amidonné. Le soir, à la contre-visite, le malade a de la fièvre et se plaint que son bandage est un peu serré, on ne l'écoute pas croyant que ses plaintes sont exagérées... le lendemain même plaintes... enfin le troisième jour on est frappé à la visite, de l'odeur de sphacèle qu'exhale ce malheureux, on coupe son appareil, et on trouve toute la peau de la région jambière antérieure sphacelée. Les fragments de la fracture baignaient dans une matière ichoreuse et fétide, et huit jours après. cet homme avait succombé. (Extrait de ma thèse pour le doctorat décembre 1840).

L'appareil dont il est ici question est connu depuis fort longtemps, puisque l'idée première en remonte à Galien qui dit (*Opera omnia*, tom. IV, page 176 bis, *edito veneta*, 1619). «... Pour panser les os fracturés, prenez de la poix, de l'encens en poudre, des fleurs de mauve, du blanc d'œufs, et des dattes. Mêlez le tout ensemble, et appliquez le composé avec des étoupes, des compresses et des bandes... De siècle en siècle la matière plastique a subi des perfectionnements, on y a tour à tour ajouté et substitué diverses substances qu'il serait trop long d'énumérer, et dont les principales sont : la farine de seigle (Monteggia). — Le vinaigre camphré (baron Larrey). — L'acétate de plomb liquide (baron H. Larrey). — L'amidon (Seutin). — La dextrine (Velpeau). La substance dont je crois l'emploi préférable, et dont je me servirai dans l'occasion est une solution d'amidon qu'on peut préparer d'avance, et se procurer dans presque toutes les circonstances, tandis qu'en expédition on n'a pas toujours des œufs à son service, or nous savons qu'en chirurgie militaire il faut viser au plus simple, au plus facile, et au plus sûr.

On seconde ensuite l'application des moyens locaux dont je viens de parler par la diète, les boissons délayantes, et l'emploi des saignées générales faites en nombre proportionné à l'intensité des accidents et la constitution plus ou moins vigoureuse du sujet.

Il n'est pas besoin de dire, que tous les blessés atteints de fractures aux membres inférieurs devront être placés autant que possible dans la position horizontale, tandis que les soldats porteurs de fractures aux membres supérieurs, pourront, s'ils n'ont pas perdu trop de sang, et surtout s'ils sont doués d'un moral énergique continuer encore plus ou moins longtemps à marcher dès que leur fracture aura été entourée d'un appareil solidement appliqué.

Je n'insisterai pas longtemps sur le traitement des accidents terribles accompagnant; dans certaines circonstances les fractures comminutives des membres, tels que, fusées purulentes très étendues, étranglement, gangrène; dans la majorité des cas, ils entraînent la mort du blessé, malgré l'emploi le mieux entendu des moyens thérapeutiques. Il n'y a qu'un moyen d'en triompher: c'est de pratiquer à temps l'ablation de la partie fracturée.

Les fractures, suites de coup de feu, sont souvent accompagnées, après leur consolidation, de difformités dans les membres blessés, et en second lieu, comme elles sont très longues à guérir, les articulations voisines se rouillent, pour ainsi dire, par le long repos auquel elles sont soumises, et restent souvent des mois, et même des années, avant de reprendre le libre exercice de leurs fonctions, dont il faut aider le rétablissement par des frictions huileuses et camphrées, et en tenant constamment le membre sous l'influence d'une douce température. L'usage de certaines eaux minérales peut aussi quelquefois produire de très bons effets en pareille circonstance.

Il arrive enfin que, chez quelques blessés, des esquilles secondaires ou tertiaires mettent un temps infini à se détacher des parties environnantes, d'où résulte l'établissement de ces fistules en cul-de-poule, si faciles à reconnaître quand on a eu l'occasion d'en voir seulement quelques-unes. Ces fistules persistent jusqu'à ce que la plaie ne contienne plus de corps étrangers, et fournissent, dans certains cas, une suppuration assez abondante.

Les os plats entrant dans la composition des parois des cavités splanchniques, comme ceux du crâne, ceux de la poitrine, se fracturent ordinairement en un assez grand nombre d'esquilles, qu'il faut s'empresser d'extraire, parce qu'elles agissent d'une manière funeste sur les organes sous-jacents, qu'elles piquent, irritent, enflamment, compriment. Nous verrons, en nous occupant des plaies de tête et des plaies de poitrine, les désordres qu'elles peuvent produire sur le cerveau et sur les poumons. On enlèvera sur le champ celles qu'on sentira les plus mobiles, celles qui seront le plus à la portée des doigts et des instruments. On appliquera sur la plaie un appareil simple, et on attendra la circonstance propice la plus proche, pour ramener la plaie à des conditions de simplicité.

Quand les os courts, atteints par une balle, sont peu volumineux, comme ceux du carpe, ils sont brisés en mille fragments et nécessitent l'amputation de la partie du membre immédiatement supérieure ; mais s'ils sont plus volumineux, ils peuvent, non seulement fournir plusieurs esquilles qu'il faut s'empresser d'extraire, mais encore contenir le projectile dans leur intérieur. Il résulte de cette dernière circonstance des suppurations et des fistules qui durent jusqu'à l'expulsion naturelle ou l'extraction du corps étranger. J'ai cité plus haut un cas de ce genre, relatif au calcanéum.

§ VI. — TRAITEMENT DES PLAIES D'ARTICULATIONS.

La blessure des petites articulations, comme celles des phalanges entre elles, est, en général, de peu de gravité, on peut s'opposer à toute espèce d'accident, si de bonne heure on a soin de régulariser la surface de la plaie, d'enlever toutes les petites esquilles qu'elles contient, ou de pratiquer soit une désarticulation facile, soit une amputation dans la continuité des phalanges, on peut ensuite tenter la réunion immédiate qui généralement ne se fait pas longtemps attendre, tandis que, si on s'est contenté d'extraire les esquilles, la réunion ne se fait qu'après suppuration comme dans tous les cas de plaies d'armes à feu. Mais le danger grandit à mesure que le volume de l'articulation augmente. Si par exemple, une balle traverse l'articulation huméro-cubitale, la radio-carpienne, la tibio-tarsienne, la fémoro-tibiale, alors, de deux choses, l'une, ou le projectile a traversé l'extrémité articulaire d'un de ces os sans produire de fragments, et en s'y creusant tout simplement un canal, ou bien il a donné lieu à la formation d'un nombre plus ou moins considérable d'esquilles qui, en pénétrant dans l'articulation y causeront des accidents inflammatoires de la plus haute gravité. Dans le premier de ces deux cas, on peut après avoir débridé les deux ouvertures et soumis le blessé à un traitement antiphlogistique générale énergique, espérer de conserver le membre ; mais il faut pour cela, je le répète, ne pas craindre de faire de bonne heure de grandes incisions, pour donner issue aux collections purulentes qui pourraient se former plus tard, et procurer un libre champ au gonflement inflammatoire, d'appliquer dans le principe autour de la partie blessée un grand nombre de sangsues, et de faire des saignées générales en nombre proportionné à la gravité des accidents et à la constitution du sujet... Malgré toute l'assiduité des soins qu'on prodigue au blessé dans un cas pareil, il est rare qu'il conserve après la guérison l'intégrité des mouvements de son articulation, qui devient assez ordinairement le siége d'une ankylose.

Dans le second cas, c'est-à-dire quand l'articulation est le siége de grands désordres, il n'y a que deux moyens thérapeutiques à employer : 1° l'amputation du membre au dessus de l'articulation; 2° ou seulement la résection des extrémités articulaires. L'amputation est préférable, pour bien des motifs, pour les grandes articulations, comme la fémoro-tibiale, la coxo-fémorale, etc. Elle est préférable d'abord, parce qu'elle est plus promptement exécutée que la résection, promptitude qui doit être prise en considération sur le champ de bataille ; ensuite parce qu'en pratiquant l'amputation, on enlève non seulement les os comminués, mais encore les portions de chairs contuses par le projectile, qui, étant plus ou moins conservées dans la résection, suffisent dans certains cas pour établir la suppuration ou pour la prolonger, et empêcher par conséquent la réunion immédiate.

On se demande, d'un autre côté, si, quand une articulation aussi vaste que la coxo-fémorale est blessée, il ne vaut pas mieux essayer de conserver le membre par la résection que d'en priver le blessé, en lui faisant subir une des plus affreuses mutilations que la chirurgie produise sur le corps humain. La solution de cette question se trouve tout entière renfermée dans l'observation de résection fémoro-iliaque pratiquée sous les murs d'Anvers par M. Seutin, sur un soldat nommé Lisieux. On y voit l'opérateur obligé d'extraire six pouces environ du fémur par une énorme incision partant en haut de la crête iliaque et descendant jusqu'à trois pouces au-dessous du grand trochanter. Croit-on que les douleurs occasionnées par une opération si longue, agissant sur une surface si large, ne peuvent pas être mises en parallèle avec les douleurs violentes, il est vrai, mais si courtes, de la désarticulation? Et au moins, dans ce cas, a-t-on plus de chance de réunion immédiate.

Je crois, pour mon compte, que, dans les cas de plaies d'armes à feu aux articulations de second et de troisième ordre, il faut préférer la résection à l'amputation, tandis que je regarde ce moyen comme préférable pour les articulations de premier ordre, comme la coxo-fémorale, la tibio-fémorale, etc.

Il y a des blessés qui se refusent à l'amputation ou à la désarticulation de leur membre ; ceux-là courent de grandes chances de mort. Voici quelle est la conduite qu'on doit tenir à leur égard : simplifier la plaie autant que possible, placer le membre dans un appareil à fracture ordinaire et s'opposer avec énergie, par les antiphlogistiques et le débridement, à l'invasion des accidents inflammatoires. Plus tard, quand la suppuration est arrivée, il faut donner issue au pus par de nouvelles incisions pratiquées au point le plus déclive et attendre patiemment la guérison par ankylose, qui n'arrive que très rarement, pour ne pas dire jamais, « car, dit Ledran, si le chirurgien est assez heureux pour empêcher tous les accidents dont ces sortes de plaies sont susceptibles, ou pour en arrêter les progrès, il doit craindre que la plupart de ses malades ne périssent, dans la suite du traitement, par le marasme ou par le cours de ventre, suites assez ordinaires des longues suppurations. » (*Réflexions tirées de la pratique des plaies d'armes à feu*, p. 220.)

Quand il se présente une fracture comminutive produite par un projectile à la partie moyenne d'un membre volumineux comme la jambe, que la vue ou le tact font reconnaître des fissures osseuses pouvant s'étendre jusqu'à l'articulation immédiatement supérieure, quand l'existence des désordres articulaires dont je parle est confirmée par des douleurs plus ou moins vives dans cette articulation, il ne faut pas craindre d'amputer au-dessus d'elle; agir autrement serait peine perdue et serait vouloir causer au blessé d'inutiles douleurs. On en serait bientôt convaincu par la prompte apparition des accidents articulaires. J'ai, du reste, cité à l'appui de ce précepte un cas fort remarquable, à la page 44.

§ VII. — TRAITEMENT DES PLAIES D'ARMES A FEU, AVEC LÉSION DES VAISSEAUX.

Quand nous nous occuperons de l'hémostatique, nous aurons à revenir plus bas sur les moyens d'arrêter les hémorrhagies. Nous nous contenterons de donner dans ce paragraphe quelques préceptes généraux sur les soins à donner aux blessés atteints de lésions de vaisseaux plus ou moins volumineux, et à ceux chez qui on soupçonne l'existence de cette grave complication.

Quand un vaisseau artériel de quatrième, troisième, et même de second ordre, est ouvert, à la suite d'une plaie d'arme à feu, nous avons vu qu'ordinairement il ne fournissait pas d'hémorrhagie. Le chirurgien se contentera alors d'appliquer sur la blessure un pansement simple ; mais, averti par ses connaissances anatomiques, et d'après la situation de la blessure, que telle ou telle artère peut avoir été touchée par le projectile, il surveillera son malade avec beaucoup de soin tant qu'il lui sera confié, et le recommandera à l'attention de celui qui sera chargé de le traiter plus ou moins longtemps après l'action.

Si des artères volumineuses comme la crurale, la carotide ont été ouvertes par des projectiles, ou bien la plaie de leur calibre est assez petite pour être bouchée par l'escarre, et alors il n'y a pas d'écoulement primitif de sang, ou bien, au contraire, la plaie est large, et alors ce dernier s'effectue avec une rapidité et une abondance vraiment effrayantes, devenant bientôt funestes au blessé, si l'art n'intervient promptement. Quand il n'y a pas d'hémorrhagie primitive et qu'on soupçonne pourtant une lésion artérielle, il faut établir entre la blessure et le cœur un point de compression de *précaution* et se tenir sur le qui vive, dans la crainte d'être assailli par une hémorrhagie secondaire qui serait d'autant plus funeste qu'on s'y attendrait moins et qu'on serait dans la pénurie de moyens hémostatiques préparés d'avance ; mais quand l'écoulement du sang artériel au-dehors avertit manifestement le chirurgien du danger que court son malade, il doit d'abord arrêter l'hémorrhagie par une compression bien faite, soit avec un garot, un compresseur, de la charpie et des bandes, en un mot, avec ce qui sera le plus à sa portée, car, en pareil cas, le moindre retard est préjudiciable, et sur le champ de bataille, il faut agir *tuto* et *cito*. Il attendra ensuite l'occasion la plus prochaine et la plus favorable pour pratiquer la ligature du vaisseau au-dessus du point blessé.

La lésion des artères et des veines renfermées dans les cavités splanchniques occasionne des accidents très graves ;

et contre lesquels l'art est bien souvent d'une nullité désespérante. Nous y reviendrons dans la seconde partie de notre travail à l'occasion des plaies de poitrine et de l'abdomen.

Dans la plupart des cas, on arrête avec assez de facilité l'écoulement de sang résultant de l'ouverture des veines des membres, en exerçant une compression modérée entre la blessure et les extrémités digitales de ces membres.

Il n'y a qu'un petit projectile, comme un plomb de chasse, qui soit susceptible de déterminer un anévrisme artérioso-veineux par la lésion simultanée d'une artère et d'une veine. Cette affection n'exige aucun traitement extemporané spécial sur le champ de bataille ou sur le lieu où elle est produite; elle n'a besoin que de soins consécutifs qu'on trouve consignés dans tous les auteurs.

§ VIII. — TRAITEMENT DES PLAIES D'ARMES A FEU, AVEC LÉSION DES NERFS.

Quand un filet nerveux a été incomplétement coupé ou contus, il n'y a qu'un seul moyen de faire cesser les douleurs, ordinairement très violentes, qu'éprouve le blessé : c'est d'en achever la section. Sans cela, on applique en vain toute la série des émolliens et des narcotiques.

Quand plusieurs filets nerveux d'un membre ont été coupés et qu'il en résulte le sphacèle de ce dernier. L'amputation est le seul moyen à employer pour sauver les jours du blessé.

Dans certaines circonstances une portion du système nerveux se trouve commotionnée, ébranlée, il en résulte un trouble dans les fonctions de ces nerfs se manifestant par des engourdissements, des paralysies même des organes qui en reçoivent leur influx nerveux. On voit souvent par exemple, à la suite des blessures des régions sus et sous claviculaires, axillaire, survenir des paralysies du membre supérieur correspondant, qui souvent sont très rebelles malgré l'emploi le mieux entendu de tous les moyens thérapeutiques voulus en pareil cas, qui sont, les frictions sèches, rendues plus tard excitantes, l'application d'un nombre variable de moxas sur le trajet des principaux filets nerveux du membre. Ces derniers agissent en excitant fortement, en réveillant pour ainsi dire la sensibilité endormie, et c'est à leur aide que le Baron Larrey rapporte avoir obtenu la guérison de certaines paralysies durant déjà depuis très longtemps, et qui semblaient devoir être incurables.

Quand un projectile a pénétré dans nos tissus, où il est demeuré après avoir contus ou déchiré une portion quelconque du système nerveux, il y entretient des accidents souvent fort graves qui ne cessent que lorsqu'on l'a extrait. Il faut donc s'occuper en première ligne de l'extraction de ce corps étranger, et si on ne peut parvenir à la pratiquer, se rejeter alors sur l'emploi des narcotiques, servant au moins à calmer les souffrances des malheureux blessés.

Nous reviendrons plus bas sur la lésion des nerfs considérée dans chaque région du corps en particulier.

§ IX. — TRAITEMENT DES PLAIES D'ARMES A FEU AVEC LÉSION DES VISCÈRES.

Nous avons vu plus haut que la gravité des blessures viscérales se déduit : 1° de l'importance des fonctions physiologiques que ces organes sont chargés de remplir, 2° des fréquents accidents inflammatoires qui les accompagnent 3°. de l'épanchement de substances irritantes qui à leur suite s'opère presque toujours dans l'intérieur des cavités séreuses si inflammables.

Les vues de la thérapeutique doivent donc se diriger

spécialement contre ces trois accidents, elles consistent dans un petit nombre d'indications fondamentales qu'on doit remplir dans tous les cas dès qu'on le peut. Ce sont : 1° l'emploi d'abondantes saignées locales et générales ; 2° l'extraction, si elle est possible, des corps étrangers consistant ordinairement en épanchement sanguin, bilieux, stercoral, urinaire, 3° et enfin l'usage des moyens aptes à empêcher la continuation de cet épanchement, comme l'entéroraphie dans une plaie intestinale, la gastroraphie dans celle de l'estomac, l'introduction d'une sonde dans l'urètre, dans les lésions de la poche urinaire.

Outre ces corps étrangers provenant des viscères lésés, il en est d'autres qui sont produits par les parois des cavités viscérales, comme les esquilles des os du crâne, des côtes, dans les plaies de tête et dans celles de poitrine. Il est évident qu'il n'y a pour ces derniers aussi qu'une seule indication principale, celle de l'extraction.

Ayant à examiner plus en détail dans la seconde partie de ce travail, les plaies de chaque viscère en particulier, et leur traitement, il est inutile d'y insister plus long-temps dans ce chapitre.

§ X. — TRAITEMENT DES PLAIES D'ARMES A FEU, COMPLIQUÉES DE COMMOTION ET DE STUPEUR.

La commotion et la stupeur sont deux accidents des plaies d'armes à feu qui n'exigent aucun traitement spécial, et se dissipent d'eux mêmes quand ils proviennent d'une cause qui ne les a pas développés à un dégré très élevé. Dans ce cas, ils ne constituent pour ainsi dire pas des accidents à proprement parler, et sont des complications habituelles de presque toutes les blessures. Chacun sait en effet, que la moindre contusion à la tête est suivie de vertiges, d'éblouissements, et que tout blessé éprouve, lors de son accident, un petit moment de commotion, de stupeur, qui se dissipe promptement, et qui dans certaines circonstances, est aussi rapide que la pensée.

Mais, quand la commotion a été plus violente, quand elle a anéanti pendant un certain temps les fonctions d'un organe; elle constitue une complication véritablement grave contre laquelle il faut diriger des moyens capables d'exciter l'organe commotionné, et de lui faire reprendre ses fonctions. Quand c'est le cerveau qui est commotionné on y parvient par les frictions sèches à l'extérieur, par l'application de sinapismes aux extrémités inférieures en mettant en contact avec la muqueuse nasale des vapeurs irritantes, puis, quand l'organe sort de l'espèce de sommeil dans lequel il était plongé, il survient ordinairement une réaction variant de force selon le degré de la commotion, réaction qui nécessite l'emploi d'une ou plusieurs saignées générales. Au sujet de la commotion cérébrale; il est bon de recommander aux praticiens la plus scrupuleuse attention pendant quelques jours, à l'égard de leurs malades commotionnés, car souvent on voit arriver quatre, cinq, six, ou huit jours après l'accident, une inflammation cérébrale, qui serait d'autant plus dangereuse qu'on ne se serait pas attendu à son apparition, et qu'on n'aurait enrayé son développement latent par aucune médication.

La stupeur a aussi comme la commotion sa période de réaction. Le chirurgien doit appeler cette dernière, et savoir la modérer lorsqu'elle est arrivée.

On peut profiter de la période d'anéantissement, quand toute fois elle n'est pas profonde, pour pratiquer les différentes opérations chirurgicales que nécessite la blessure, car malgré l'opinion de quelques auteurs, je crois que ce moment doit être choisi de préférence, d'abord parce que le blessé ressent moins de douleurs à la suite des manœuvres auxquelles se livre le chirurgien, et ensuite parce que ce dernier n'aura jamais la certitude de l'instant ou il sera maître d'opérer, s'il est obligé d'attendre la cessation de la stupeur qui n'arrivera peut-être qu'après vingt quatre ou quarante huit heures, et sera immédiatement remplacée par une réaction contre indiquant tout aussi bien qu'elle toute manœuvre opératoire.

Quand la stupeur se termine par la gangrène de la partie blessée, il est urgent de pratiquer l'ablation de cette dernière, dès que les circonstances le permettent.

§XI. — TRAITEMENT DES PLAIES D'ARMES A FEU, COMPLIQUÉES DE DOULEURS.

La douleur qui accompagne immédiatement toute plaie d'arme à feu, est trop fugitive pour qu'on puisse diriger contre elle des moyens thérapeuthiques. L'art n'a de prise que sur la douleur de réaction, sur celle qui se développe plus ou moins longtemps après l'accident, et qui est produite par des causes très variables. On conçoit que le traitement le plus logique à opposer à la douleur, sera celui qu'on dirigera contre la cause qui lui donne naissance. Ainsi : un blessé dont les chairs d'un membre seront piquées par les esquilles d'une fracture comminutive, sera délivré de ses douleurs immédiatement après l'extraction de ces pièces osseuses. Celui à qui une balle aura contus ou déchiré à moitié un filet nerveux, sera soulagé dès qu'on aura achevé la section de cette branche nerveuse. Enfin, celui qui éprouvera les douleurs si violentes de l'étranglement, cessera de se plaindre, dès qu'on aura permis au gonflement de se développer en pratiquant des incisions convenables.

§ XII. — TRAITEMENT DES PLAIES D'ARMES A FEU, COMPLIQUÉES D'ÉTRANGLEMENT.

L'étranglement a son moyen thérapeutique chirurgical, spécifique, c'est le débridement, qui consiste, comme nous l'avons déjà dit en un nombre plus ou moins considérable d'incisions variant de longeur et de profondeur, suivant le volume de la partie ou siège l'étranglement. Ces incisions permettent aux tissus enflammés de se gonfler à leur aise, et au chirurgien d'extraire avec facilité les corps étrangers que la plaie peut renfermer. Le débridement pratiqué à temps calme les douleurs des blessés, et imprime à la lésion traumatique une marche favorable, mais s'il est fait trop tard, alors que la suppuration a déjà eu le temps de fuser au loin dans les interstices musculaires, on doit se méfier de l'abondance du pus, qui affaiblit le malade, l'expose à la résorption purulente, au marasme, et peut dans bien des cas faire repentir le chirurgien de n'avoir pas opéré plus promptement.

§ XIII. — TRAITEMENT DES PLAIES D'ARMES A FEU, COMPLIQUÉES DE CORPS ÉTRANGERS.

Tous les chirurgiens sont d'un accord unanime sur la nécessité d'extraire les corps étrangers, qu'on peut regarder comme de véritables ennemis enfermés dans notre organisation, y développant une foule d'accidents très graves, et s'opposant à la cicatrisation de la moindre blessure tant qu'on n'en pratique pas l'extraction. Il est des cas cependant où le séjour d'un corps étranger dans l'économie cause moins d'accidents que ceux qui suivraient son extraction, alors il convient de l'y laisser, d'après le conseil de plusieurs auteurs recommandables. Mais ces cas ne constituant qu'une très rare exception. occupons nous de la règle générale.

« ..... Beaucoup de praticiens, dit M. Laroche, ont été trop prodigues d'incisions. Je suis loin cependant de blâmer une certaine hardiesse lorsqu'on est à la recherche d'un corps étranger. Une incision qui procure la sortie d'un corps étranger n'a jamais été reprochée, car, qui ne connaît la douce joie d'un blessé, lorsque l'homme de l'art lui met sous les yeux la balle auteur de tous ses maux; cette vue seule le console, sa joie se manifeste aussitôt, et dès lors il ne doute plus de son retour à la santé. Cet état exerce l'influence la plus heureuse sur sa guérison, il en éprouve de nouvelles forces, et date, pour ainsi dire, sa convalescence de ce moment. Dans le cas contraire, des pressentiments sinistres s'emparent de lui, il se croit perdu sans ressource. Il est donc de la plus haute importance de réussir dans cette extraction » (*Relation des événements de Lyon*, pag. 33).

Ces lignes sont pleines de vérité, et on voit se réaliser chaque jour dans les hôpitaux les faits qu'elles contiennent. Qui n'a souvent vu, en effet, un calculeux disputer au chirurgien, qui l'a opéré, la pierre que ce dernier vient de lui extraire de la vessie? Qui n'a vu un homme à qui l'on a enlevé des esquilles, les ramasser soigneusement, les plier dans un linge, et les conserver précieusement comme une espèce de relique, qui lui rappelle les souffrances qu'il a endurées, et qui lui fait apprécier le bonheur qu'il éprouve à en être débarrassé... L'extraction des corps étrangers est donc une indication indispensable et naturelle; examinons maintenant quelle est l'époque à laquelle on doit la pratiquer.

D'après les accidents que nous leur avons vu produire, lorsqu'on les laisse renfermés au milieu des tissus, il est évident que plus vite on peut les extraire, mieux cela vaut. Mais souvent on n'est pas maître d'agir selon que les indications le comportent, et on se trouve dans telle ou telle circonstance qui, obligeant de retarder l'opération dont il s'agit, donnent le temps à des accidents plus ou moins graves de se développer.

Quand on se trouve dans une ville assiégée, ou les ambulances, situées près des remparts, sont approvisionnées de tous les secours nécessaires, on peut immédiatement pratiquer cette extraction, mais sur le champ de bataille, ou l'on est souvent obligé de panser les blessés avec une grande promptitude pour les soustraire aux coups de l'ennemi, qui vous attaque vigoureusement; il est impossible de se livrer aux manœuvres, la plupart du temps longues et délicates, que nécessite l'extraction des corps étrangers. Aussi ne conçois-je pas trop l'utopie suivante, formulée par un chirurgien aussi expérimenté que Percy : « ... Dans les siéges, dit-il, on enlève de suite les corps étrangers, il n'en est pas de même dans les batailles ; on s'en tient généralement à l'application d'un simple appareil ; ne vaudrait-il pas mieux d'abord faire les incisions requises et débarrasser les plaies de leurs corps étrangers?... (*Manuel du chirurgien d'armée*, pag. 71.) Sans doute il vaudrait mieux, mais quand on ne peut pas agir comme on le veut et comme on le doit, il faut se conformer à l'adage vulgaire : *contre la force pas de résistance.*

Ledran tient le même langage que Percy, dans ses *Réflexions tirées de la pratique des plaies d'armes à feu.* « .... La célérité à opérer les débridements et à extraire les esquilles est, dit-il, une chose très essentielle ; quand je dis célérité, je ne prétends pas dire se presser en opérant, mais se presser d'opérer ; ainsi donc, je ne puis approuver la plupart des chirurgiens d'armée qui, dès qu'un homme est blessé dans une bataille ou dans un siége, le pansent avec la charpie et l'eau-de-vie, sans faire autre chose jusqu'à ce qu'il ait été transporté dans un lieu de repos, et je dis qu'il faut avant ce premier pansement faire tout ce qui convient ; il est bien certain que le malade sera plus facile à transporter, après avoir remis et assujéti les os en leurs places, et même après l'amputation du membre si le fracas de l'os l'exige, qu'il ne l'est avec les fracas que j'ai supposés, lesquels dans les mouvements qui sont inséparables du transport, causent des tiraillements très douloureux et des convulsions. Souvent après le transport l'opération s'est trouvée impraticable, à cause du gonflement qui avait gagné la partie supérieure du membre » (pag. 66).

Toutes ces raisons sont sans doute excellentes, il est évident qu'il faut extraire, dès qu'on le peut, tous les corps étrangers qui sont à portée, et dont l'extraction facile peut être opérée en peu d'instants, mais il en est qui sont profondément enclavés dans nos tissus, et qui exigent des opérations trop longues et trop délicates pour être faites dans les premiers moments de l'accident, et sous le feu de l'ennemi.

Les corps étrangers peuvent être classés dans l'ordre suivant, pour ce qui a trait à la fréquence relative de la présence de leurs différentes espèces dans nos tissus : 1° les projectiles ; 2° les esquilles ; 3° les corps entraînés par les projectiles, comme les pièces de monnaie, les portions d'armes, de vêtements ; 4° les liquides provenant d'épanchements ; 5° les portions d'os nécrosés. — Je ne m'occuperai en détail, dans ce paragraphe, que de l'extraction des plus fréquents, c'est-à-dire des projectiles, me réservant, s'il y a lieu de faire, au sujet des autres de courtes réflexions spéciales.

Un précepte sur lequel les auteurs insistent beaucoup, au sujet de l'extraction des corps étrangers, est celui de la situation. Il consiste à faire placer le blessé, pendant qu'on se livre à la recherche du corps étranger, dans la même position qu'il avait au moment où il a reçu le coup de feu. « Les anciens, dit Percy en parlant de l'extraction des flèches, étaient si scrupuleux à observer ce précepte qu'un d'eux fit un jour remonter à cheval un guerrier qui venait de recevoir une flèche, pour mieux imiter la position dans laquelle il en avait été atteint » (pag. 59).

Si un projectile est plus près de la plaie par laquelle il est entré, que du côté opposé du membre, il faut l'extraire par la première voie, en ayant soin de faire refouler le côté du membre opposé à la blessure vers cette dernière, afin d'en rapprocher le projectile et de le rendre plus accessible aux instruments.

Une balle enfermée dans l'épaisseur d'un membre, ou d'une partie du corps quelconque, comme la cuisse, la fesse, peut quelquefois être très innocente, s'entourer d'un kyste isolateur, la séparant totalement des parties environnantes au milieu desquelles elle ne manifeste sa présence que par quelques douleurs survenant de temps en temps, et surtout lors des brusques changements de température. Dans d'autres circonstances, les projectiles changent de place, parcourent des trajets considérables et cela sans causer d'accidents. Il faut pourtant, malgré le peu de danger accompagnant dans la suite la présence de ces corps étrangers, en tenter l'extraction après la blessure, à l'aide d'incisions larges et profondes, qu'il ne faut pas hésiter un instant de pratiquer, car, d'après Percy, « .... L'art désavoue quiconque craint de les entreprendre » (pag. 149).

Quand un projectile est enclavé dans un os, il faut l'en extraire avec le tire-fond, instrument dont nous nous occuperons sous peu, et si on craint de le refouler dans une cavité splanchnique, comme la tête, la poitrine, on doit faire usage du trépan et soulever ensuite ce projectile de dedans en dehors avec un élévatoire.

Il est des auteurs qui défendent d'aller à la recherche d'une balle engagée dans une cavité splanchnique, de peur de donner naissance, par les investigations auxquelles on se livrerait, à des accidents inflammatoires très graves (Percy, Ledran). M. Baudens veut, au contraire, qu'on se livre à la recherche d'une balle tombée dans la cavité abdominale. Nous discuterons ces opinions dans la seconde partie de notre travail.

Quand les projectiles sont situés superficiellement, soit sous la peau, soit à une profondeur peu considérable dans le tissu musculaire, l'extraction en est facile, et peut se pratiquer avec un bistouri, des pinces à pansement et les doigts, instruments qui ne suffisent pas quand la balle est plus profonde. Il faut alors avoir recours à différents moyens d'extraction dont nous allons nous occuper quelques instants.

Presque tous les chirurgiens civils et militaires, qui ont écrit sur les plaies d'armes à feu, ont voulu être les inventeurs d'instruments nouveaux pour extraire les corps étrangers. Cette manie d'innover a singulièrement augmenté l'arsenal chirurgical, sans pour cela produire de meilleurs résultats, et comme cela arrive toujours on n'a conservé de tous ces instruments que ceux, ou, pour mieux dire, celui qui, bien que le plus simple, présente cependant le plus de perfection ; je veux parler du tire-balle de Percy. Je n'ai pas besoin de faire ici la description minutieuse de cet instrument, car elle se trouve consignée dans tous les Traités de plaies d'armes à feu, je dirai seulement que ce sont des pinces allongées, se décomposant en curette, en tire-fond, et en tire-balle, et qui, renfermant ainsi trois instruments en un seul, offrent au chirurgien militaire tous les avantages qu'il peut désirer.

On trouve dans Percy l'histoire de tous les moyens d'extraction imaginés pour enlever les corps étrangers, provenant non-seulement des armes à feu, mais encore d'autres sources, comme les flèches, les portions d'armes blanches, les grains de plomb lancés par les frondes, etc. Ces moyens sont très nombreux, et dans le principe ils furent beaucoup plus meurtriers que les corps qu'ils étaient destinés à extraire.

Percy parle d'abord de la tenaille extractive dont on se servait pendant les guerres du Péloponèse, et qu'on appellait *belulcum*.

Sous le règne d'Auguste, on imagina les becs de canne.

Du temps de Celse, on employait, pour faire l'extraction des grains de plomb et des pierres, que lançaient les fustibulateurs et les lithoballes, les doigts et les pinces pour les parties molles, et le trépan pour les parties osseuses.

Vinrent ensuite les prières : alors les chirurgiens, à deux genoux devant leurs blessés, imploraient le ciel avec beaucoup de sang-froid, et attendaient de lui les secours qu'ils ne pouvaient retirer de leur art. Voici, d'après Théodoric (lib. 1er, chap. 22), la formule bizarre d'une de leurs prières : « Il faut réciter à genou le *Pater* trois fois, prendre ensuite le corps étranger (flèche) avec les deux mains jointes et dire : Nicodème a retiré ainsi les clous des pieds et des mains de Notre-Seigneur. » Alors il viendra de lui-même. Que devaient devenir les blessures contre lesquelles on dirigeait une pareille thérapeuthique?

Plus tard, on vit apparaître l'asphonsinum, d'Alphonse Ferry qui était tellement persuadé des bons offices que rendrait son instrument, qu'il lui donna son nom.

Vinrent ensuite le stylet flexible de Léonard Botal, et une

foule d'élévatoires et de tire-fonds dont la description me mènerait trop loin. De nos jours, M. Baudens a imaginé un tire-fond-canule, à l'aide duquel il a extrait des corps étrangers à une profondeur considérable à laquelle ne pourrait arriver l'instrument de Percy.

Il est des détails sur lesquels il ne m'appartient pas d'insister ici, par la raison qu'on les trouve dans une foule d'auteurs, comme, par exemple, la manière de se servir des pinces, du tire-balle, du trépan; je serai du reste forcé de revenir sur ces différents points, en m'occupant spécialement de l'enlèvement des corps étrangers dans les différentes régions du corps

L'extraction des esquilles n'offre pas d'indication spéciale; leur forme et leur grandeur nécessitent cependant, dans certains cas, des incisions beaucoup plus grandes que celles qui suffisent pour donner passage à une balle, ou à tout autre corps étranger qu'on extrait de nos tissus. Les morceaux de drap, d'étoffes, en s'imbibant de sang et en se collant contre les parois du trajet de la blessure, demeurent quelquefois longtemps inaperçus et entretiennent des accidents qui ne cessent qu'après leur extraction.

En somme, les corps étrangers doivent être extraits dès qu'on le peut, et quand on ne peut y parvenir, on doit s'attacher à combattre énergiquement les divers symptômes plus ou moins graves auxquels leur présence peut donner lieu.

§ XIV. — TRAITEMENT DES PLAIES D'ARMES A FEU COMPLIQUÉES DE TÉTANOS.

Le traitement du tétanos survenu après une plaie d'arme à feu doit d'abord être dirigé contre la blessure. Si elle est le siége d'un étranglement, il ne faut pas épargner les débridements, et la couvrir ensuite de topiques émollients et narcotiques. Si elle recèle dans son intérieur un corps étranger dont la présence entretient les accidents, il faut user de tous les moyens possibles pour l'extraire. Quand une fois on s'est occupé des soins locaux, il faut recourir aux saignées générales abondantes, aux applications réitérées de sangsues et de ventouses scarifiées le long de la colonne vertébrale. Les saignées ont été pratiquées dans certains cas avec une abondance vraiment extraordinaire. Ainsi, M. Pelletier a tiré en peu de jours 14 ou 15 livres de sang à un tétanique, et M. Lisfranc a fait faire à un pareil malade huit saignées générales, et lui a fait appliquer 792 sangsues, soit le long du rachis, soit à l'épigastre.

On s'est ensuite servi contre cette terrible maladie d'une foule de moyens thérapeutiques dont je me contenterai de donner ici la liste, car l'inventeur de chacun d'eux prétend en avoir obtenu de grands succès ; et cependant, malgré cette prétendue richesse de la thérapeutique, la mort est la terminaison la plus fréquente de cette grave affection. Ces moyens sont : 1° les diaphorétiques (eau de sureau, ammoniaque liquide) ; 2° l'opium à très hautes doses à des intervalles rapprochés ; 3° le musc ; 4° les bains tièdes ; 5° les bains froids ; 6° les frictions mercurielles le long du rachis ; 7° enfin le baron Larrey recommande de faire l'amputation du membre quand le tétanos commence par lui, et il appuie son opinion sur plusieurs cas de guérison. Quelques officiers de santé militaire partagent aussi l'opinion du baron Larrey à cet égard : ainsi, M. Hutin rapporte, dans sa relation chirurgicale de la prise de Constantine, deux observations de tétanos qui cessèrent immédiatement dès qu'il eut pratiqué l'amputation des deux membres blessés. Dans la première de ces observations, il s'agit d'un tétanos général survenu après une fracture comminutive au tiers inférieur de la cuisse ; et dans la seconde, d'un trismus qui se manifesta peu de jours après une fracture de l'astragale et du calcanéum.

L'émétique à haute dose paraît aussi jouir de quelque efficacité dans le traitement du tétanos ; car j'ai vu dans les salles de l'Hôtel-Dieu de Marseille un marin atteint de tétanos spontané, il est vrai, à qui l'on avait fait trois saignées générales abondantes sans qu'il ressentît d'amélioration notable, se trouver subitement mieux et guérir au bout de huit ou dix jours, à la suite de l'administration de 75 grains d'émétique qu'on lui fit prendre pendant trois jours : 25 grains le matin, 25 à midi, et 25 dans la nuit.

Il faut éviter ensuite de placer les blessés atteints de tétanos dans des lieux bas, humides, exposés aux changements de température ; il faut, autant que possible, entretenir autour d'eux une chaleur douce et uniforme ; éviter de les faire voyager la nuit, et si malheureusement les circonstances de la guerre forcent à cette fâcheuse extrémité, les couvrir le mieux qu'on pourra avec leurs effets et des couvertures ; car nous avons été à même d'apprécier dans le second chapitre de ce travail, que le froid humide est une des causes qui produisent le plus habituellement le tétanos.

§ XV. — TRAITEMENT DES PLAIES D'ARMES A FEU, COMPLIQUÉES DE POURRITURE D'HOPITAL.

Le traitement de la pourriture d'hôpital consiste d'abord à éloigner le blessé du lieu où il a contracté le mal qui dévore sa plaie, à lui donner une alimentation tonique et à tâcher d'enrayer, par des topiques énergiques, la marche incessamment envahissante de cette gangrène humide.

Il faut éviter de panser les blessures des hommes qui ne sont pas atteints de pourriture d'hôpital avec les instruments dont on s'est servi pour panser les plaies atteintes de cette complication ; ou bien, si on ne peut faire autrement, il faut purifier ces instruments en les nettoyant avec beaucoup de soin, et en les passant au feu.

On a tour à tour employé une foule d'acides plus ou moins concentrés pour s'opposer au développement de la pourriture d'hôpital, le vinaigre, le suc de citrons, l'acide hydrochlorique, etc. Ces topiques, qui peuvent suffire quand la maladie est légère, sont d'un effet nul dans le cas contraire. On a conseillé ensuite les pansements avec la poudre de charbon, de quinquina, avec le chlorure d'oxyde de sodium ; mais, en général, ces moyens thérapeutiques ont trop peu d'énergie, et l'on se voit obligé, le plus souvent, d'en employer un plus douloureux, mais plus puissent, le cautère actuel.

Dans certains cas, on est obligé d'en venir trois, quatre, six fois et plus à l'application du feu avant que la plaie soit redevenue vermeille et de bonne nature. J'ai été à même d'observer la pourriture d'hôpital plusieurs fois, et rarement j'ai vu une seule cautérisation arrêter le développement de cette terrible complication des blessures.

§ XVI. — TRAITEMENT DES PLAIES D'ARMES A FEU COMPLIQUÉES D'ABCÈS VISCÉRAUX.

La thérapeutique est d'une nullité désespérante contre cette fréquente complication des lésions traumatiques. Son invasion, quelquefois si brusque, sa marche si rapide, son siége se trouvant hors de la portée des sens, et enfin l'ignorance dans laquelle nous sommes de la manière dont agissent les causes qui la produisent, en font une affection de nature essentiellement protéiforme contre laquelle on ne peut ordinairement diriger qu'un traitement purement moral.

§ XVII. — TRAITEMENT DES PLAIES D'ARMES A FEU, COMPLIQUÉES D'ÉRYSIPÈLE.

Le traitement de l'érysipèle est général ou local. Le premier consiste en un régime doux et sévère, en boissons délayantes et en saignées générales plus ou moins abondantes et répétées.

Le traitement local varie ordinairement selon le lieu occupé par la maladie, et en second lieu selon son étendue. Ainsi, quelques fomentations émollientes et le repos suffisent, dans certains cas, pour dissiper l'érysipèle superficiel d'un membre, tandis que la thérapeutique doit être plus énergique, si la maladie a son siége plus profondément ou sur une région importante, comme la tête. Dans un cas semblable, il faut s'opposer à tout prix à la propagation de l'inflammation des couches superficielles aux couches profondes ou vers les viscères, sous peine de voir arriver en peu de temps des suppurations très abondantes, des symptômes d'étranglement, et enfin l'inflammation des organes situés dans les cavités splanchniques. Nous nous sommes déjà occupés, dans d'autres chapitres, de tous ces accidents et des moyens d'y remédier; nous n'y reviendrons pas ici, et nous nous contenterons d'indiquer que les moyens les plus vantés pour enrayer l'inflammation érysipélateuse sont les bains, les larges vésicatoires, les frictions mercurielles, et enfin le feu, que M. Baudens place en tête de tous, et regarde comme un moyen héroïque à l'aide duquel il a obtenu de très beaux succès.

§ XVIII. — TRAITEMENT DES PLAIES D'ARMES A FEU COMPLIQUÉES D'HÉMORRHAGIE.

Les anciens chirurgiens, qui ne faisaient pas la ligature des vaisseaux artériels et se servaient, lorsqu'ils pratiquaient l'amputation des membres, de couteaux rougis au feu, produisaient, par une cause différente, il est vrai, à peu près les mêmes effets que ceux qui résultent de l'action de nos projectiles de guerre. En effet, il se formait une escarre à l'extrémité des vaisseaux ouverts, laquelle arrêtait provisoirement l'écoulement de sang, qui se renouvelait au bout de sept, huit, dix jours, en un mot, lors de la chute de l'escarre. Des procédés plus sûrs sont aujourd'hui acquis à la science, et nous pouvons combattre victorieusement l'hémorrhagie qui constitue une des complications les plus terribles des lésions traumatiques.

Toutes les fois qu'une artère volumineuse est ouverte, l'indication la plus naturelle est d'arrêter momentanément le sang à l'aide d'une compression provisoire faite avec la main ou un instrument, jusqu'à ce qu'on puisse l'arrêter définitivement par la ligature. La compression faite avec la main doit se pratiquer entre la blessure et le cœur, sur un point où le vaisseau artériel est en contact avec un os contre lequel on pourra facilement l'applatir. Pour toutes les lésions artérielles du membre inférieur, on doit préférer la compression de la crurale sur la branche horizontale du pubis, et pour celles du membre supérieur, on devra de préférence comprimer la brachiale au tiers supérieur du bras contre la face interne de l'humérus.

La compression faite à l'aide des doigts exige beaucoup d'habitude et d'attention de la part de celui qui la pratique, surtout lorsqu'elle doit durer pendant un temps assez long. En effet, lorsqu'on est chargé de comprimer une artère volumineuse et qu'on n'a pas l'habitude de cette importante manœuvre chirurgicale, on est tout d'abord porté à faire de grands efforts de pression, qui, fatiguant bientôt les doigts, font que souvent on ne sent plus le vaisseau qui échappe à leur action et fournit du sang par la plaie.

La compression peut s'exercer ensuite à l'aide de divers instruments, la pelotte, le tourniquet, le garrot; mais il faut recourir à la ligature dès que les circonstances le permettent, et ne compter sur la compression que faute de mieux.

La ligature employée par les anciens, comme le démontrent péremptoirement les annales de la chirurgie, a été réhabilitée par le grand Ambroise Paré. Elle peut se pratiquer sur les deux bouts de l'artère lésée, ou bien entre le cœur et la blessure à un point plus ou moins éloigné de cette dernière.

Il est rare qu'on puisse lier les deux bouts d'une artère divisée par un projectile de guerre. L'étroitesse de la blessure, sa couleur noirâtre permettent rarement de voir les organes blessés contenus dans son intérieur, tandis que, dans une large plaie par instrument tranchant, dont les lèvres sont très écartées, on peut plus facilement exécuter l'opération dont nous parlons.

La ligature est ou médiate ou immédiate. La première comprend avec l'artère une quantité plus ou moins grande des parties qui l'entourent, tandis que la seconde n'étreint absolument que le tube artériel. Il est bien entendu que cette division ne s'applique qu'à la ligature pratiquée sur les lèvres d'une plaie.

Quand on se décide à la ligature entre le cœur et la blessure, il est deux points, l'un pour le membre inférieur et l'autre pour le membre supérieur, qui doivent être préférés pour aller à la recherche du vaisseau. Ainsi, on liera la crurale à trois travers de doigt au-dessous du ligament de Fallope dans le triangle dont la base est fermée par ce ligament, le côté interne par le premier adducteur, et le côté externe par le bord interne du couturier. Ce triangle est presque isocèle, et l'artère peut être considérée comme la perpen diculaire abaissée de son sommet sur le mileu de sa base.

On liera l'humérale le long du bord interne du biceps dans presque tout son trajet, enfin toutes les artères du tronc et des membres exigent des procédés particuliers de ligature qu'il ne m'appartient pas d'indiquer ici. Je ne décrirai pas non plus la manière de pratiquer l'opération de la ligature, les instruments qu'elle nécessite, la manière d'agir de la ligature sur le tissu artériel ; je renvois pour cela aux auteurs....

Une discussion très vive s'est engagée entre les auteurs pour savoir si on devait employer des ligatures fines, ou grosses; quelle était la nature de la substance dont on devait composer ces ligatures? Elles ont tour à tour été faites : 1° de substances faciles à absorber (la peau de daim, la soie, le boyau de chât) ; 2° de matières animales (les filets nerveux, les fibres de tendon, les lanières de peau de mouton) ; 3° de matières métalliques (l'or, l'argent, le platine). Je n'embrasserai pas cette discussion qui me mènerait trop loin, et je me bornerai à conseiller la ligature plus ou moins épaisse de fil ciré, que j'ai vu employer, et que j'ai employée avec succès dans tous les cas.

On a aussi imaginé d'autres procédés pour arrêter le sang qui s'échappe des bouts d'une artère ouverte. Ils sont tous fondés sur les propriétés des diverses tuniques artérielles, ce sont : 1° la torsion, 2° le refoulement, qu'on doit à M. Amussat.

On conçoit que de surveillance exigera un blessé à qui on aura fait la ligature d'un gros vaisseau et combien on devra se tenir en garde contre les hémorrhagies consécutives survenant quelquefois malgré l'emploi de ce puissant moyen.

Les hémorrhagies des grosses veines des membres se

traitent ordinairement par la compression, il est rare qu'on soit obligé d'en venir à la ligature ; mais si la veine ouverte est dans une cavité splanchnique le cas est ordinairement au dessus des ressources de l'art. . . . . . .

. . . .

. . . .

Je crois avoir terminé tout ce qui se rapporte au traitement des blessures par armes à feu considérées d'une manière générale. Il sera urgent pendant toute la durée de ce traitement d'éloigner des blessés toutes les circonstances morales, capables d'agir sur eux d'une manière fâcheuse ; d'éviter qu'ils éprouvent de trop vives émotions, de supprimer les visites de parents, d'amis etc. Si les circonstances forcent le chirurgien à priver un ou plusieurs de ses blessés d'un de leurs membres, ou à leur faire subir une grave opération quelconque, il devra gagner leur confiance ; les persuader que la sollicitude du gouvernement veillera sur eux, et qu'ils pourront voir un jour briller sur leur poitrine la croix des braves.

SECONDE PARTIE

Des blessures par armes à feu considérées dans les différentes régions du corps.

Après être entré dans tous les détails que demande la question des plaies d'armes à feu considérées d'une manière générale, nous allons, comme nous l'avons annoncé dans notre introduction, appliquer les notions générales que nous venons d'exposer à ces mêmes plaies considérées dans chaque région du corps en particulier. Nous étudierons successivement les plaies de tête, de la face, du cou, de poitrine, de l'abdomen et enfin des membres. Nous verrons que les plaies des cavités splanchniques sont toutes très dangereuses, à cause de l'importance des organes qu'elles renferment, et du trouble immense qui doit nécessairement résulter de la suspension, de la perversion, ou enfin de la cessation complète des fonctions que ces organes sont destinés à remplir... Enfin notre travail sera terminé par un chapitre dans lequel nous indiquerons : 1° le pansement extemporané qu'on doit appliquer aux diverses plaies d'armes à feu, sur le champ de bataille ; 2° la manière la plus convenable de relever les blessés et de les transporter sans trop de secousses pendant les trajets longs et pénibles qu'ils sont obligés de faire, dans certaines circonstances forcées.

CHAPITRE PREMIER.

BLESSURES DU CRANE.

Les plaies de tête, comprenant naturellement celles du crâne et celles de la face, seront l'objet de deux chapitres particuliers, dans lesquels nous les étudierons dans tous leurs détails, et avec toutes les complications qui peuvent les accompagner.

Les projectiles de guerre de toutes les formes et de toutes les dimensions atteignent indistinctement le crâne; les balles sont ceux dont a le plus souvent à combattre les effets. Les boulets y font des blessures beaucoup plus rares, mais en revanche terribles et presque toujours irrévocablement mortelles. Les téguments du crâne, les os qui entrent dans la composition de cette boîte protectrice du cerveau, les membranes d'enveloppe de ce viscère, et enfin ce viscère lui-même peuvent être atteints par les projectiles lancés par la poudre à canon. Ces derniers organes sont lésés isolément, ou bien deux à deux, trois à trois, etc. : ainsi la peau peut être contusionnée, ou même déchirée par une balle à la fin de sa course, ou arrivant obliquement sur elle sans qu'il existe la moindre altération au tissu osseux. Une lésion organique du cerveau, au contraire, suppose nécessairement une lésion préalable du tissu osseux et du tissu tégumentaire. Nous allons examiner les effets des projectiles sur ces différents tissus, en suivant leur ordre de superposition.

§ I. — LÉSIONS DES TÉGUMENTS.

Il est rare qu'une balle se contente de produire une simple contusion des téguments du crâne. Cela n'arrive que lorsqu'elle est tout à fait à la fin de sa course, ou bien lorsqu'elle a rencontré dans son trajet un ou plusieurs corps étrangers résistants, contre lesquels elle a frappé et qui lui ont enlevé une grande partie de sa force d'impulsion. N'ayant pas assez de force alors pour percer la peau qui se laisse déprimer, et a plus forte raison les os sous-jacents, elle rompt les petits vaisseaux contenus dans l'épaisseur des téguments crâniens et donne lieu à la formation d'une bosse sanguine ou d'un décollement plus ou moins étendu.

La bosse sanguine offre des caractères qui ont été signalés par tous les auteurs. Quand elle est peu volumineuse, elle est également dure et rénittente sur toute sa surface : alors elle disparaît assez facilement par l'absorption du sang épanché, sans causer d'autres accidents qu'un peu de gêne et un sentiment de tension dans la partie du crâne où elle siége. Il suffit pour aider sa résolution d'employer une légère compression et quelques lotions froides résolutives. Mais quand le sang qui forme la bosse sanguine s'échappe d'un tube artériel un peu volumineux, elle est dure et résistante sur toute sa surface, excepté à son sommet où elle est fluctuante et cède à la pression des doigts. Cette circonstance importante est signalée par presque tous les auteurs, comme une cause d'erreur pouvant faire croire à un enfoncement des os du crâne vers le cerveau, tandis que le doigt ne s'enfonce que dans le centre de la bosse sanguine, entretenu liquide ordinairement au point correspondant à la lésion du vaisseau, où l'on perçoit, dans certains cas, des battements, des pulsations artérielles.

J.-L. Petit, en particulier, appelle l'attention des chirurgiens sur cette difficulté de diagnostic, surtout lorsqu'il existe des pulsations artérielles dans la bosse sanguine.

La bosse sanguine volumineuse ne se résout pas aussi facilement que nous avons vu qu'elle le faisait quand elle était légère. Quelquefois elle donne lieu à des accidents du côté du cerveau, à une suppuration plus ou moins abondante; nécessite des incisions assez larges au cuir chevelu pour donner issue au sang épanché ou au pus, et l'emploi d'une ou de plusieurs saignées générales.

Le projectile peut non seulement rompre les vaisseaux contenus dans le derme chevelu, mais encore ceux qui rampent entre la calotte aponévrotique épicrânienne et la surface externe du crâne. Le sang, trouvant alors au dessus de lui un obstacle à son accumulation en un seul point, détruit au loin les mailles lâches du tissu cellulaire sous-aponévrotique. et, au lieu de constituer une tumeur plus ou moins proéminente, forme une calotte d'une ou plusieurs lignes d'épaisseur exactement moulée sur la surface externe du crâne. Cette résistance résultant de la tension aponévrotique fait éprouver au blessé des douleurs plus violentes que lorsque la bosse sanguine a la liberté entière de se développer. Aussi voit-on quelquefois, dans ce cas, survenir des accidents généraux, tels que fièvre, céphalalgie intense, quelquefois délire; et si on ne donne issue au sang épanché par des incisions convenables, sa présence sera une cause d'irritation continuelle, qui pourra, par sa propagation jusqu'au cerveau, doubler la gravité du cas.

Si la contusion a décolé le périoste épicrânien et déterminé un épanchement sous-périostique, il faut non seulement redouter les accidents dont nous venons de parler, mais encore la nécrose consécutive et plus ou moins étendue des os du crâne, dont nous allons nous occuper un peu plus bas.

Dans l'immense majorité des cas, les projectiles arrivent à la surface du crâne avec une force suffisante pour produire une plaie aux téguments. S'ils tombent perpendiculairement à un point de la surface du crâne, ils blessen non seulement ces téguments, mais encore ils fracturent la boîte osseuse, et dès lors la plaie tégumentaire devient tout à fait secondaire, et les soins de l'art doivent être spécialement dirigés vers la fracture du crâne.

Nous avons vu plus haut, en nous occupant des diff é rentes directions que nos tissus impriment aux projectiles lancés par la poudre à canon, comment il pouvait se faire qu'une balle frappât à la région frontale et sortît à la région occipitale sans avoir intéressé ni les os, ni le cerveau. De pareils exemples ne sont pas rares et autorisent les gens du monde à dire, sans connaissance de cause, que M. un tel de leurs amis, ou qu'eux-mêmes ont eu le cerveau traversé par une balle, et qu'ils doivent leur guérison à un miracle... Aux yeux du chirurgien, rien n'est plus naturel et plus explicable que ce prétendu miracle.

Les balles ne parcourent quelquefois, entre les os et la peau, que des trajets d'un ou plusieurs pouces. Alors les deux ouvertures d'entrée et de sortie étant assez rapprochées l'une de l'autre, on peut détruire le pont cutané qui les sépare, et en simplifiant ainsi la plaie, hâter singulièrement sa cicatrisation. Mais dans le cas, par exemple, où la tête est sillonnée du front à l'occiput, on ne peut raisonnablement inciser en entier l'espèce de canal creusé par le projectile. Les auteurs recommandent alors de faire, de distance en distance, des incisions le long du trajet de ce canal, pour s'opposer la stagnation de la suppuration, que la disposition de la plaie rendrait facile, et pour hâter ainsi la cicatrisation.

Quand un projectile donne lieu à une plaie à lambeau, après l'avoir débarrassée de tous les corps étrangers qu'elle peut contenir, le sang, la boue, les cheveux, et y avoir pratiqué les débridements convenables, il faut en affronter les lèvres à l'aide des agglutinatifs ou de la suture, bien qu'on sache que, presque sûrement, la suppuration arrivera. En agissant de la sorte, on peut espérer d'obtenir la réunion immédiate sinon de la totalité, au moins d'une partie de la plaie, et si on parvient à cet heureux résultat, c'est toujours tant de gagné pour la rapidité de la guérison. Si le lambeau est volumineux, et si sa base est inférieure, on peut suivre le conseil de J. L. Petit, c'est-à-dire traverser cette base avec la lame d'un bistouri, et donner lieu ainsi à une ouverture par laquelle pourra s'échapper la suppuration. Lorsqu'on est appelé à traiter une plaie de cette nature, il faut s'assurer à chaque pansement que les matières purulentes ne s'accumulent pas sous le lambeau, et n'occasionnent pas de décollements.

Les vaisseaux contenus dans l'épaisseur des téguments du crâne fournissent rarement une hémorrhagie inquiétante à la suite des plaies d'armes à feu. L'action de la balle produit une escarre à leurs extrémités divisées, et comme ils sont d'un petit volume, cette dernière suffit primitivement pour triompher de l'impulsion que le sang artériel possède dans leur calibre. Si toutefois une hémorrhagie secondaire venait à se déclarer, on en viendrait facilement maître à l'aide de la compression, si facile à exercer contre les parois du crâne.

« Les plaies qui intéressent le crâne, dit Ledran, sont toutes de grande conséquence, quoique souvent elles paraissent petites. » dit Ledran dans ses Réflexions, tirées de la pratique des plaies d'armes à feu, p. 150.

Souvent, en effet, à la suite d'une simple contusion tégumentaire occasionnée par une balle, on voit survenir des accidents, que ne justifie nullement l'étendue de la blessure, qui se propagent de couche en couche, de dehors en dedans, arrivent jusqu'au cerveau, et occasionnent la mort du blessé.

L'érysipèle est une des complications des blessures du cuir chevelu, dont il faut le plus se méfier, non-seulement parce qu'il peut déterminer une encéphalite consécutive, mais encore parce qu'il peut amener ce résultat en très peu de temps. Voici la marche ordinaire de cette affection : quatre ou cinq jours après la blessure, et quelquefois avant, surtout si on n'a pas débridé la plaie, on voit survenir un gonflement plus ou moins considérable des téguments crâniens, qui sont d'une excessive sensibilité, puisque le contact seul des cheveux est douloureux Ce gonflement augmente rapidement d'intensité, envahit toute la calotte épicrânienne, et peut se propager à la face. La fièvre se déclare brusquement, ou augmente si elle existait déjà, en un mot, on voit se développer successivement tous les symptômes d'un érysipèle phlegmoneux des plus graves; si le projectile n'a atteint que la peau et le tissu cellulaire sous-cutané, le gonflement se développera plus facilement, et l'inflammation aura moins de chance de propagation vers le cerveau que lorsque les tissus sous-aponévrotiques ont été déchirés ; car, dans ce cas, le gonflement du tissu cellulaire sous-aponévrotique enflammé sera bridé, et il résultera de cet étranglement 1° des douleurs plus violentes, 2° une congestion sanguine plus considérable, 3° et comme conséquence de ces deux phénomènes, le délire, et plus tard tous les symptômes annonçant la participation du cerveau, et de ses membranes, à l'état inflammatoire des organes, ses voisins. Quand la marche de la maladie est très prompte, cette dernière se termine ordinairement par la mort.

On doit, dès le début de l'érysipèle du cuir chevelu, faire de larges et fréquentes saignées, et ne pas épargner les incisions au cuir chevelu. Ce moyen permet aux tissus enflammés de se développer à leur aise, et à l'inflammation de marcher du dedans au dehors, au lieu de suivre la marche inverse, dont nous venons de constater les dangereuses suites.

Cet érysipèle, bien qu'arrêté dans sa marche, occasionne, dans certains cas, de graves accidents. Ainsi, il peut survenir une hémorrhagie veineuse ou artérielle produite par l'érosion d'un des vaisseaux contenus dans l'épaisseur des téguments du crâne. D'autres fois, les os du crâne, dénudés largement par la suppuration, sont frappés de nécrose nécessairement suivie, en général du moins, de l'exfoliation de la pièce nécrosée. Si cette nécrose ne porte que sur la table externe de l'os, l'élimination pourra s'en faire sans danger; mais si, au contraire, elle porte sur les deux tables, elle s'effectuera plus lentement; la suppuration sera plus abondante, et l'inflammation éliminatoire pourra se propager jusqu'au cerveau.

En somme, le traitement des plaies d'armes à feu des téguments du crâne se borne à l'application d'un pansement simple; celles qui ne vont que jusqu'à l'aponévrose ne nécessitent pas impérieusement le débridement préventif, qu'on doit au contraire toujours pratiquer, si l'aponévrose a été contuse et déchirée inégalement. Dans le premier cas, cependant, le chirurgien se tiendra sur ses gardes, afin d'être prêt à pratiquer le débridement à la moindre apparence d'accident grave. On devra ensuite surveiller avec beaucoup de soin les blessés pendant les quatre ou cinq premiers jours après l'accident, et leur faire pratiquer une ou plusieurs saignées générales, s'il survient la moindre céphalalgie. En général, quand il s'agit de plaies à la tête, on doit s'habituer à une continuelle circonspection, car, ainsi que le font judicieusement remarquer, d'après Lombard, les rédacteurs des *Leçons orales de Dupuytren,* les contusions et les plaies de tête les plus légères en apparence sont souvent suivies de terribles accidents. Ainsi, le chanoine Boudret, officiant dans l'église métropolitaine de Besançon, ne se douta guère que le cierge, pesant environ une once, qui lui tomba sur la tête serait, peu de temps après, la cause de sa mort.

§ II. — Lésions des os.

Contusion. — Les os du crâne peuvent être contusionnés par les projectiles lancés par la poudre à canon, quand ceux-ci les atteignent à la fin de leur course, et ne sont par conséquent plus susceptibles d'y déterminer une solution de continuité. Dans le cas contraire, on y observe des fractures simples ou multiples pouvant siéger sur tous les points de la surface crânienne indistinctement, mais se montrant de préférence sur les parties latérales, antérieure et postérieure.

Quand l'os a été contusionné à travers les téguments, le périoste est détaché de la face externe du crâne, il se forme un épanchement de sang d'abord, puis de pus entre cette membrane nourricière de l'os, et l'os lui-même; cet épanchement intercepte la circulation entre ces deux organes, d'où résulte la nécrose, et plus tard l'exfoliation de l'os contus, qui peut porter, comme nous l'avons déjà dit plus haut, sur la table externe seule ou bien sur la table externe et sur l'interne toute à la fois

Jusqu'à présent nous avons vu tous les désordres qui résultent de la contusion des os siéger à l'extérieur, et n'avoir aucune action funeste sur le cerveau; mais quand celle-ci est plus forte, elle peut s'accompagner de commotion, de contusion cérébrale et consécutivement d'encéphalite, complication dont nous aurons à nous occuper plus bas en parlant des fractures. Il peut se faire en dernier lieu, que la cause contondante détache les membranes cérébrales de la surface interne des os du crâne, détermine la rupture de vaisseaux artériels ou veineux, et donne lieu par conséquent à un épanchement intra-crânien pouvant nécessiter dans certains cas l'application du trépan.

Le traitement de la contusion des os du crâne est fort simple; il consiste dans le premier cas, c'est-à-dire quand les téguments ne sont pas déchirés par la balle, à donner issue au sang, au pus épanché, et à laisser ensuite à la nature le soin de l'exfoliation. Si dans les premiers jours de la blessure on voit survenir de la céphalalgie et une tendance des accidents à marcher du dehors au dedans, on devra combattre cette tendance dangereuse par des saignées générales plus ou moins répétées et d'une abondance proportionnée à la constitution du blessé, par la diète, de légers purgatifs, etc... Si, au contraire, les téguments ont été ouverts par le projectile au moment de la blessure, on devra pratiquer les débridements nécessaires pour permettre au gonflement inflammatoire de se développer en liberté, surveiller avec soin les accidents primitifs, et comme dans les cas précédents, attendre avec patience que l'exfoliation s'accomplisse. Si, enfin, la paralysie, le coma, indiquaient un épanchement intra-crânien produit par la rupture des vaisseaux des méninges à la suite du décollement de ces membranes, on se conduirait comme nous indiquerons plus bas qu'il faut le faire à l'article *compression cérébrale*.

La nature travaille ordinairement à la régénération des pièces d'os nécrosées. Des bourgeons se développent au dessous de l'os ; ils agissent en poussant ce dernier du dedans au dehors, et quand il est tout à fait détaché de l'organisme et n'en fait plus partie, tout rentre dans l'état normal et la plaie des parties molles marche vers une prompte cicatrisation.

Fractures. — La simple solution de continuité d'un os, est en général une affection peu grave, et qui d'ordinaire arrive promptement à la guérison. Mais ce qui aggrave singulièrement les fractures, c'est que souvent elles sont accompagnées de plaies des vaisseaux, des nerfs, des viscères; en un mot, d'organes plus ou moins importants se trouvant dans le voisinage des os fracturés. Ainsi, bien certainement, la fracture du coronal, considérée en elle-même, n'est pas plus grave que celle de l'omoplate, de l'os des iles, qui, comme lui, sont des os plats offrant la même structure anatomique ; mais il est une circonstance qui double la gravité de cette fracture du coronal, et celle de tous les os du crâne en général, c'est le voisinage de l'encéphale dont les lésions sont si souvent mortelles.

Les instruments tranchants ou piquants portés avec violence à la surface des os du crâne peuvent y produire des fractures de différentes formes, telle que des fentes, des fissures plus ou moins étendues; s'ils sont mus avec rapidité et adresse, ils peuvent enlever nettement une portion plus ou moins considérable de la sphère osseuse crânienne avec ou sans lésion du cerveau. Les anciens ont assigné des noms bizarres à ces différentes espèces de fractures, ils les ont appelées, suivant les cas : *écopé*, *dicopé*, *acopé*, *aposkeparnismos*, etc... Les projectiles de guerre produisent ordinairement des fractures avec perte de substance aux os du crâne, formation d'un plus ou moins grand nombre d'esquilles, enfoncement de ces esquilles vers la cavité crânienne, compression du cerveau, souvent déchirure de la substance cérébrale, et après avoir donné lieu à une série de lésions si dangereuses, ils peuvent pénétrer dans le cerveau et désorganiser la substance de cet organe dans une plus ou moins grande étendue... On comprend aisément, à la suite de ce simple exposé, de quelle gravité sont les fractures que nous étudions en ce moment. Il est vrai que dans certains cas les projectiles se bornent à fracturer la table externe des os du crâne ; mais cet heureux hasard se montre si peu souvent, qu'on ne doit en parler que pour signaler sa rareté.

Les balles seront les projectiles dont nous étudierons spécialement les effets ; car, il est facile de comprendre qu'une bombe, qu'un boulet atteignant le crâne doivent y produire des résultats irrémédiables, tels que, fractures directes et indirectes énormes, lacération du cerveau, réduction en bouillie de la substance de cet organe, etc.

Il est rare qu'une fracture existe aux os du crâne sans qu'il y ait en même temps lésion aux téguments, de telle sorte qu'on peut dans la majorité des cas s'aider de la vue et du tact pour le diagnostic et l'application des moyens thérapeutiques ; cependant le fait de l'intégrité des téguments pouvant exister, et embarrasser le diagnostic, il est de notre devoir de le signaler ici.

Une balle arrivant sur le coronal ou sur tout autre os du crâne peut y produire trois lésions différentes : 1° une fracture plus ou moins étoilée au point de contact ; 2° cette fracture avec pénétration dans le cerveau ; 3° la fracture d'entrée, la lésion du cerveau, et une seconde fracture au point de sa sortie. Les fragments de la première fracture sont dirigés vers l'intérieur de la cavité crânienne, et ont par conséquent de la tendance à s'enfoncer vers la substance cérébrale ; tandis que les fragments de la seconde fracture, qui a ordinairement plus d'étendue, sont déjetés de dedans en dehors par la balle, et n'ont par conséquent aucune action délétère sur le cerveau. On retrouve ici l'application des lois physiques dont nous nous sommes occupés dans la première partie de ce travail, savoir : que l'ouverture d'entrée des projectiles est plus petite que l'ouverture de sortie.

Quand un projectile produit une simple fracture sans lésion du cerveau, ou même avec une lésion superficielle de ce viscère, le cas est susceptible de guérison. Quand, au contraire, il pénètre dans le cerveau et désorganise plus ou moins profondément la pulpe de cet organe, le blessé court un très grand péril et succombe 99 fois sur 100. Quand enfin il y a fracture d'entrée, désorganisation du cerveau et fracture de sortie, la mort est instantanée, et l'art est obligé de confesser son impuissance.

Les projectiles peuvent produire sur les os du crâne des fractures très remarquables : ainsi ils en brisent quelquefois la table externe sans blesser le diploé et la table interne. Dans d'autres cas au contraire, on dit qu'ils portent leur action seulement sur le diploé, et en dernier lieu, ce qui est plus remarquable encore, ils donnent lieu à des fractures de la table vitrée sans lésion apparente au dehors ; de telle sorte qu'au bout d'un temps plus ou moins long, il peut arriver de voir succomber rapidement des blessés porteurs de coups de feu à la tête, et qu'on n'a pas surveillés avec soin dans le principe, vu l'absence de toute lésion osseuse appréciable. On est ensuite fort étonné, à l'autopsie de ces blessés, de trouver la lame interne du frontal, des pariétaux, ou de l'occipital, brisée en un plus ou moins grand nombre d'esquilles comprimant le cerveau, et quelquefois même pénétrant dans sa substance. Il nous serait facile, en compulsant les annales de la science, de citer un assez grand nombre de faits se rapportant à ces trois catégories de fractures : un seul exemple nous suffira pour chacune d'elles. Ainsi M. Hutin rapporte, dans sa relation chirurgicale du siége de Constantine, le fait d'un soldat qui eut une fracture de la table externe du coronal sans l'interne, produite par une balle qui se divisa en deux fragments; le premier fut extrait sur le champ de bataille après le débridement des parties molles, le second le fut au bivouac, et au bout de 28 jours la guérison fut complète (p. 169).

La lésion du diploé peut avoir lieu, d'après M. Baudens, « quand, par suite d'un choc violent éprouvé par le crâne, les deux tables de ce dernier se sont rapprochées l'une de l'autre. » Je n'ai jamais observé moi-même cette lésion; je pense qu'elle est très rare, et je suis porté à croire que rarement le diploé peut être lésé, sans qu'il y ait au moins une contusion plus ou moins violente de la table externe du crâne. Enfin, nous emprunterons à Ambroise Paré notre exemple de fracture isolée de la table interne des os du crâne.

« Ce que (la fracture) j'ay veu advenir à un gentilhomme de la compagnie de M. d'Estapes, lequel fut blessé sous la brèche du château de Hedin, d'un coup d'arquebuse qu'il reçut sur l'os pariétal, ayant un habillement de teste, lequel la balle enfonça sans être rompu, ny pareillement le cuir, ny le crâne extérieurement, et le sixième jour mourut apoplectique : donc advint que pour l'envie que j'avais de cognoistre la cause de sa mort, je lui ouvris le crâne, auquel je trouvai la seconde table rompue, avec esquilles d'os qui étaient inserez dans la substance du cerveau, *encore que la première fust entière*, ce que pareillement atteste avoir veu et montré à MM. Chapelain, premier médecin du roi, et Chastelain, premier de la reine, à un gentilhomme qui fut blessé à l'assaut de Roué. » (10e livre, ch. 7, pag. 225, édit. 1652.)

Les fractures du crâne sont directes ou indirectes; celles-ci sont encore appelées par contre-coup. Les premières s'observent le plus souvent, et leur fréquence s'explique par la position apparente des parties latérales, antérieure et postérieure du crâne plus accessibles que la base aux projectiles de différente nature lancés par la poudre à canon. Les fractures de la base du crâne n'ont lieu ordinairement que lorsque le coup de feu a été tiré de haut en bas sur le sommet de la tête, ou de bas en haut, comme cela arrive chez les individus qui se suicident avec une arme à feu, dont ils placent le canon contre la voûte palatine, ou contre la région sus-hyoïdienne.

Les grandes fractures du crâne par contre-coup ne se montrent ordinairement que dans les cas de blessures produites par les gros projectiles, comme les boulets, les bombes, les pierres lancées par les mines, etc... En voici un exemple remarquable que j'ai déjà publié dans ma thèse pour le doctorat en 1840. Je l'ai observé en 1839 à l'Hôtel-Dieu de Marseille, chez un ouvrier mineur. Cet homme fut atteint à la tête par un fragment considérable de pierre lancé en l'air par l'explosion d'une mine, au moment où il retombait de très haut sur la surface du sol. Ce corps contondant produisit la mort instantanée de ce malheureux ouvrier, à l'autopsie duquel je trouvai les lésions suivantes : 1° fracture du coronal en quatre fragments; 2° fracture de l'apophyse zigomatique et de l'os de la pommette du côté droit, près de son union avec l'apophyse jugale du maxillaire supérieur; 3o fracture de la voûte orbitaire droite du coronal et du corps du sphénoïde; 4° fracture des deux pariétaux; 5° felure à la face antérieure du rocher droit; 6o enfoncement de la lame criblée de l'ethmoïde et fracture de l'apophyse Cristagalli; 7° broiement de la partie antérieure et supérieure de l'hémisphère cérébral droit; 8° et en dernier lieu, énorme lacération des méninges.... Que peuvent les ressources de l'art contre de pareils désordres?

Nous avons vu que, dans presque tous les cas de fracture des os du crâne par armes à feu, il y avait plaie aux téguments, et qu'il était par conséquent facile de se rendre compte de tous les désordres avec l'œil et le doigt. Mais comme nous savons que la balle peut avoir fracturé la table interne d'un os du crâne en laissant l'externe parfaitement intacte, quels sont les signes qui peuvent guider le praticien et le conduire au diagnostic précis de la lésion qu'il a à traiter?

La plupart des auteurs sont d'accord sur la nature des symptômes qui caractérisent les fractures douteuses des os du crâne; mais tous n'ont pas la même opinion sur la plus ou moins grande valeur de chacun de ces signes. Ainsi, on a dit qu'au moment de l'accident le malade percevait dans sa tête le son de pot cassé, qu'ensuite il portait automatiquement la main sur le point blessé : ces symptômes manquant, on a conseillé, pour s'assurer de l'existence ou de la non existence de la fracture, de faire mordre un linge au malade et de tirer fortement dessus pendant qu'il le serre entre ses dents. Alors, a-t-on dit, une vive douleur se fait ressentir au point blessé. Enfin, on a parlé de l'empâtement des parties molles au niveau de la fracture, des hémorrhagies par le nez, les oreilles, etc...

M. Bégin a discuté, avec beaucoup de justesse, la valeur de chacun de ces signes, dans les Mémoires de médecine et de chirurgie militaire. (T- 14, P- 12.) Voici comment il s'exprime à ce sujet : « ... Le bruit, semblable à celui d'un pot qui se casse, entendu par le malade à l'instant du coup, peut dépendre de toute autre cause que de la division des os du crâne. Les hémorrhagies par les yeux, le nez, les oreilles, attestent que la commotion a été assez violente pour rompre les vaisseaux délicats de ces parties, mais elles ne démontrent pas que les os du crâne doivent être nécessairement fracturés. Les douleurs continuelles que le malade ressent à un endroit de la tête, et qui l'engagent à y porter incessamment la main, peuvent dépendre aussi bien d'une violente contusion des parties molles que de la division des os. Il en est de même de la douleur qu'éprouve le sujet lorsqu'il serre quelque chose entre ses dents, et que l'on tire sur cet objet pendant qu'il est dans la bouche du malade ; enfin, l'empâtement des parties molles dans un point du crâne, les traces d'humidité laissées par elles sur des cataplasmes dont on recouvre la tête, sont autant de signes que l'expérience désavoue, et dont l'observation a fait depuis longtemps justice.... »

M. Vidal de Cassis dit à son tour, au sujet du bruit de pot cassé : « ... Le saisissement du malade, au moment de l'accident, l'empêche de percevoir le son de pot cassé, qui se produit, dit-on, au moment de la fracture. » Ces deux mots *dit-on* ne montrent-ils pas que l'auteur n'accorde aucune espèce de confiance à ce signe, et que, dans le cours de sa pratique, il n'a jamais été à même d'en constater l'existence. Enfin, je terminerai ces réflexions sur la valeur des signes des fractures du crâne douteuses, en citant l'opinion d'Ambroise Paré au sujet du linge placé entre les dents du blessé. Voici les propres paroles de cet auteur :

« Ce que toutesfois je n'ay sceu trouver par expérience iacoit que j'aye pansé plusieurs patiens qui avaient l'os fracturé. En suivant le précepte de Guidon, je leur ai fait serrer avec les dents une cordelette ou bien un mouchoir : neant moins sans laisser la tenir ferme, ils ne faisaient point semblant de se plaindre, ny de m'enseigner le lieu où l'os était rompu. A cause de quoi je ne puis bonnement assurer que cette raison de Guidon soit certaine, veu que je n'en ai rien trouvé par expérience... »

Les Raisons exposées par MM. Bégin et Vidal, ainsi que par Ambroise Paré, sont d'une excessive justesse et peuvent chaque jour être vérifiées dans la pratique des cliniques. Rien n'est plus difficile à diagnostiquer qu'une fracture sans lésion des parties molles correspondantes : aussi doit-on être très circonspect en pareil cas, s'entourer de conseils éclairés, n'entreprendre qu'à la dernière extrémité les manœuvres opératoires dangereuses, et ne prononcer positivement qu'il y a fracture que lorsqu'on est aidé par le sens de la vue, ou par le tact.

Le pronostic des fractures du crâne varie :

1° Selon le volume du projectile qui les produit : ainsi un boulet, un éclat de mine, un fragment volumineux d'obus, occasionnent ordinairement une blessure instantanément mortelle, ou qui le devient peu d'heures après;

2° Selon leur nombre, il est évident que si le crâne est fracturé en un seul endroit, la blessure sera plus simple et les accidents consécutifs moindres, que si le blessé est porteur de cinq ou six fractures;

3° Selon le lieu qu'elles occupent : les fractures de la base du crâne sont plus dangereuses que celles de la périphérie de cette boîte osseuse, car c'est à la base du cerveau que se trouve l'origine des filets nerveux crâniens, et avant d'arriver à la base du crâne, le projectile a dû traverser tout le cerveau s'il vient de haut en bas, et une foule d'organes importants s'il vient de bas en haut,

4° Selon leur état de simplicité ou de complication : une fracture, par exemple, qui aura été suivie d'une violente commotion cérébrale, qui sera accompagnée de lacération plus ou moins étendue de la substance du cerveau, exigera une surveillance plus active et un traitement plus énergique, que celui d'une simple fracture, avec ou sans esquilles, qui pourra guérir sans plus d'accidents que la solution de continuité de tout autre os du squelette.

Le traitement des fractures du crâne doit être aussi prompt et aussi énergique que les accidents qu'elles occasionnent sont rapides dans leur marche. On a malheureusement à se repentir, dans bien des cas, d'une trop longue expectation ; et alors que l'art offre encore des ressources, il faut savoir racheter, par une thérapeutique éclairée et hardie, les insuccès que son impuissance nous force si souvent de déplorer.

Après avoir dissipé les accidents primitifs qui accompagnent fort souvent les fractures du crâne, savoir la stupeur, la commotion cérébrale, etc., il faut s'occuper du traitement local. Si le projectile a respecté les téguments, et que le malade présente des symptômes de nature à faire croire à la présence d'une esquille comprimant le cerveau, il faut pratiquer une incision cruciale sur les téguments contus, afin de mettre à nu les surfaces osseuses et de pouvoir lés examiner librement. Si l'on n'y rencontre aucune trace de félure ou de fracture plus étendue, il faut patienter quelques instants, revoir le malade 7 ou 8 heures après, et si les symptômes de compression sont stationnaires ou augmentent, appliquer une ou plusieurs couronnes de trépan ; car on a probablement à combattre, dans ce cas, ou une fracture de la table interne des os du crâne, ou un épanchement intra-crânien.

Les indications locales sont bien plus faciles à remplir quand il y a place extérieure, Ordinairement, cette dernière est trop étroite pour laisser voir *à priori* toute l'étendue des désordres. Il faut donc l'agrandir afin de pouvoir manœuvrer à son aise, et ramener promptement la plaie à l'état de simplicité.

Si la balle a fait à l'os une perforation circulaire (ce qui est très rare), le cas n'offre aucune indication spéciale, mais s'il y a des esquilles et des pièces d'os enfoncées vers l'intérieur du crâne, ou même dans la substance cérébrale, il faut en opérer l'extraction dès qu'on le peut, sous peine de voir les accidents cérébraux marcher avec une prodigieuse rapidité, et donner la mort au blessé. Il est des esquilles et des pièces d'os qui peuvent s'enlever, à l'aide de simples pinces à pansement, d'autres, qui n'offrent aucune prise à cet instrument, et sur lesquelles les élévatoires de toute espèce n'ont aucune action. faute de point d'appui suffisant ; il ne faut pas balancer, en pareil cas, d'appliquer le trépan afin de pouvoir extraire ces os, ou au moins les ramener à leur niveau normal, en agissant sur eux de dedans en dehors. Je n'entreprendrai pas la description de tous les leviers et de tous les élévatoires imaginés depuis les temps anciens jusqu'à nos jours, ainsi que celle du manuel opératoire de l'opération du trépan, ces détails me mèneraient trop loin, et se trouvent d'ailleurs longuement exposés dans tous les ouvrages classiques. Un pansement simple et doux sera ensuite le complément de soins locaux qu'on doit prodiguer à un blessé porteur d'une fracture des os du crâne, mais comme nous verrons plus bas que la solution de continuité des os du crâne est souvent accompagnée de commotion, de compression, de contusion du cerveau et par suite d'encéphalite, il faut, toutes les fois qu'on est appelé à traiter une pareille blessure, se tenir en garde contre l'invasion de ces accidents, pratiquer au début une ou plusieurs saignées, agir révulsivement, par des purgatifs, sur le canal intestinal, et si la fièvre redouble, si la céphalalgie se déclare ou augmente, ne pas craindre de renouveler les émissions sanguines deux, quatre, six et même un plus grand nombre de fois. J'ai vu, dans des cas pareils, la saignée de la jugulaire soulager instantanément les blessés et enrayer la marche d'accidents, s'annonçant sous de très fâcheux auspices. L'application d'un nombre plus ou moins considérable de sangsues, derrière les apophyses mastoïdes, est souvent suivie d'une amélioration sensible dans les accidents. Les sangsues opèrent un dégorgement, qui agit presque directement sur le système veineux cérébral et peuvent, de cette manière, s'opposer efficacement à la formation d'une congestion sanguine vers cet organe.

§ III. — LÉSIONS DU CERVEAU ET DE SES MEMBRANES.

Les membranes cérébrales sont rarement blessées isolément par les projectiles de guerre; elles le sont presque toujours en même temps que le cerveau, car le projectile qui a assez de force pour briser les os, arriver jusqu'à la dure-mère et la déchirer, épargne rarement le parenchyme cérébral, que sa mollesse et son peu de résistance rendent si facilement perméable. Le cerveau peut être atteint par les balles sur tous les points de sa surface, à la circonférence des hémisphères aussi bien qu'à la base. Les blessures de cette dernière région sont beaucoup plus dangereuses que les autres, sans doute parce qu'à la base du cerveau se trouve le nœud de la vie, l'origine de tous les nerfs crâniens, et sans doute encore parce que le corps vulnérant n'y arrive qu'après un long trajet, pendant lequel il a eu le temps d'occasionner de graves désordres.

Le cerveau peut être blessé par le projectile lui-même, ou bien par les esquilles osseuses que ce dernier détache de la calotte crânienne et enfonce dans la substance cérébrale. Quand le projectile est d'un petit volume, il s'y creuse un trajet étroit et ne produit, dans certains cas heureux, que des désorganisations auxquelles l'art, aidé de la bonne constitution du blessé, peut encore porter remède; mais s'il est plus volumineux, il emporte ou déchire ordinairement une portion du cerveau trop considérable pour que la vie puisse continuer. C'est malheureusement la terminaison la plus fréquente de ces sortes de blessures.

Les lésions du cerveau sont peu douloureuses en elles-mêmes, et la substance de cet organe ne paraît pas douée d'une sensibilité aussi exquise que sembleraient le comporter, d'une part, l'importance de ses fonctions, et de l'autre, la gravité des désordres qui suivent ses blessures. Ainsi, on a vu des chirurgiens, allant à la recherche d'une balle perdue dans le cerveau, enfoncer leur sonde de cinq à six pouces dans l'épaisseur de cet organe, sans que le malade parût vivement affecté de cette manœuvre.

Les blessures dont nous nous occupons donnent presque toujours lieu à des symptômes très graves, qui sont en rapport avec l'importance physiologique des fonctions élevées que le cerveau est appelé à remplir. Ainsi, elles sont suivies, dans la majorité des cas, d'anéantissement, de la perte de telle ou telle faculté, la mémoire, le jugement, de tel ou tel sens, la vue, l'ouïe, de paralysies, de la perte du sentiment, des mouvements volontaires, etc. Elles donnent lieu à une suppuration longue et ordinairement assez fétide, et peuvent cependant, dans certains cas exceptionnels, se terminer d'une manière heureuse. Ainsi,

M. Denis, chirurgien major au 4e régiment de chasseurs d'Afrique, me racontait dernièrement avoir connu un officier qui, voulant se suicider, se tira un coup de pistolet à la tempe droite; le projectile ressortit par la tempe opposée, entraînant avec lui des fragments du cerveau. La suppuration s'établit par les deux ouvertures; elle dura un mois, et au bout de ce temps, elle tarit. Les deux plaies extérieures se cicatrisèrent, et deux mois et demi après, l'officier blessé était guéri, sans avoir éprouvé la perte d'aucune faculté, d'aucun sens, etc.; mais, malheureusement pour lui, il commit, quelque temps après, un grand écart de régime, à la suite duquel se déclara une encéphalite secondaire, et il mourut en peu de jours.

Lamotte donne l'observation d'une blessure qui, bien que produite par une arme blanche, n'en mérite pas moins de trouver place ici: c'est celle d'un coup de sabre qui coupa le pariétal droit dans l'étendue de deux pouces, et le gauche dans l'étendue de trois ou quatre pouces, jusqu'auprès de l'oreille. Cette plaie comprenait, non seulement le sinus longitudinal supérieur, les membranes du cerveau, mais encore le cerveau lui-même. Elle fut suivie de syncope, à cause de la perte de sang considérable éprouvée par le blessé. Elle ne donna lieu à aucun accident grave et fut guérie en deux mois et demi.

L'encéphalite est la suite la plus redoutable des plaies du cerveau. Son traitement doit être essentiellement antiphlogistique. Nous allons, du reste, nous en occuper plus longuement dans le paragraphe suivant, en traitant des complications des plaies du crâne.

§ IV. — COMPLICATIONS DES PLAIES DU CRANE.

Les accidents qui compliquent le plus ordinairement les plaies du crâne sont : 1° la commotion ; 2° la compression ;

3° la contusion ; 4° l'inflammation du cerveau, et en cinquième lieu, la présence de corps étrangers organiques ou inorganiques, ayant pénétré dans la cavité crânienne, ou s'étant logés dans l'épaisseur de ses parois. Les détails dans lesquels nous allons entrer au sujet de ces complications nous mettront à même d'apprécier toute la gravité des lésions qui nous occupent, et termineront ce que nous avons à dire sur les plaies du crâne.

§ V. — COMMOTION CÉRÉBRALE.

Toutes les fois que la surface externe du crâne est soumise à un choc extérieur, l'enveloppe osseuse du cerveau s'affaisse plus ou moins, suivant la force du coup, comprime le cerveau, revient ensuite sur elle-même et retourne au repos, après une série plus ou moins considérable d'oscillations. Pendant tout ce temps, le cerveau se trouve plus ou moins secoué, et il en résulte ce qu'on nomme commotion, c'est-à-dire anéantissement, suspension de toutes ses fonctions, pouvant n'être qu'un simple vertige, tenant pendant quelques instants seulement le blessé dans un état d'hébétude, d'autres fois, au contraire, suspendant totalement les fonctions cérébrales, et occasionnant par conséquent la mort.

On a longtemps cherché la lésion anatomique correspondant à la commotion du cerveau. Le résultat de ces longues recherches a consisté seulement à noter une diminution notable de volume dans le cerveau des individus morts par suite de commotion cérébrale. Les deux observations qui ont amené à établir ce fait sont dues, l'une à Littré, l'autre à Sabatier. A part cela, aucun auteur n'a signalé une lésion de structure quelconque du tissu encéphalique, comme étant le propre de la complication des plaies du crâne, dont nous nous occupons en ce moment.

D'un autre côté, au contraire, les auteurs sont tous du même avis à peu près relativement aux symptômes de la commotion cérébrale, qui se divise en trois degrés : le premier offrant peu de gravité, le second étant plus souvent suivi de réaction inflammatoire plus ou moins grave, et le troisième, enfin, donnant bien souvent la mort au blessé, au moment même de l'accident.

Il n'est, pour ainsi dire, personne qui n'ait éprouvé une ou plusieurs fois, dans le cours de son existence, le premier degré de la commotion cérébrale, soit à la suite d'une chute d'un lieu plus ou moins élevé, ou d'un coup plus ou moins violent reçu sur la calotte crânienne. Ce premier degré se manifeste par des éblouissements, des vertiges, durant pendant plusieurs secondes. Le blessé croit voir une grande quantité d'étincelles se mouvoir avec rapidité devant ses yeux. Il a besoin de trouver bien vite un point d'appui, sous peine de faire une chute. Dans certains cas même, il éprouve des vomissements, mais jamais il ne perd le sentiment de son existence. Ordinairement ces symptômes durent très peu, en général leur existence est aussi passagère que la cause qui les produit, et bientôt après tout rentre dans l'état normal.

Dans le second degré, le blessé éprouve d'abord tous les symptômes précédents, seulement ils sont plus intenses et occasionnent dans la majorité des cas la chute du corps, puis, en second lieu, les sphincters se relâchent subitement et il y a émission involontaire des urines et des matières fécales. Le décubitus est dorsal, et l'immobilité presque complète. La sensibilité est quelquefois obtuse, au point que les blessés ne sentent pas des tiraillements violents exercés sur leur peau, tiraillements qui, dans dans l'état normal, seraient pour eux la cause de vives douleurs et de cris aigus. Les pupilles sont dilatées, l'ouïe est quelquefois obtuse, d'autres fois tout à fait anéantie. Tandis que dans certains cas, au contraire, elle est dans toute son intégrité, alors le blessé entend parfaitement toutes les questions qu'on lui adresse, mais il paraît en être fatigué, se détourne assez souvent pour les éviter, et s'il répond à quelques-unes, il le fait longtemps après et avec un air de mécontentement manifeste, absolument comme si on venait de le tirer d'un profond sommeil. La respiration est lente, suspirieuse, le pouls large et lent surtout dans les premiers moments après l'accident. Mais il se relève bientôt à mesure que la réaction arrive.

Si la maladie doit avoir une terminaison funeste, les symptômes restent pendant quelque temps stationnaires, puis tout à coup se manifeste une vive réaction inflammatoire, vient ensuite le délire, qui annonce l'invasion d'une encéphalite. Si, au contraire, l'invasion doit avoir une heureuse terminaison, tous les symptômes diminuent d'intensité à dater du moment de l'accident, les fonctions troublées dans leur régularité reviennent à l'état normal; et la guérison ne se fait pas attendre.

On observe dans certains cas, à la suite des commotions cérébrales un peu violentes, un trouble de certaines fonctions intellectuelles persistant plus ou moins longtemps après l'accident; ainsi, quelques malades sont inaptes aux travaux intellectuels, bien qu'ils fussent avant leur maladie habitués aux études sérieuses. D'autres conservent, pendant un certain temps un affaiblissement remarquable de telle ou telle faculté de l'intelligence, comme la mémoire, le jugement.

Le troisième degré de la commotion est encore plus violent, il peut tuer instantanément le blessé qui le supporte. « .... Celui-ci, dit Dupuytren, tombe comme une victime frappée d'un coup de massue. » Il y a des convulsions, suspension de toutes les fonctions de relation et de nutrition, et, pour peu que cette suspension se prolonge, la mort ne tarde pas à arriver.

La commotion qu'on observe à la suite des coups de feu du crâne est toujours directe, tandis que celle qui résulte, par exemple, d'une chute d'un lieu élevé sur les extrémités inférieures, sur les fesses, est indirecte.

La commotion cérébrale peut encore se marier à la compression et à la contusion du cerveau. Nous verrons tout à l'heure quels sont les moyens d'asseoir un diagnostic certain, quand deux ou trois de ces affections existent simultanément.

Le traitement de la commotion cérébrale est fort simple; il faut, après avoir donné des soins à la blessure du crâne, tâcher d'appeler la réaction, si le blessé est dans la période d'anéantissement, et modérer cette réaction une fois qu'elle est arrivée. On remplit la première indication à l'aide de frictions sèches pratiquées sur toute la surface du corps, par l'instillation de liqueurs spiritueuses dans les narines, et l'application de révulsifs sur les membres. Puis, lorsque l'application de ces moyens thérapeutiques a amené la réaction, on doit pratiquer une ou plusieurs saignées générales, faire des applications plus ou moins réitérées de sangsues derrière les apophyses mastoïdes, exercer en même temps une médication révulsive sur le tube intestinal. On doit redoubler d'activité si la commotion s'accompagne de délire, s'il y a menace d'encéphalite, et si cette dernière débutait brusquement et avec beaucoup d'énergie, il ne faudrait pas craindre d'affaiblir le blessé par des émissions sanguines réitérées.

§ VI. — COMPRESSION CÉRÉBRALE.

Dans l'état naturel, le cerveau est bridé dans ses mouvements d'expansion par la calotte osseuse qui l'entoure, mais cette compression est douce, naturelle, uniforme, et ne dépasse jamais les limites, au-delà desquelles elle deviendrait un état morbide. Mais, si, à la suite d'une plaie du crâne, un corps étranger, de nature quelconque, pèse sur la surface du cerveau ou s'enfonce dans son parenchyme, il en résulte des symptômes très graves, marchant avec rapidité et donnant promptement la mort au blessé, si on ne détruit, en l'enlevant, la cause comprimante qui agit sur le cerveau.

La compression cérébrale peut avoir lieu sur tous les points de la surface du cerveau, sur la convexité de ses hémisphères aussi bien qu'à sa base, mais elle est plus dangereuse dans cette dernière partie, d'abord à cause de l'importance des organes qui s'y trouvent, et ensuite parce qu'un corps comprimant, situé à la base du cerveau, se trouve tout à fait hors l'action des moyens thérapeutiques chirurgicaux.

La compression cérébrale doit sa naissance à plusieurs causes, et peut exister tout aussi bien à la suite d'un coup de feu sans fracture, que dans un cas de plaie aux téguments accompagnée de fractures multiples aux os du crâne. Ainsi, une balle peut avoir contusionné les os du crâne et décollé la dure-mère de leur surface interne; or, il résultera de ce décollement un épanchement de sang pluc ou moins considérable, qui pesera sur le cerveau et déterminera les symptômes de la compression.

Les esquilles osseuses, détachées par les projectiles, sont la cause la plus fréquente de la compression cérébrale; celles-ci peuvent être tout simplement enfoncées vers la cavité crânienne, et peser sur la surface du cerveau, ou bien aller plus loin et pénétrer à une profondeur variable dans le parenchyme de cet organe. Dans le premier cas, les phénomènes de la compression, et tous les accidents cessent immédiatement après l'extraction de la cause comprimante, mais dans le second, cette extraction ne met pas à l'abri de l'encéphalite consécutive, pouvant survenir à la suite de l'irritation occasionnée au cerveau par les pointes piquantes des esquilles.

Les projectiles peuvent aussi, à leur tour, en pesant à la surface du cerveau ou en s'enfonçant plus ou moins profondément dans sa substance, déterminer d'abord des symptômes de compression, et ensuite une encéphalite consécutive.

Ordinairement la compression cérébrale acquiert immédiatement après l'accident le degré qu'elle doit conserver pendant toute la maladie, quand le corps étranger qui la produit est, et sera toujours de même volume, et agit par conséquent toujours avec la même puissance, comme une esquille, une balle ; mais si le corps étranger est susceptible d'augmenter de volume, et d'exercer par conséquent une compression de plus en plus forte : alors aussi les symptômes augmentent d'intensité et peuvent devenir très graves de légers, et quelquefois même de nuls qu'ils étaient les premiers moments après l'accident. Le fait que je signale s'observe dans les cas d'épanchements et sert même à établir un point de diagnostic différentiel très important entre la commotion et la compression du cerveau.

La compression cérébrale s'annonce, en général, par la dilatation de la pupille, la lenteur du pouls, la respiration stertoreuse, et surtout par la paralysie du côté du corps opposé au côté de la tête où siége l'épanchement, ou toute autre cause de compression. Quand le crâne est ouvert par le projectile de guerre, il est aisé de savoir où se trouve l'agent comprimant, mais quand la paralysie résulte, par exemple, d'un épanchement purulent consécutif à une encéphalite, survenue à son tour après une contusion, et qu'il n'y a pas la moindre solution de continuité aux téguments et aux os du crâne, le cas est beaucoup embarrassant.

MM. Foville et Pinel-Grand-Champ ont assigné, à la suite de recherches longues et curieuses, telle ou telle place à l'agent compresseur, selon que la paralysie se manifeste dans tel ou tel organe. Pour eux, la paralysie d'un bras indique une compression exercée sur la couche optique et ses irradiations; celle d'une jambe prouve la compression du corps strié; celle d'une moitié du corps doit faire diagnostiquer la compression simultanée de ces dernières portions du cerveau; enfin, celle de la jambe droite et du bras gauche (paralysie croisée) est un signe de compression de la couche optique gauche et du corps strié droit.

D'après M. Caze, la paralysie de la langue serait due à la compression de la corne d'Ammon. Enfin M. Bouillaud pense que la lésion des lobes antérieurs du cerveau détermine la perte de la mémoire des choses.

L'extraction de l'agent comprimant est l'indication la plus pressante qu'offre à remplir la compression cérébrale. Quand le crâne n'a pas été ouvert, et qu'on a affaire à un épanchement intracrânien, il est quelquefois fort difficile de savoir où l'on doit appliquer une ou plusieurs couronnes de trépan pour donner issue au liquide. Il faut, en pareil cas, que le chirurgien joigne, à une grande expérience et à un grand tact, une certaine témérité, qui lui permette de ne pas reculer devant un cas douteux.

Dans les temps anciens, on a singulièrement abusé de l'opération du trépan, et on l'a employée comme une véritable panacée chirurgicale dans presque toutes les lésions traumatiques du crâne. On est aujourd'hui revenu de ces idées et on a singulièrement rétréci le cadre des cas chirurgicaux exigeant impérieusement cette opération. Les détails de la question du trépan exigeraient à eux seuls plus de détails que n'en renferme l'ensemble de ce travail ; ils se trouvent, du reste, assez longuement exposés dans les annales de la science pour que je me dispense de les retranscrire ici

Il est des corps étrangers qu'on peut enlever avec des pinces à pansement ou la pointe d'une spatule, d'autres au contraire qui exigent l'application du trépan, et sur lesquels on est forcé d'agir du dedans au dehors, comme, par exemple, une balle, dont la plus grande portion de la sphère se trouve emprisonnée dans le crâne... Quand la plaie a été débridée, qu'on a enlevé les esquilles, que les phénomènes de compression ont cessé plus ou moins complétement, on doit se tenir sur ses gardes et user largement des saignées générales pour prévenir l'encéphalite traumatique. Quand celle-ci survient et se termine par suppuration, on doit faciliter, autant que possible, l'issue du pus au dehors, et combattre la tendance de la masse encéphalique à faire hernie au dehors, à travers les lèvres de la solution de continuité des os. Si on a été obligé de faire éprouver une grande perte de substance aux os du crâne par l'opération du trépan. On fera porter au blessé, après sa guérison, une calotte de cuir ou une plaque de plomb pour amortir les chocs que le cerveau pourrait essuyer de la part des agents extérieurs.

§ VII. — CONTUSION DU CERVEAU, ET ENCÉPHALITE.

La contusion du cerveau peut aller depuis le simple écoulement de quelques gouttes de sang jusqu'à la désorganisation complète de la substance de cet organe. On voit souvent survenir après elle les symptômes de la compression cérébrale dont nous venons de nous occuper, et ceux de l'encéphalite traumatique sur laquelle nous allons insister quelques instants.

L'encéphalite peut survenir à la suite de toutes les plaies d'armes à feu du crâne ; on l'observe aussi bien après la simple contusion des téguments, qu'après le coup de feu qui brise les os et enlève une portion d'hémisphère cérébral. Elle peut être diffuse, c'est-à-dire s'étendre à toute la surface du cerveau, ou concentrée seulement au point lésé. Elle se déclare, dans certains cas, à la suite de la commotion et de la compression du cerveau ; d'autres fois, au contraire, elle apparaît primitivement, et donne naissance à la compression par les produits morbides qu'elle fait naître dans l'intérieur du cerveau (suppuration).

La compression, suite d'encéphalite, se manifeste plus rarement quand l'arme a ouvert le crâne, et a établi ainsi une voie plus ou moins facile à travers laquelle peuvent s'écouler le sang ou le pus épanchés dans la cavité crânienne.

L'encéphalite se déclare sept, huit, dix jours, et quelquefois plus tard après l'accident. Alors la fièvre se déclare et augmente subitement ; le visage s'injecte. une agitation violente se manifeste, la céphalalgie est intense, le pouls dur, fort et fréquent ; le délire arrive bientôt après, et si l'on ne combat pas tous ces symptômes avec une extrême énergie, on voit se manifester plus ou moins longtemps après les symptômes de compression cérébrale, indiquant la formation d'un épanchement purulent. Alors, au lieu d'agitation, il y a coma ; la paralysie se montre dans telle ou telle partie du corps, le malade tend à descendre vers les pieds de son lit, etc... Il n'y a plus alors que la force du pouls et la chaleur de la peau qui puissent faire distinguer l'encéphalite de la compression primitive... La mort du sujet est la suite presque inévitable de cet état morbide.

Les fractures du crâne peuvent donner lieu à l'encéphalite même à une époque assez éloignée de celle de l'accident. Ambroise Paré dit qu'il faut se tenir en garde jusqu'au centième jour, « ... et surtout, ajoute-t-il, fais avec ton patient bon guet, tant en son boire, manger, repos, coït et autres choses... »

On combat l'encéphalite par des saignées générales plus ou moins abondantes, par des applications de sangsues derrière les apophyses mastoïdes, ou aux environs de la blessure, d'après la méthode de M. Gama; par des boissons émétisées agissant comme dérivatives sur le tube intestinal, puis par l'application de révulsifs (vésicatoires, sinapismes) sur les membres inférieurs. Si on emploie les affusions froides, ou l'application de la glace sur la tête, il faut n'en cesser l'usage que graduellement; car si on le fait d'une manière brusque, on voit, dans certains cas, survenir une réaction violente promptement funeste au blessé.

M. Lallemand assure avoir obtenu de grands succès par l'emploi de l'émétique à haute dose, dans des cas de plaie de tête où la saignée paraissait sans effet, et même aggraver l'état des choses. Tous les auteurs n'accordent pas les mêmes propriétés bienfaisantes à l'émétique. Les uns, du même avis que l'honorable professeur de Montpellier, le regardent comme un moyen puissant; d'autres doutent de ses vertus, et n'osent l'employer dans les grandes lésions du crâne; il en est enfin, et parmi eux se trouve M. Bégin, qui proscrivent ce médicament, et regardent son administration comme très dangereuse. Citons quelques opinions.

« ... Notre antiphlogistique par excellence dans les

grandes occasions, dit M. Hutin, a été le tartre stibié, qu'on me pardonne ce choc de mots en apparence si opposés, *antiphlogistique* et *tartre stibié*. Les résultats prouvent qu'ils sont parfaitement alliables l'un à l'autre. L'émétique à haute dose ralentit la circulation générale avec une constance et une facilité qui ne se démentent guère, et sans parler des succès de l'école rasorienne, sans parler des belles cures de M. le professeur Lallemand, mon service à l'hôpital de Bone m'a fourni des exemples remarquables de l'avantage de ce médicament contre l'inflammation traumatique. » (*Relation de l'expédition de Constantine*, p. 199.)

M. Baudens ne l'a jamais employé et doute de ses bons effets. « ... S'il est bien vrai, dit-il, qu'il soit (l'émétique) le plus puissant de tous les antiphlogistiques, qu'il abaisse la température de la peau en diminuant considérablement le nombre des pulsations, en modérant l'hématose, en ralentissant toutes les fonctions organiques, on conçoit tout le parti qu'on peut tirer d'un pareil agent thérapeutique. *De même qu'il pourrait être excessivement nuisible, s'il provoquait des vomissements, ce qui doit être fort à craindre...* »

Enfin, après le doute de M. Baudens, je citerai la protestation de M. Bégin contre l'emploi de ce médicament, et je me rangerai entièrement de son avis; car je ne comprends pas qu'on se décide à administrer à un blessé atteint de grave lésion à la tête 8 ou 10 grains de tartre stibié, sans savoir s'il y aura tolérance ou non, et qu'on s'expose ainsi à provoquer des vomissements qui pourront être très nuisibles en augmentant la congestion sanguine vers la tête.

« L'émétique à doses très faibles ne peut être supporté par certains malades, dit M. Bégin; il produit des nausées, des hoquets, et quelquefois même des vomissements très désagréables aux sujets qui sont blessés à la tête; dans d'autres circonstances, il provoque le développement d'une irritation gastro-intestinale qui, réagissant sur l'encéphale, augmente la violence de la phlogose, et accroît ainsi l'intensité des accidents et les dangers de la maladie enfin chez la plupart des blessés. Lors même que l'émétique ne détermine aucun désordre insolite, son action est insuffisante pour détourner la fluxion cérébrale. Les symptômes de l'inflammation du cerveau se développent et continuent leur marche malgré son administration. Comment pourrait-il en être autrement en effet, lorsque la blessure est grave et que les parties contenues dans le crâne ont ou violemment contuses, ou piquées, ou déchirées par des esquilles enfoncées sur elles. . » (*Mémoires de méd. et de chirurg, milit.*, t. 14, p. 52.)

J'ai dit un peu plus haut que la commotion, la compression et la contusion du cerveau existent quelquefois combinées deux à deux, et dans certains cas même trois à trois. Le diagnostic est alors plus difficile et les caractères particuliers de chacune de ces complications beaucoup moins tranchés. Je laisserai parler, à ce sujet, Dupuytren, qui a parfaitement signalé, dans son Traité des plaies d'armes de guerre, les différents points de ralliement qui peuvent servir à guider le praticien dans ce cas difficile.

« Quand il existe à la fois, dit-il, commotion forte et enfoncement des os, le malade présente de suite la perte de connaissance, qui caractérise la commotio net l'hémiplégie accompagnée de respiration stertoreuse qui caractérise la compression. Quand il y a compression et déchirement de la dure mère, ou épanchement dans la cavité de l'arachnoïde; si l'on arrive au moment du coup on peut suivre le développement et les progrès de la paralysie qui commence toujours très peu de temps après l'accident. Quand il y a commotion et contusion, ce n'est qu'après le troisième ou quatrième jour que se joignent à l'assoupissement qui caractérise le premier état, les accidents inflammatoires locaux et généraux qui appartiennent au second, et c'est vers le dixième ou douzième jour que se déclare l'hémiplégie qui indique que l'inflammation se termine par suppuration. Quand il y a épanchement et contusion, comme l'émiplégie existe par le seul fait de l'épanchement sanguin, on ne peut plus reconnaître la contusion qu'à l'élévation du pouls à la coloration du visage, etc., qui arrivent vers le quatrième ou cinquième jour après que le cerveau a été contus, et qu'il s'enflamme, mais il est impossible de distinguer l'épanchement consécutif de l'épanchement primitif, sinon peut être à l'augmentation de l'intensité des symptômes qui ne tardent pas à faire succomber le malade. Enfin, quand il y a commotion forte, épanchement de sang au dessus et au dessous de la dure-mère, contusion limitée à un point de la surface du cerveau et que l'on est appelé assez à temps pour observer la marche des accidents, on peut voir d'abord exister seuls les accidents du premier de ces états, à ceux-ci se joindre bientôt la paralysie occasionnée par la compression produite par le liquide épanché, et vers l'époque indiquée, les accidents inflammatoires venir s'ajouter à ceux de la commotion et de la compression qui existent déjà. (p. 175, t. vi.).

§ VIII. CORPS ÉTRANGERS.

Nous avons déjà vu de quelle nature sont les corps étrangers qui compliquent par leur présence les plaies du crâne. Nous savons aussi que les accidents qu'ils développent le plus souvent, sont la compression du cerveau, et en second lieu l'encéphalite. Pour ne pas nous exposer à d'inutiles répétitions, nous nous contenterons donc d'exposer dans ce chapitre la manière la traire les balles engagées sous la peau du crâne, dans l'épaisseur des os, celles qui ont pénétré dans l'intérieur du crâne, et dans l'épaisseur de la substance cérébrale, et les cas dans lesquels il convient de les abandonner et de ne pas se livrer à de dangereuses recherches.

Une simple incision suffit pour mettre à découvert et extraire une balle engagée sous les téguments crâniens.

Mais quand celle-ci à pénétré dans l'épaisseur des os, il peut se présenter trois cas; 1° ou bien il n'y a d'engagé dans le crâne qu'une petite portion de la sphère représentée par la balle; 2° ou bien le diamètre qui partage la balle en deux segments égaux, se trouve au niveau de la surface convexe du crâne; 3° ou bien, en dernier lieu, la plus grande partie de la balle se trouve engagée dans le crâne. Les procédés d'extraction diffèrent essentiellement dans ces trois cas. Dans le premier, ils sont très simples et des pinces à pansement, un tire-fond, et le manche d'une spatule, suffisent pour les mettre à exécution. Dans le second, il faut éviter de trop presser sur la balle de peur de l'enfoncer davantage et de donner lieu aux phénomènes de la compression. Ce qu'il y a de plus rationnel à faire, si la balle résiste trop. c'est d'enlever, à l'aide d'une couronne de trépan sans pyramide, un disque osseux tout autour du projectile qui de cette manière sera facilement extrait. Enfin dans le troisième cas, il faut appliquer à côté de la solution de continuité osseuse par laquelle la balle a pénétré, une ou plusieurs couronnes de trépan, à la suite de cette opération, on pourra agir sur le projectile et le soulever de dedans en dehors. — Si la balle a cheminé plus ou moins loin entre les membranes cérébrales et la surface interne du crâne, il faut tâcher de s'assurer de sa position à l'aide d'une sonde en gomme élastique, et si on parvient à la découvrir, faire avec le trépan une espèce de contre ouverture osseuse, au niveau du point où elle est logée, afin de la retirer par là. — Enfin, si le cerveau est désorganisé, et si le projectile est enfoncé trop au loin dans la substance cérébrale, il est prudent de ne pas pousser trop loin les investigations, car on a de nombreux exemples de blessés qui ont vécu longues années porteurs de corps étrangers dans le cerveau.

CHAPITRE II

BLESSURES DE LA FACE.

Les blessures de la face sont quelquefois très graves, à cause des accidents qu'elles peuvent réveiller du côté du cerveau; elles comprennent les plaies des oreilles, du nez, des organes visuels, et enfin celles de la cavité buccale, qu'on observe très souvent, parce que c'est dans la bouche ou sous la région sus-hyoïdienne que les individus qui tentent de se suicider placent ordinairement le canon de l'arme qui doit leur ôter la vie.

Les blessures des parties externes de l'oreille sont peu graves et n'entraînent ordinairement après elles aucune difformité choquante, comme celles qui résultent, par exemple, de la perte d'une portion plus ou moins considérable du nez; mais quand le projectile pénètre dans le conduit auditif externe, il produit des accidents plus graves, en tête desquels on distingue la surdité, pouvant cesser, dans certains cas, après son ablation, si le projectile, allant plus profondément, a désorganisé l'oreille interne, fracturé le rocher. Le blessé est soumis à des accidents cérébraux très graves, dont les symptômes et les effets rentrent dans la catégorie de ceux que nous avons examiné en parlant des fractures de la base du crâne.

Les yeux, plus exposés, par leur situation anatomique, à être atteints par les projectiles de guerre, le sont en effet assez souvent, et offrent une assez grande variété de lésions sur lesquelles nous allons insister quelques instants.

Renfermés dans l'orbite, cavité osseuse qui les protége

contre l'action des agents extérieurs, ils peuvent être lésés seuls ou en même temps que les parois de ces cavités, circonstance qui double la gravité de la blessure. Nous ferons rentrer dans ce qui se rapporte aux blessures des orbites la lésion des sinus frontaux, qui n'en sont séparés que par une lame très mince permettant de les faire considérer comme une dépendance de l'apophyse orbitaire interne du coronal.

La lésion du globe oculaire peut être produite par des petits projectiles, comme des grains de plomb, de petits morceaux de bois détachés des corps environnants, etc., ou bien par la balle, ou bien enfin par des projectiles d'un plus gros volume, et alors, il y a toujours désorganisation complète de cet organe.

Quand un grain de plomb arrive sur le globe oculaire, il peut s'arrêter dans les enveloppes de ce dernier ou bien pénétrer dans son intérieur. Le résultat d'une pareille lésion est toujours une contusion plus ou moins violente ou une désorganisation plus ou moins profonde de l'œil, qui peut, dans certains cas, perdre l'usage de ses fonctions, tout en conservant son apparence normale, et dans d'autres, se vider complétement. La contusion du globe oculaire est accompagnée de douleurs très violentes, de céphalalgie intense, et quelquefois même de troubles dans les fonctions cérébrales, symptômes qui s'expliquent très bien par la structure dense et serrée de l'organe blessé. Quand on est assez heureux pour se rendre maître de l'inflammation par un traitement énergique, les symptômes s'amendent peu à peu, et si la structure de l'organe n'a pas été profondément altérée, tout rentre bientôt dans l'état normal ; mais si, au contraire, le projectile a profondément désorganisé l'œil, et si le traitement tout d'abord employé a été impuissant pour s'opposer à la marche des accidents inflammatoires, le gonflement augmente d'instant en instant ; les douleurs sont affreuses, et enfin, l'œil éclate et produit, en se vidant, un bruit considérable, qui a été comparé par Dupuytren à une véritable explosion. Voici, du reste, les paroles de cet auteur à ce sujet : « D'autres fois, dit-il, il survient, après la présence du grain de plomb dans l'œil, une inflammation très violente de toutes les parties qui entrent dans la composition de l'organe. Cette inflammation a lieu par étranglement, et il en résulte d'affreuses douleurs, qui ne cessent que lorsque l'œil éclate et *fait explosion*. Cette expression n'est pas exagérée, ajoute Dupuytren ; elle peint très bien ce qui arrive. En effet, l'œil éclate quelquefois avec bruit, et le flot de liquide purulent contenu dans sa cavité est lancé à une certaine distance du malade, à un demi-pied, un pied même ; c'est ce que j'ai vu plusieurs fois. »

Quand le projectile est plus volumineux et produit, en même temps qu'il touche le globe oculaire, une lésion des parties osseuses qui le protègent, il est aisé de comprendre que la blessure est infiniment plus grave, et qu'il faut redoubler d'activité pour empêcher les accidents de se propager jusqu'au parenchyme cérébral. Quelquefois, le globe oculaire, frappé obliquement par un projectile d'un volume même assez considérable, comme une balle, lui résiste d'abord, et ensuite, en vertu de sa configuration sphérique et de son élasticité, lui fait éprouver des réflexions pouvant devenir funestes au blessé. En voici un exemple très curieux, qui m'a été communiqué par un de mes amis, lequel l'a observé l'année dernière à Boufarick :

Le commandant de place de cette ville arabe vint avertir, à neuf heures du soir, l'officier de santé dont je parle qu'un soldat venait de tomber raide mort à la suite d'un coup de feu qu'il avait reçu étant en faction, et le prier en même temps de se rendre auprès de ce blessé pour constater son décès. Arrivé auprès du cadavre, l'officier de santé le fait dépouiller de ses vêtements, et, pensant qu'une mort aussi subite avait dû être produite par la lésion profonde d'un ou de plusieurs organes contenus dans une des cavités splanchniques, il examine avec attention la tête, la poitrine et le ventre, sans y découvrir la moindre trace de plaie d'arme à feu. L'examen attentif des membres eut le même résultat négatif. On commença alors à douter de la véracité du récit des camarades du blessé, qui prétendaient avoir vu l'Arabe qui avait tiré le coup de feu sortir de l'embuscade où il était placé, et avoir entendu parfaitement l'explosion de l'arme à feu ; si bien qu'au moment de faire l'autopsie, on s'attendait à trouver une cause interne de mort subite, comme un épanchement apoplectique, une rupture de gros vaisseau, etc. Mais quel ne fut pas l'étonnement de ceux qui assistaient à cette autopsie, lorsqu'après avoir ouvert le crâne et enlevé la dure-mère, on put voir le lobe antérieur de l'hémisphère cérébral droit totalement désorganisé par une balle qui était entrée dans le crâne, en perforant la paroi supérieure de l'orbite, et suivre, de dedans en dehors, le trajet du projectile, qui avait frappé sur le globe oculaire droit, s'était glissé entre lui et la paupière supérieure, dont il avait percé la conjonctive au moment de sa réflexion sur le globe oculaire, et de là avait pénétré dans l'orbite, dont il avait aisément perforé la voûte. Cette observation, qui compte peu de sœurs dans la science, doit engager les officiers de santé militaires qui se trouvent dans le cas d'examiner des blessures par armes à feu, à le faire avec une scrupuleuse attention, et souvent à plusieurs reprises. Ils pourront ainsi, dans certains cas, trouver l'explication des effets qui, antécédemment, leur paraissaient problématiques.

D'autres fois, l'œil, au lieu de réfléchir la balle dans telle ou telle direction, se laisse entraîner par elle, et chasser plus ou moins loin hors de la cavité orbitaire, en tenant encore à son pédicule nerveux. Ainsi, d'après Dupuytren, Covillard aurait réussi à replacer dans l'orbite un œil qui en avait été expulsé.

Les projectiles lancés par la poudre à canon, qui pénètrent dans la cavité orbitaire, peuvent porter leur action sur chacune des faces de cette cavité quand ils agissent sur la face interne, sur la face inférieure ou sur la face externe; ils donnent lieu à un nombre plus ou moins considérable d'esquilles, qui aggravent singulièrement la blessure, et augmentent les chances d'inflammation. Mais le danger est loin d'être aussi grand que lorsque le projectile perfore la paroi orbitaire supérieure, et pénètre dans le cerveau, qui peut, comme nous venons de le voir dans le fait que nous avons cité, devenir le siége d'une désorganisation plus ou moins profonde.

Quand le projectile atteint le pourtour de la cavité, comme les arcades sourcillières, il peut pénétrer dans l'intérieur des sinus frontaux, et donner lieu à un emphysème plus ou moins volumineux, ou bien, dans d'autres cas, séjourner plus ou moins longtemps dans ces cavités sans produire aucun accident, et sans faire souffrir le blessé. J'ai vu un officier de l'armée de don Carlos, nommé de Villalba, qui portait depuis six mois, dans le sinus frontal droit, une balle qu'il avait reçue en Espagne. Elle avait pénétré à un pouce au-dessus de l'arcade sourcillière droite; la direction de son trajet était oblique de haut en bas et de dehors en dedans. On sentait manifestement le projectile en faisant pénétrer par l'entrée de la blessure, qui était demeurée fistuleuse ; un stylet qui allait jusque dans le sinus frontal. Elle n'incommodait un peu le blessé que lorsqu'il faisait de grands mouvements : alors il la sentait manifestement remuer et éprouvait des douleurs un peu violentes, mais passagères. Quand on lui apprit qu'on ne pouvait lui extraire sa balle qu'en appliquant une couronne de trépan, il se sauva de l'hôpital sans vouloir entendre parler d'opération, et disant qu'il préférait garder toute sa vie sa balle dans le crâne... D'un autre côté, M. Baudens rapporte, dans sa *Clinique des plaies d'armes à feu*, l'histoire d'un officier du 50ᵉ de ligne, qui eut l'arcade sourcillière droite fracturée. La balle demeura engagée dans la lame interne du sinus frontal, et comprima le lobe antérieur droit du cerveau. Elle fut extraite, et il s'établit une fistule aérienne qui détermina un emphysème de la paupière. L'emphysème et la fistule disparurent par l'emploi du nitrate d'argent et d'une compression méthodique. Le globe de l'œil n'est nullement altéré dans sa structure, mais ses fonctions sont abolies. La mémoire est altérée : cet officier se souvient de tout ce qui est antérieur à son accident, et il emploie fréquemment le mot *chose*. (P. 163.)

Le traitement antiphlogistique est celui qu'on doit opposer à toutes les lésions de l'appareil visuel que nous venons d'examiner. Si le projectile, qui a atteint le globe oculaire, est de petit volume et s'il y est resté engagé, il faut, s'il est accessible à la main ou aux instruments, l'extraire le plus tôt possible, tandis que s'il a pénétré dans l'intérieur de l'œil, il faut l'y laisser et se contenter de combattre les accidents qu'il pourrait déterminer. Si le gonflement du globe oculaire est porté à un degré très élevé, et si le chirurgien juge qu'il doit finir par se vider, il pourra, pour terminer plus tôt la maladie et pour épargner au blessé de longues et vives douleurs, évacuer, par une incision, le pus et les humeurs qui y sont contenus. Si la lésion se complique de fracture de la cavité orbitaire avec esquilles, il va sans dire qu'on devra les extraire le plus tôt et le plus complétement qu'on le pourra, afin de simplifier la blessure et de hâter sa cicatrisation ; à cet effet on n'épargnera pas ses débridements et on ne sera pas arrêté par la crainte de donner lieu à des cicatrices ou balafres, qui ne sont rien en comparaison des accidents qui se manifestent si on ne les pratique pas. Si la présence d'un petit corps étranger dans le globe oculaire a déterminé l'opacité du cristallin ou, autrement dit, une cataracte traumatique, on remédiera à cet accident par l'opération chirurgicale, applicable dans le cas de cataracte spontanée.

Les blessures du nez portent sur les parties molles, ou sur les parties osseuses isolément, ou bien sur les parties molles et sur les parties osseuses tout à la fois. Les balles qui atteignent cet organe y produisent ordinairement des plaies irrégulières, contuses, qu'on doit se hâter de réunir le mieux qu'il est possible afin d'éviter les difformités choquantes qui résulteraient d'une cicatrisation vicieuse, ou de la perte d'une portion plus ou moins considérable de cet organe ; si la balle a porté son action sur les os du nez, on doit extraire toutes les petites esquilles mobiles qu'on juge incapables de réunion, placer dans les narines des bouts de sonde, qui serviront, pour ainsi dire, de moule à la cicatrisation, employer les saignées générales répétées, pour peu que la face menace de devenir le siége d'une inflammation érysipélateuse, qui pourrait se propager jusqu'au cuir chevelu, et de là jusqu'au cerveau. Enfin, si le projectile a emporté le nez presque en totalité, on pourra, après l'entière cicatrisation de la blessure et selon la volonté du blessé, essayer de remédier à la difformité par la rhinoplastie, opération toujours assez chanceuse dans les suites, et dont les résultats sont, en général, bien loin de se rapprocher du naturel.

Je ferai rentrer les blessures par armes à feu, de toutes les autres parties de la face, dans ce que je vais dire des lésions de la bouche. Il est facile, en effet, de se convaincre par l'examen anatomique que les os maxillaires supérieurs, le maxillaire inférieur, la langue, les joues, les lèvres, la région sus-hyoïdienne toute entière, entrent dans la composition de la cavité buccale. Cette marche m'évitera beaucoup de répétitions, et je n'en serai pas moins complet pour cela.

Les coups de feu qui atteignent la bouche sont tirés d'une distance plus ou moins éloignée, comme cela arrive tous les jours sur le champ de bataille ; ou bien ils sont tirés directement dans cette cavité, ou contre une des parois qui la composent (c'est ordinairement la paroi sus-hyoïdienne), et alors il en résulte des désordres effrayants et presque toujours mortels.

Quand les coups de feu viennent de loin, ils peuvent, après avoir perforé les parois de la cavité buccale, y entrer et s'y arrêter sans produire d'autres désordres ; ou bien, fracturer comminutivement un des deux maxillaires, ou les deux maxillaires supérieurs, le maxillaire inférieur, blesser la langue et, en un mot, produire de très grands désordres, qui cependant, comme le démontre l'observation, guérissent plus facilement que toute autre plaie d'arme à feu, même moins grave, située dans toute autre région du corps. Veut-on un exemple de l'innocuité de certains coups de feu pénétrant dans la cavité buccale, on n'a qu'à lire celui que cite M. Baudens d'un officier du 30e de ligne, qui se battait en fumant un cigare et qui eut la joue droite traversée par une balle. Celle-ci tomba dans la bouche et l'officier la cracha de suite avec de la fumée. (*Plaies d'armes à feu*, p. 183.) On peut consulter, en second lieu, celui que rapporte M. Dare, chirurgien-major du corps royal, cité par Percy en 1792, d'une balle qui entra dans la cavité buccale, et après avoir cassé une dent molaire d'en bas, s'enclava entre les deux collatérales, d'où on la fit sortir avec la pointe d'une spatule. (P. 116.)

Le fait suivant, cité par le baron Larrey, nous montre, au contraire, une de ces grandes fractures de la face, qui, malgré l'énormité des accidents qui les suivent, laissent cependant survivre le blessé, mais avec une difformité quelquefois repoussante. Il s'agit, dans cette observation, d'un soldat nommé Vauté, qui fut blessé à la face par un boulet, au siége d'Alexandrie. Le projectile produisit les désordres suivants : 1° ablation d'une partie de l'os de la pommette du côté droit ; 2° ablation des deux os maxillaires supérieurs ; 3° des deux os carrés du nez ; 4° des cartilages du nez ; 5° du vomer ; 6° de la lame médiane de l'ethmoïde ; 7° de l'os de la pommette gauche ; 8° d'une partie de l'arcade zigomatique de ce côté ; 9° et enfin d'une grande partie du maxillaire inférieur. Il est inutile de dire que toutes les parties molles correspondantes étaient horriblement attrites. M. Larrey pansa ce malheureux, lui enleva ses esquilles, retrancha les chairs trop attrites, et au bout de deux mois, cette horrible plaie était cicatrisée. Un masque d'argent doré que porta cet individu lui permit d'entrer aux Invalides et de supporter encore la vie, qu'il avait conservée presque par miracle.

Les individus qui tentent de s'ôter la vie par le suicide appliquent ordinairement le canon de leur arme ou contre la paroi buccale inférieure (région sous-hyoïdienne), ou l'introduisent entre les arcades dentaires, dans l'intérieur même de cette cavité. Dans ces derniers cas, l'expansion des gaz produits par la déflagration de la poudre écarte violemment les parois molles et osseuses de la bouche, les déchire et les fracture, et la balle, dirigée de bas en haut, et d'avant en arrière, perce la voûte palatine, entre dans les fosses nasales, où elle s'arrête quelquefois, et alors, le cas peut ne pas être subitement mortel; mais, le plus ordinairement, la balle poursuit son cours, fracture la base du crâne et va désorganiser telle ou telle portion du cerveau. La mort instantanée est le résultat le plus ordinaire d'une pareille blessure.

Mais si les individus qui ont l'intention de se suicider appliquent le canon du fusil ou du pistolet qui doit les détruire contre la région sus-hyoïdienne, on observe, dans certains cas, soit à la suite du mouvement qui se produit lorsque la détente est lâchée, soit à la suite de toute autre cause, que la balle prend une direction oblique de bas en haut, et d'arrière en avant, qui la fait ressortir par un point de la face, après avoir produit une mutilation horrible, et le plus souvent mortelle. Le 34e volume des mémoires de médecine et de chirurgie militaire contient un fait de ce genre, publié par M. Chambolle, chirurgien en chef de l'hôpital militaire de Dunkerque. Il s'agit, dans cette observation, d'un sous-officier du 40e de ligne, qui se tira un coup de fusil à bout portant dans la région sus-hyoïdienne. « La balle, dit M. Chambolle, au lieu de suivre une ligne parallèle à l'axe de la tête et de briser la base du crâne, parcourut un trajet oblique de bas en haut, et d'arrière en avant, et après avoir fracturé le corps de la mâchoire inférieure, la voûte palatine, d'autres parties de l'os maxillaire supérieur et le vomer, divisé le plancher de la bouche, et emporté en biseau la pointe de la langue, vint sortir au-dessus du point de jonction du frontal avec les os nasaux, en enlevant complétement ces derniers, ainsi que les parties molles qui les recouvrent, et en divisant verticalement en deux parties à peu près égales le lobule du nez. » (P. 259.)

Les malheureux qui survivent momentanément à de pareilles blessures ne tardent pas à se repentir de leur tentative : leur moral s'affecte, soit par l'idée du danger qu'ils courent, soit qu'ils nourrissent toujours l'idée première qui les a poussés au suicide. Ils sont muets par suite des lésions de leur cavité buccale ; puis, quelques jours après, arrivent les accidents consécutifs : la fièvre est intense, la suppuration abondante, et enfin, dans certains cas, les accidents cérébraux se déclarent et entraînent promptement ces infortunés au tombeau.

Deux observations que j'ai recueillies à la clinique chirurgicale de l'Hôtel-Dieu de Marseille, et que j'ai déjà publiées dans ma thèse pour le doctorat, en 1840, termineront ce que j'ai à dire sur les lésions de la bouche, et montreront sous une forme pratique les indications qu'offrent ces grandes blessures, et les complications qui les accompagnent ordinairement.

1° Plaie d'arme à feu ayant déterminé une fracture comminutive du maxillaire inférieur. — Mort. — Trois abcès au foie.

Terras (Étienne), cultivateur aux environs de Marseille, poussé par un sentiment de jalousie, conçoit le projet de se suicider. A cet effet, il applique, le 9 septembre 1839, la bouche d'un canon de fusil chargé à plomb contre la région sus-hyoïdienne, et lâche la détente à l'aide d'un fil entortillé à son pied. Il tombe baigné dans son sang et est transporté de suite à l'Hôtel-Dieu, où il nous offre les symptômes suivants : destruction, avec broiement, de toute la région sus-hyoïdienne, déchirure de la langue en deux portions latérales, s'écartant chacune de la ligne médiane, déchirure de la lèvre inférieure en deux lambeaux latéraux et un lambeau moyen, dans l'épaisseur duquel se trouve un fragment volumineux de la partie antérieure du corps de la mâchoire inférieure. Les deux fragments latéraux de cet os sont largement écartés et mobiles. — La lèvre supérieure est fendue sur la ligne médiane, depuis son bord libre jusqu'à la cloison du nez. — Le lobule de ce dernier organe n'existe plus. Il y a en outre, à la région cervicale antérieure et dans la direction de la trachée une plaie de deux pouces de long, qui n'intéresse que les téguments.— Toutes ces parties, lacérées et écartées les unes des autres, forment une large ouverture à bords mâchés, d'où s'écoule une assez grande quantité de sang, et au fond de laquelle s'agite la langue chaque fois que le malade veut essayer de parler. Terras est en outre presque suffoqué par le sang qui se porte en quantité considérable vers le fond de l'arrière-gorge. Le chirurgien chef interne de garde rafraîchit avec le bistouri les bords mâchés de toutes ces plaies et y applique plusieurs points de suture, pour les affronter. Il en place deux à l'extrémité de la langue, quatre à la lèvre inférieure, deux à la lèvre supérieure, cinq à la région cervicale antérieure. — Deux bouts de sonde en gomme élastique sont introduits dans les narines et fixés par un fil au bonnet du malade. Des gâteaux de charpie et une fronde complètent le pansement. Le blessé se répent déjà de sa tentative pendant qu'on lui applique ce premier appareil. A dix heures du soir, on lui pratique une saignée de 360 grammes, et on lui donne du tilleul pour boisson.

Le 11, vingt-quatre heures après l'entrée du malade à l'hôpital, la déglutition est difficile. Les liquides s'échappent par la plaie du cou, dont le gonflement occasionne au malade de vives douleurs, rougeur érysipélateuse de la face (diète, orangeade).

Le 12, diminution de la rougeur, la réunion semble vouloir se faire partout.

Le 14, une suppuration abondante et fétide s'écoule de l'intérieur de la cavité buccale. On enlève les points de suture du cou et du menton. Les plaies étaient en bonne voie de cicatrisation lorsque, le 21 septembre, arrivent des frissons et du délire (diète, décoct. quinquina).

Le 22, suppression totale de la suppuration.

Le 23, à sept heures du matin, réapparition des frissons; mort dans la matinée.

Autopsie vingt-quatre heures après la mort.

Crâne. — Cerveau anémique.

Thorax. — Poumons parfaitement crépitants, concrétions polypeuses dans les cavités droites du cœur, et dans toutes les veines de gros calibre.

Abdomen. — Trois abcès à la face inférieure du foie, rougeur diffuse à la bifurcation de la veine porte.

Les os qui ont éprouvé des fractures n'offrent encore aucune trace de réunion, ils sont rugueux et baignés de pus fétide.

2° *Plaie d'arme à feu suivie de fracture du maxillaire inférieur, de destruction de toutes les parties molles du cou. — Mort. — Balle logée dans les fosses nasales. — Abcès dans le foie et le cervelet.*

Le lendemain de l'arrivée du malade, dont nous venons de rapporter l'observation, on transporte à l'Hôtel-Dieu, à huit heures du matin, le nommé Boiron, ouvrier opticien, qui avait tenté de se détruire avec un pistolet dont il avait appliqué la bouche du canon contre la région sus-hyoïdienne ; cette région est totalement détruite. Des parties latérales et inférieures des joues pendent des lambeaux de chair mâchés et frangés. Il y a fracture verticale du maxillaire inférieur, à un pouce du côté gauche de la ligne médiane. Les muscles qui fixent la langue à cet os étant entièrement détruits, celle-ci descend jusqu'au niveau du bord inférieur du maxillaire inférieur.

Un fil traversant la langue la fait de suite remonter dans sa position normale, et des points de suture réunissent aussi bien que possible cette plaie horriblement mâchée. Le malade est dans un profond désespoir, et ne nourrit que l'idée de la mort qu'il ne cesse de manifester sur le papier. Il y a une légère hémorrhagie (diète, boissons à la glace).

Le 12, face pâle, décomposée, ecchymoses au pourtour des cavités orbitaires, douleurs générales, chaleur à la peau, pouls vite et un peu plus fort que la veille, continuation de l'hémorrhagie. Même abattement moral. On ne touche pas à l'appareil appliqué la veille.

Le 13, on fait avec la sonde œsophagienne des injections de décoction d'orge dans l'estomac, car le malade ne peut rien prendre par la voie alimentaire normale.

Le 14, suppuration abondante, découragement excessif, douleurs abdominales (continuation des injections). La suppuration devient de plus abondante et le malade s'affecte beaucoup de ne pouvoir prendre aucune espèce de nourriture.

Le 20, Boiron présente, outre les symptômes habituels, des douleurs abdominales violentes pour lesquelles on ordonne une application de vingt sangsues ; il désigne lui-même la région du foie comme étant la plus douloureuse. Cette application ne produit aucun soulagement, et le 24 septembre ce malheureux cesse de vivre.

Autopsie vingt-quatre heures après la mort.

Écartement complet des lambeaux qu'on avait réunis à l'aide de la suture, fracture verticale du maxillaire inférieur au niveau de la canine droite, destruction complète du plancher de la cavité buccale. Le maxillaire inférieur désarticulé laisse apercevoir une déchirure du voile du palais, et sur la ligne médiane une ouverture à la voûte palatine ; immédiatement derrière l'arcade dentaire, cette ouverture communique avec les fosses nasales du côté gauche, où se trouve logée la balle fortement aplatie. Les organes thoraciques sont sains. Après avoir ouvert l'abdomen, on aperçoit sur la face convexe du foie plusieurs taches jaunes de forme arrondie, ce sont de petits abcès dont le pus est encore à l'état concret. Le cerveau offre une forte injection veineuse de son hémisphère gauche, et le lobe droit du cervelet est le siége d'un abcès du volume d'une petite noix.

Comme on le voit par ces deux observations, le traitement des grandes plaies d'armes à feu de la bouche consiste : 1° à simplifier la plaie par l'extraction des esquilles, l'excision des bords contus; 2° à surveiller le développement des accidents consécutifs ; 3° à tonifier le blessé lorsque la suppuration est très abondante; 4° et enfin à suivre avec intelligence la cicatrisation pour diminuer, autant que possible, la difformité, résultat presque inévitable d'une pareille lésion.

CHAPITRE III.

BLESSURES DU COU.

« L'espèce de caprice qui préside aux plaies d'armes à feu, dit M. Hutin (*Relation chir. de la prise de Constantine*) se fait surtout remarquer ici. On se demande comment il est possible qu'une balle traverse le cou dans un sens ou dans un autre, sans toucher à ses nombreux organes si importants, si essentiels, et dont la lésion serait suivie de si funestes accidents. »

Le cou présente en effet dans sa structure anatomique une foule d'organes de la plus haute importance physiologique, grouppés les uns contre les autres dans un très petit espace, sillonné cependant très souvent dans tous les sens par des projectiles sans que le blessé éprouve des accidents graves capables de compromettre son existence. Ces organes sont, d'abord la moelle épinière, puis des branches nerveuses parmi lesquelles on compte le nerf phrénique et le pneumo-gastrique, les plexus cervicaux et brachiaux; vient ensuite la carotide et ses nombreuses divisions; les veines jugulaires, la trachée artère, le larynx et l'œsophage.

§ I. — PLAIES SIMPLES.

Les plaies d'armes à feu qui n'intéressent que la peau et les muscles des diverses régions cervicales sont, comme partout ailleurs, exemptes de dangers, dans la majorité des cas du moins. Elles nécessitent seulement une surveillance assez active pour s'opposer à un gonflement trop considérable qui pourrait comprimer la trachée artère, le pharynx ou l'œsophage, et gêner ainsi soit les fonctions vocales ou respiratoires, soit celle de la déglutition.

Quelquefois la balle éprouve au cou les réflexions dont nous avons parlé au sujet de l'action des surfaces concaves et des surfaces convexes sur les projectiles, c'est-à-dire qu'elle pénètre dans cette partie du corps par un point quelconque de sa surface, la contourne et vient sortir par une ouverture voisine de celle qu'elle a faite en entrant, sans avoir causé aucune lésion dangereuse.

Les plaies d'armes à feu simples du cou exigent quelques débridements lorsqu'elles siégent dans les muscles de la région postérieure entourés d'aponévroses fortes et résistantes qui pourraient déterminer l'étranglement; on les recouvrira ensuite d'un simple appareil, et si la fièvre est forte, et s'il survient des phénomènes inflammatoires locaux intenses, on pratiquera au blessé une ou plusieurs saignées générales.

§ II. — PLAIES DE LA MOELLE ÉPINIÈRE ET DES NERFS.

La moelle épinière ne peut être atteinte par une balle qu'après une fracture préalable des vertèbres cervicales. Quand cette fracture a lieu, il peut se faire que des esquilles s'enfoncent plus ou moins profondément dans la substance du cordon nerveux rachidien, et produisent les phénomènes d'une compression très grave; d'autres fois cette compression a lieu à la suite d'un épanchement qui remplit plus ou moins complétement le canal rachidien.

La lésion de la moelle épinière cervicale s'annonce ordinairement par la paralysie plus ou moins profonde de toutes les parties situées au dessous de la blessure, par l'anéantissement de la sensibilité et de la myotilité. En même temps les urines sont retenues dans la vessie, et les matières fécales dans le rectum. La mort est la suite presque inévitable d'une pareille blessure; il peut arriver, il est vrai, que les blessés vivent pendant un certain temps avec les symptômes dont nous venons de parler; mais ils finissent toujours par succomber quand arrive la myélite traumatique. Les désordres sont trop profonds dans le cas qui nous occupe pour que le doigt et les instruments chirurgicaux puissent les atteindre. Il faudrait pour arriver jusqu'à la colonne vertébrale des débridements qu'on n'oserait jamais pratiquer dans une région si abondamment pourvue de parties anatomiques essentielles à la vie. La région cervicale postérieure pourrait seule être traversée sans danger par les instruments, et probablement les manœuvres opératoires seraient rendues très difficiles par les contractions vigoureuses des nombreux muscles de cette région.

La lésion des nerfs phrénique et pneumo-gastrique peut consister en une simple déchirure, une contusion, ou bien dans leur section entière. Il en résulte de très grands troubles physiologiques, se terminant d'autant plus rapidement par la mort que la blessure du phrénique ou du pneumo-gastrique existe rarement seule. Quand un de ces filets nerveux a été incomplétement coupé, il y a, indépendamment des symptômes dont nous venons de parler, des douleurs plus ou moins violentes, comme celles qui résultent de la section de tout filet nerveux en général; mais le chirurgien a ici le désavantage immense de ne pouvoir agir comme il le ferait dans tout autre cas de blessure d'un filet nerveux. On achève en effet, sans hésiter, la section d'une branche nerveuse d'un membre, ou de toute autre partie du corps; mais on n'osera jamais couper en travers des nerfs si importants que le phrénique, ou le pneumo-gastrique.

La commotion des nerfs du plexus brachial est ordinairement suivie d'une paralysie plus ou moins rebelle du membre supérieur correspondant... Leur déchirure par les projectiles de guerre ne donne pas lieu à d'autres considérations que celles dans lesquelles je suis entré au chapitre des plaies des nerfs en général.

§ III. — PLAIES DES VAISSEAUX.

La carotide primitive et ses principales divisions fournissent en peu d'instants une hémorrhagie primitive ou secondaire, mortelle si on n'arrête promptement l'écoulement de sang par la ligature faite au dessous de la blessure. Il y aurait en effet, en premier lieu, trop de difficulté à chercher la branche artérielle lésée au milieu du trajet contus et mâché du projectile ; et ensuite la compression est impraticable au cou, faute de point d'appui suffisant d'abord, et en second lieu, à cause de la gêne que ce moyen hémostatique apporterait à l'exercice des fonctions vocales, respiratoires et digestives. Cette compression pourrait du reste déterminer une stase sanguine dangereuse dans le cerveau La ligature de la carotide primitive est donc le seul moyen rationnel d'arrêter les hémorrhagies du cou.

§ IV. — PLAIES DU LARYNX ET DE LA TRACHÉE ARTÈRE.

Quand une balle coupe en travers la trachée artère, le danger est imminent, parce que l'extrémité inférieure, bouchée subitement par du sang et se retractant au milieu des parties environnantes, peut cesser pendant un certain temps de recevoir l'air atmosphérique dans son calibre et le malade périr suffoqué. L'introduction du sang dans les voies respiratoires profondes est encore un sujet de danger pour le blessé. Il faut en pareil cas tâcher d'affronter les deux portions du canal aérien, placer une canule dans la trachée, et employer comme le conseille Dupuytren, les antiphlogistiques avec une *extrême énergie*.

Quand la trachée artère ou le larynx n'ont subi qu'une petite perte de substance, les malades peuvent guérir sans perdre l'usage de la parole, après la cicatrisation; mais quand la plaie est large, il en résulte une fistule qui peut cependant encore, lorsqu'elle est bouchée, permettre la formation de la voix. Ainsi, d'après les rédacteurs des leçons orales de Dupuytren, Van-Swieten aurait vu un soldat demander l'aumône de porte en porte, faisant voir une large ouverture au larynx qu'il bouchait avec une éponge; alors, il pouvait parler facilement; mais sitôt que le trou était ouvert, il perdait la voix. Cette blessure était le résultat d'un coup de feu, reçu plusieurs années auparavant

Les plaies d'armes à feu des voies aériennes sont rarement accompagnées d'emphysème, car l'étendue de la plaie et les débridements qu'on y pratique établissent à l'air un large passage à travers lequel il peut aisément sortir des voies respiratoires.

§ V. — PLAIES DE L'ŒSOPHAGE ET DU PHARYNX.

Ces deux portions du canal alimentaire sont situées trop profondement pour être lésées seules, le plus souvent elles sont blessées en même temps que la moëlle épinière, la carotide primitive, ou une grosse branche artérielle. Il est alors bien facile de comprendre que la blessure du pharynx ou celle de l'œsophage devient tout à fait secondaire à côté d'une pareille lésion. Ordinairement les blessures dont nous nous occupons s'annoncent par l'issue des aliments et des boissons à travers la plaie extérieure. La thérapeutique en est fort simple, elle consiste à introduire une sonde œsophagienne dans l'estomac et à nourrir le blessé par cette voie jusqu'à la parfaite cicatrisation de la plaie du canal alimentaire. Si ce dernier est coupé en travers, les deux extrémités peuvent ne plus correspondre l'une à l'autre, et les aliments parvenant dans la cavité thoracique, y déterminer une pleurésie fort grave.

§ VI. — COMPLICATION DE CORPS ÉTRANGERS.

Les projectiles, les esquilles et tous les corps étrangers qui compliquent les plaies du cou par leur présence, doivent être extraits lorsqu'ils sont à la portée des instruments, et que leur extraction n'exige pas de trop grands débridements. Dans le cas contraire, il vaut mieux les laisser au sein des parties que de s'exposer en les cherchant au milieu d'organes si délicats à produire, peut-être une lésion plus grave que celle qu'on chercherait à pallier. La trachéotomie est impérieusement indiquée dans le cas où un projectile ou tout autre corps étranger aurait pénétré dans la trachée artère. On doit y recourir promptement et sans hésitation.

CHAPITRE IV.

PLAIES DE POITRINE PAR ARMES A FEU.

L'importance des organes contenus dans la cavité viscérale, dont nous allons nous occuper, rend compte de la gravité des blessures qu'y déterminent les projectiles lancés par la poudre à canon. Il suffit, en effet, pour concevoir cette gravité, de se rappeler que la poitrine renferme le cœur, les deux poumons, l'aorte et un grand nombre de ses divisions, l'œsophage, etc. En un mot, les organes chargés de présider aux deux fonctions de la respiration et de la circulation.

Les auteurs divisent en général les plaies de poitrine : 1° en plaies non pénétrantes ; 2° plaies pénétrantes sans lésion des viscères ; 3° en plaies pénétrantes avec lésion des viscères.

Dans l'exposé que nous allons faire des plaies par armes à feu de la poitrine, nous suivrons l'ordre de superposition des organes qui entrent dans sa composition. Ainsi, nous étudierons d'abord les blessures des parois qui comprennent des parties molles, cutanées et musculaires, et des parties osseuses, telles que les côtes et leurs cartilages, le sternum, la colonne vertébrale et l'omoplate ; nous suivrons ensuite les projectiles pénétrant à travers les parois thoraciques, entrant dans les cavités pleurales, en sortant, ou y restant sans produire de lésions aux viscères, bien que semblant les avoir traversé de part en part. Nous étudierons ensuite les plaies du poumon, du cœur, des gros vaisseaux, et les nombreux accidents qui les compliquent : l'hémorrhagie, l'emphysème, l'épanchement. Enfin, nous dirons quelques mots des blessures de l'œsophage et de celles du diaphragme.

§ I. — PLAIE DES PARTIES MOLLES QUI COMPOSENT LES PAROIS.

Les projectiles qui arrivent sur la poitrine au plein de leur force et perpendiculairement, se bornent rarement à y produire une plaie simple et non pénétrante ; il n'y a guère que les balles qui atteignent obliquement le thorax qui se creusent à la surface de ses parois un trajet plus ou moins étendu en largeur et en profondeur, ou bien qui pénétrant sous la peau et quelquefois sous les muscles glissent à la surface des côtes et vont sortir par le point diamétralement opposé à leur entrée. C'est ce qui fait croire à certains blessés qu'ils ont eu la cavité thoracique traversée de part en part et fait considérer leur guérison comme un véritable miracle par ceux qui ne connaissent pas les nombreuses réflexions que les projectiles subissent en traversant nos tissus. Nous n'avons pas besoin de nous arrêter à expliquer ici pour la seconde fois la manière dont se produisent les blessures curieuses dont il s'agit. Elles sont le résultat des mêmes lois physiques de la réflexion des projectiles sur les surfaces convexes et concaves que nous avons étudiées plus haut au chapitre des plaies des téguments du crâne.

L'arme blanche, qui produit une piqûre ou une solution de continuité plus ou moins large aux parois thoraciques, n'occasionne pas de contusion, dans la majorité des cas du moins, ce qui fait qu'un simple pansement, aidé de quelques saignées générales, suffit pour guérir la blessure au bout d'un certain temps, quelquefois très court. Mais la balle, instrument contondant par excellence, peut dans certains cas, bien que n'ayant pas fracturé les os des parois thoraciques, avoir déterminé une contusion assez violente pour se propager jusqu'à la plèvre ou jusqu'au poumon, et donner lieu à une pleurésie ou à une pneumonie très dangereuses.

Les gros projectiles bornent rarement leur action aux parties molles des parois. Le plus souvent, ils déterminent des fractures comminutives aux côtes, au sternum, à la colonne vertébrale, contusionnent et même opèrent, dans certains cas, le broiement du cœur, des poumons, etc., blessures tout à fait au-dessus des ressources de l'art.

Le traitement des plaies d'armes à feu des parties molles pariétales et du thorax est fort simple. Un pansement à plat suffit si la balle s'est creusé un canal plus ou moins profond dans l'épaisseur de la peau et des muscles sous-cutanés. Si, au contraire, elle a suivi un trajet plus ou moins long sous la peau, de manière, par exemple, à contourner la poitrine depuis le sternum en avant jusqu'à la colonne vertébrale en arrière, les soins à donner à la blessure varieront selon que le projectile sera demeuré dans les tissus (et alors il n'y aura que l'ouverture d'entrée), ou selon qu'il en sera sorti. Dans le premier cas, on tâchera de reconnaître la place occupée par le projectile à l'aide des doigts, promenés doucement sur le trajet de la blessure. Si on le rencontre, on le fixera solidement, de manière à le faire saillir à travers la peau, et il suffira d'une simple incision pour l'amener au dehors. Puis ensuite, si le trajet de la plaie contenait du sang épanché en trop grande quantité pour qu'on puisse présumer que ce corps étranger nuise à la cicatrisation, on pourra pratiquer deux ou trois contre-ouvertures, afin de faciliter ce dernier travail.

Si le projectile est sorti en déterminant deux ouvertures, tout le traitement se bornera à la dernière indication que nous venons de signaler, et on pourrait même, pour faciliter la cicatrisation, si l'ouverture d'entrée et celle de sortie étaient voisines l'une de l'autre, couper le pont qui les sépare à l'aide d'une incision, et n'en faire ainsi qu'une seule et même plaie. Un pansement simple, soutenu par un bandage de corps modérément serré, suffit pour amener la guérison rapide de ces trajets creusés par les balles. Mais quand l'action des projectiles se fait ressentir jusqu'à la plèvre ou le poumon, et qu'il survient un point pleurétique plus ou moins violent ou une pleuro-pneumonie au point correspondant à la blessure, il faut ne pas être avare de saignées, et harceler le mal avec autant d'activité qu'il met d'énergie et de vitesse à envahir nos tissus. Il va sans dire qu'il faut défendre au blessé de faire des efforts respiratoires trop étendus, de parler trop haut, de chanter; en un mot, il est urgent d'éviter tout ce qui peut exagérer les mouvements des parois thoraciques, et retarder ainsi la cicatrisation de la blessure.

§ II. — FRACTURES DES CÔTES.

Les fractures des côtes peuvent siéger dans leur partie cartilagineuse ou dans leur partie osseuse : les plus fréquentes s'observent dans la partie osseuse. Elles sont ordinairement fort graves à cause des esquilles qui les accompagnent, et causent en général de grands désordres, soit en irritant la plèvre, en piquant le poumon, en s'enfonçant plus ou moins profondément dans son parenchyme, ou enfin en tombant dans une cavité pleurale.

Les fractures des cartilages costaux sont ordinairement beaucoup moins graves que celles de la portion osseuse de ces os, et cela parce qu'elles ne sont pas, comme ces derniers, accompagnées d'esquilles pointues et nombreuses. Leur lésion est, par conséquent, moins souvent compliquée de pleurésie, de pleuro-pneumonie, de plaies du poumon, accidents qui font toute la gravité des plaies de poitrine. Leur suite la plus habituelle est la nécrose du cartilage touché par le projectile, nécrose qui détermine une ou plusieurs fistules, ne s'oblitérant qu'après l'entière élimination des parties mortes, qui souvent se fait très longtemps attendre.

Les côtes peuvent avoir leurs portions osseuses fracturées sur un ou plusieurs points de l'arc qui les compose. Si le projectile ne produit qu'une ouverture d'entrée, la côte ne sera fracturée qu'en un seul point, tandis que s'il donne lieu à une ouverture d'entrée et à une ouverture de sortie, elle sera fracturée en deux endroits ; ou, ce qui arrive assez souvent, la fracture provenant de la sortie de la balle aura son siége sur une côte différente de celle qui a été fracassée par l'entrée du projectile.

La balle qui arrive perpendiculairement sur une côte, à la partie latérale de la poitrine par exemple, détermine dans cet arc osseux une courbure qui tend à détruire celle qui lui est naturelle. Cette courbure allant jusqu'à l'excès, la côte se fracture ordinairement en plusieurs fragments, qui ont tous de la tendance à blesser les organes intrathoraciques, parce que leur pointe se dirige vers l'intérieur de cette cavité ; de là résultent les piqûres de la plèvre, quelquefois de l'artère intercostale, souvent du poumon. La balle peut avoir épuisé sa force en fracturant une côte. D'autres fois, elle va plus loin, perfore le poumon, entraînant avec elle une ou plusieurs esquilles qu'elle détache tout à fait du corps de l'os, et qu'elle enfonce à une profondeur variable dans l'épaisseur de cet organe. Enfin, dans certains cas, elle perfore le poumon dans toute l'étendue d'un des diamètres de la poitrine et ressort par un point très éloigné de son entrée, en produisant une seconde fracture de côte. Cette seconde fracture est beaucoup moins dangereuse que la première, car le projectile qui, en entrant dans la poitrine, a poussé les esquilles de dehors en dedans et dirigé par conséquent leur pointe vers les organes intra-thoraciques, les pousse en sortant dans une direction inverse, c'est-à-dire de dedans en dehors, de telle sorte que l'action de ces pointes ne peut se faire sentir que sur les muscles et la peau, organes d'une bien moindre valeur importante physiologique que les poumons, la plèvre, etc.

D'autres fois, la balle après avoir fracturé une côte, et après avoir ouvert une des parois thoraciques tombe dans l'angle costo-diaphragmatique avec une ou plusieurs esquilles et y produit des accidents que nous examinerons plus bas. Les fractures des côtes sont faciles à reconnaître. Dans la majorité des cas, la plaie produite par le projectile est assez étendue pour permettre au doigt de constater leur existence; du reste, la crépitation, signe non équivoque des fractures en général, éclairerait le diagnostic si la vue et le tact ne suffisaient pas pour le confirmer. En outre, le blessé éprouve de violentes douleurs lorsqu'il veut se livrer au moindre mouvement d'inspiration, et si le poumon a été blessé en même temps, soit par la balle, soit par des esquilles détachées de la côte, la dypsnée et le crachement de sang viennent achever de corroborer le diagnostic.

Il faut en pareil cas se hâter d'enlever toutes les esquilles, ou du moins toutes celles qui sont à la portée du doigt et des instruments. Si la plaie n'est pas assez large, pour permettre le libre exercice de ces manœuvres chirurgicales, il faut l'agrandir de suite à l'aide de débridements convenables. Une fois les esquilles enlevées, la plaie doit être pansée simplement, et tous les soins du chirurgien doivent se diriger sur les suites presque inévitables des fractures comminutives savoir la pneumonie la pleurésie, etc. Il sera prudent de pratiquer dès le début une ou plusieurs saignées générales; qu'on répétera plus tard lors de l'apparition des accidents, en plus ou moins grand nombre de fois, selon la constitution du sujet.

Les esquilles profondément engagées dans le poumon, y déterminent souvent dans le principe une hémorrhagie plus ou moins dangereuse, puis plus tard une inflammation suivie de suppuration qui peut amener le marasme du blessé et la mort; si le corps étranger n'est pas expulsé au dehors.

Pendant toute la durée du traitement des fractures des côtes, un bandage de corps un peu serré sera appliqué autour de la poitrine, il aura pour but de gêner les mouvements respiratoires, et de forcer le blessé à respirer en entier par le secours du diaphragme.

§ III. — FRACTURES DU STERNUM.

Le sternum peut offrir dans ses fractures les mêmes phénomènes à peu près que les os du crâne. Ainsi, une balle peut arriver seulement à sa surface et la contusionner, ou bien, s'enfoncer plus ou moins profondément dans son tissu, et en dernier lieu le perforer et entrer dans la poitrine, après avoir déterminé un plus ou moins grand nombre de fragments. Dans tous les cas il faut dès qu'on le peut pratiquer l'extraction du projectile enfoncé dans l'os et enlever les esquilles. Si le projectile était plus engagé du côté de la poitrine que près des parties extérieures, et si on craignait en se servant de tire-fond ou de tout autre instrument, de l'enfoncer dans le médiastin antérieur, on pourrait employer comme au crâne une couronne de trépan qui comprendrait tout à la fois ce projectile et la rondelle osseuse qui l'emprisonne.

Dans les cas les plus simples, comme dans les cas les

plus compliqués de fracture du sternum, il faut se tenir en garde contre les accidents consécutifs qui sont quelque fois terribles, et les combattre énergiquement par les antiphlogistiques.

Dans quelques cas malheureux, le tissu cellulaire du médiastin antérieur s'enflamme, et il s'y forme une collection purulente devenant quelquefois assez considérable, et pouvant fuser jusque dans l'abdomen où son arrivée cause de très grands désordres.

§ IV. — FRACTURES DE LA COLONNE VERTÉBRALE.

Nous devrions à la rigueur ne nous occuper ici que des fractures produites à la colonne vertébrale par les projectiles qui ne pénètrent pas dans la cavité thoracique ; mais pour ne pas être obligé de revenir deux fois sur le même chapitre, nous dirons tout ce qu'il y a à dire sur les fractures des vertébrales dorsales produites par les projectiles pénétrants, aussi bien que par les non pénétrants.

Les vertèbres dorsales peuvent être atteintes dans toutes les parties qui les composent ; dans les apophyses épineuses, ou dans les transverses, ou enfin dans leurs corps. Le voisinage du cordon nerveux qu'elles sont destinées à loger dans le canal, qui résulte de leur réunion, constitue tout le danger de leurs blessures. Quand la moelle épinière est intacte, qu'elle n'a été ni commotionnée, ni contuse, ni déchirée, la fracture des vertèbres peut guérir comme une fracture des côtes, comme celle du sternum.

Mais si la moelle épinière a été déchirée par la pointe d'une esquille ou par la balle, la lésion est presque toujours au-dessus des ressources de l'art, et le blessé succombe, dans certains cas, immédiatement après l'accident ; d'autres fois plus ou moins longtemps après. Alors il y a ordinairement paralysie de tous les organes, auquel se distribuent des nerfs émanant de la partie de la moelle inférieure à la blessure (les extrémités inférieures, la vessie, le rectum, etc.). Cet état se prolonge jusqu'au moment où arrive l'inflammation, provenant de l'irritation causée par le corps étranger, et presque toujours cette inflammation se termine d'une manière fatale.

§ V. — FRACTURES DE L'OMOPLATE.

Les fractures de la cavité glénoïde, de l'apophyse coracoïde et de l'acromion, rentrent dans la classe des lésions articulaires de l'épaule ; aussi ne nous arrêterons-nous ici qu'aux fractures de la portion de l'omoplate, faisant réellement fonction de paroi thoracique, c'est-à-dire la fosse sus-épineuse, l'épine et la fosse sous-épineuse. Les solutions de continuité de cet os par les projectiles de guerre sont ordinairement étoilées et accompagnées d'un assez grand nombre d'esquilles, qu'il faut extraire le plus promptement possible à l'aide de débridements convenables : ces débridements n'ont pas besoin d'être bien larges et bien profonds chez les sujets dont le système musculaire est faiblement développé, mais ils doivent posséder les qualités contraires chez les sujets à constitution athlétique, dont l'omoplate est recouvert par des muscles épais et vigoureux.

Si on n'a pas soin d'extraire avec minutie toutes les esquilles, elles piquent et irritent les chairs, font naître de vives douleurs, qui, dans certains cas, donnent lieu à un tétanos rapidement mortel. (Nous en avons cité plus haut un exemple, appartenant à M. Larrey.) Il faut combattre avec une extrême énergie cet accident, et tous ceux qui pourraient survenir.

Après avoir vu tout ce qui se rapporte aux plaies par

armes à feu des parois de la poitrine, et avant de passer à l'étude des lésions des viscères contenus dans cette cavité, nous allons nous arrêter un instant à examiner la question suivante, savoir, s'il est toujours facile de distinguer une plaie pénétrante d'une plaie non pénétrante; et, dans le cas contraire, si on doit chercher à acquérir la certitude de la pénétration ou de la non pénétration par le cathétérisme, ou par tout autre moyen d'investigation.

Ordinairement, une balle produit sur les parois de la poitrine une solution de continuité suffisamment grande pour éclairer le praticien à cet égard; mais il peut se faire dans certains cas que le projectile soit d'un volume moins grand que la balle, et qu'il ait déterminé une très petite ouverture aux parois thoraciques, ou bien encore qu'il n'ait pénétré dans une cavité pleurale qu'après avoir parcouru sous la peau un trajet oblique peut-être de plusieurs pouces de long. D'un autre côté, les symptômes qui dénotent le plus ordinairement la blessure des organes intra-thoraciques peuvent, dans certains cas, se manifester sans aucune lésion de ces derniers : ainsi, le crachement de sang accompagnant ordinairement la déchirure des tissus pulmonaires, peut, comme nous l'avons vu plus haut, se manifester à la suite d'une simple contusion du poumon, occasionnée par une blessure des parois; de sorte que si on se basait sur ce signe pour diagnostiquer la pénétration ou la non pénétration de la blessure, on pourrait facilement tomber dans l'erreur. Du reste, quand il n'y a pas de lésion aux viscères intra-thoraciques, la plaie pénétrante n'est pas plus dangereuse que la non pénétrante des parois, et il est inutile de chercher à s'en assurer par des moyens qu'on n'a pas d'ailleurs le temps d'employer sur le champ de bataille.

Dupuytren s'élève, avec juste raison, contre le cathétérisme, les injections, et une foule d'autres moyens inutiles et souvent dangereux qu'employaient les anciens chirurgiens, pour éclaircir le doute dont nous nous occupons en ce moment. « Dans les temps anciens, dit-il, les chirurgiens attachaient une grande importance à distinguer les plaies qui pénétraient dans l'une ou l'autre cavité thoracique de celles qui se perdaient dans l'épaisseur de leurs parois. Dans ce but, on y introduisait des stylets ou des sondes; on y poussait même des injections d'eau tiède, ou bien, après avoir fait faire au blessé une inspiration profonde, on lui fermait la bouche et les narines, et on lui commandait de faire un violent effort respiratoire. Si le stylet ou la sonde pénétraient à une certaine profondeur avec facilité, et suivant une direction qui les rapprochât de la plaie; ou bien si l'air expiré faisait irruption au dehors, à travers la solution de continuité, on prononçait que la plaie était pénétrante, et, dans le cas contraire, on jugeait qu'elle s'arrêtait dans l'épaisseur des parois thoraciques. Ces manœuvres ont été, avec beaucoup de raison, condamnées et proscrites par les chirurgiens modernes, qui les regardent comme infidèles, comme dangereuses même, ou au moins comme inutiles.

« Elles sont inutiles, car un changement de rapport survenu entre les plaies musculaires dans les divers mouvements du tronc peut très bien, la plaie étant étroite, changer la direction de son trajet, l'oblitérer même tout à fait, et apporter ainsi un obstacle insurmontable à l'introduction des sondes et des injections, à la sortie de l'air, et faire déclarer non pénétrante une plaie qui pénètre réellement.

« Elles sont inutiles, car tant qu'il ne survient pas d'accidents, il est à peu près égal de savoir si la plaie pénètre ou non, et lorsque ces accidents surviennent, ils suffisent or dinairement pour éclairer ce qu'il peut y avoir d'obscur dans le diagnostic. Enfin, ces manœuvres sont dangereuses, parce qu'un stylet introduit, même avec la plus grande précaution, peut détacher un caillot qui bouche une artère, et renouveler une hémorrhagie, ou tout au moins accroître une irritation dangereuse. Un liquide étranger, quelque doux qu'il soit, peut du reste irriter, enflammer la plèvre : il faut donc s'abstenir de ce moyen. » (*Leçons orales*, t. 6, p. 318.)

Plusieurs autres auteurs, parmi lesquels on compte Boyer, considèrent comme inutile l'emploi de ces moyens d'investigation; ils fondent leur opinion sur ce que la pénétration d'une plaie de poitrine ne constitue un état de gravité qu'autant que les viscères thoraciques sont lésés.

§ VI. — PLAIES DU POUMON.

Les poumons peuvent être atteints par les projectiles lancés par la poudre à canon, sur tous les points de leur surface, aussi bien à la face antérieure qu'à la face postérieure, et aussi bien à leur sommet qu'à leur base. Mais, dans ce dernier cas, leur blessure suppose ordinairement une lésion préalable de la cavité abdominale et du sceptum diaphragmatique; les plaies d'armes blanches reçues dans les combats n'atteignent guère, au contraire, les poumons qu'à leur face antérieure, sur les parties latérales, et surtout la droite.

La balle qui s'enfonce plus ou moins profondément dans le tissu d'un poumon, ou qui traverse un de ces organes de part en part, y détermine le même effet que nous lui avons vu produire sur tous les organes en général, c'est-à-dire qu'elle donne lieu à la formation d'une escarre suffisante pour opposer une digue à l'hémorrhagie qui résulterait de la lésion des petits vaisseaux, mais trop faible pour arrêter l'écoulement de sang des gros vaisseaux. La blessure est, dans ce dernier cas, aussi dangereuse que celle qui serait produite par un coup de sabre ou d'épée, tandis que, dans le premier cas, la plaie d'arme à feu offre, à tout prendre, moins de danger que la plaie d'arme blanche.

Les auteurs indiquent, en général, le crachement de sang comme étant le symptôme pathognomonique de la blessure du poumon. Dans la plupart des cas en effet ce crachement de sang a lieu avec plus ou moins d'abondance, selon la profondeur et l'étendue dc la blessure. Le malade rend quelquefois seulement un petit nombre de crachats sanguinolents, tandis qu'autrefois il vomit à pleine bouche une quantité considérable de sang spumeux et rutilant. C'est ordinairement lorsqu'un gros tronc veineux ou artériel a été ouvert que se manifeste cette abondante hémorrhagie.

Mais il faudrait bien se garder d'asseoir son diagnostic snr l'existence ou la non existence de ce seul signe, sous peine de commettre, dans certains cas, une erreur complète. Ainsi, il peut arriver qu'il y ait crachement de sang sans blessure au poumon, dans les cas par exemple de contusion des parois thoraciques par un gros projectile ou simplement par une balle, et d'autres fois blessure du tissu pulmonaire sans crachement de sang, comme cela arrive lorsque la balle, n'attaquant que la surface de l'organe, détermine une escarre qui bouche l'extrémité des petits vaisseaux divisés.

La blessure des poumons se traduit, en second lieu, par l'écoulement d'une plus ou moins grande quantité de sang à travers les lèvres de la plaie extérieure, ordinairement assez large pour lui donner passage. Ce sang s'échappe avec plus ou moins d'impétuosité de la blessure du poumon, tombe dans la cavité pleurale correspondante, y détermine un épanchement, et lorsqu'il arrive au niveau de la plaie des parois, s'échappe au dehors avec plus ou moins de force.

Il résulte de cette accumulation de sang dans la cavité thoracique une dypsnée subite et intense, et plusieurs autres symptômes très-graves que nous étudierons plus en détail, en nous occupant plus bas des épanchements thoraciques en général.

Le sang qui s'échappe d'une blessure des parois thoraciques peut provenir encore de la lésion d'une artère intercostale ou de la mammaire interne, et faire croire à une blessure du poumon, qui peut être parfaitement sain. Il importe donc de savoir positivement quelle est la lésion qu'on a à combattre, car la thérapeutique de ces deux cas varie du tout au tout. Ainsi, quand le sang provient d'une lésion pulmonaire, il faut boucher la plaie extérieure et favoriser son accumulation dans la cavité pleurale correspondante, car sa présence aide puissamment à arrêter l'hémorrhagie, en agissant mécaniquement comme agent compresseur.

Dans les cas d'intégrité de la substance pulmonaire et de lésion de l'intercostale, il faut, au contraire, user de tous les moyens possibles pour arrêter l'épanchement de ce liquide dans la poitrine, où il agirait comme corps étranger très irritant et gênerait considérablement l'accomplissement des fonctions respiratoires. Voici ce que dit Dupuytren au sujet du diagnostic de la blessure de l'intercostale, quelquefois très difficile à établir :

« Quand l'épanchement se forme d'une manière évidente, que le blessé ne crache qu'une très petite quantité de sang, que l'examen de la plaie fait connaître que celle-ci correspond à la hauteur occupée par une des artères intercostales, que les circonstances commémoratives apprennent que l'instrument vulnérant n'a dû qu'effleurer en quelque sorte la surface du poumon, on a des raisons de croire à la lésion de l'artère intercostale et de regarder l'épanchement comme un effet de la lésion. » (*Leçons orales*, t. 6, p. 323.)

Emphysème. — La blessure des poumons est, en troisième lieu, fort souvent suivie d'emphysème (de φυσχω, j'enfle). Cet accident consiste en une infiltration d'air dans le tissu cellulaire sous-cutané du cou, de la poitrine, du ventre, du scrotum, des membres, pouvant acquérir, dans certains cas, un volume énorme, et rendre beaucoup plus grave la lésion principale, dont il n'est qu'un symptôme

L'emphysème peut avoir lieu dans plusieurs cas, et dans chacun d'eux, son mode de production offre des différences qu'il importe de signaler; on l'observe: 1° dans les plaies du poumon, sans déchirures des parois thoraciques, comme celles qui seraient produites par l'action d'un gros projectile atteignant obliquement, et à la fin de sa course, la cavité thoracique; 2° dans les plaies sinueuses des parois thoraciques, sans lésion pulmonaire; 3° dans les plaies des parois, compliquées de blessure au poumon.

Dans le premier cas, le projectile produit souvent la fracture d'une ou plusieurs côtes dont les esquilles peuvent déchirer la plèvre et s'enfoncer à une profondeur variable dans le poumon correspondant. Dès lors, l'air arrivant dans l'inspiration jusqu'à la blessure, s'échappe dans la cavité pleurale, la remplit plus ou moins complétement, et tendant ensuite à en être expulsé pendant les mouvements expiratoires, il ne trouve d'autre voie que celle que lui fournit la blessure faite aux parois thoraciques par les pointes des côtes fracturées, et il fuit dans le tissu cellulaire environnant.

Dans le second cas, l'air pénètre dans la poitrine par la

blessure extérieure ; il remplit cette cavité, affaisse le poumon sain contre la colonne vertébrale, et lorsque les mouvements respiratoires tendent à le chasser au dehors, il trouve difficilement la route sinueuse qu'il a suivie en entrant, et s'infiltre dans le tissu cellulaire sous-cutané.

Quand la blessure des parois thoraciques est large, l'emphysème se montre rarement, parce qu'alors l'air atmosphérique trouve une égale facilité à entrer dans la poitrine et à en sortir.

Le même raisonnement s'applique au cas de blessure simultanée du poumon et des parois thoraciques ; seulement, alors, l'air qui cause l'emphysème sort de la blessure des viscères et trouve à s'échapper au dehors une facilité qui est en proportion directe de la largeur de la plaie extérieure.

L'emphysème est caractérisé par une tumeur molle, élastique, sans changement de couleur à la peau, qu'on ne peut méconnaître quand on l'a bien observée une fois. La palpation de cette tumeur fait éprouver aux doigts une sensation analogue à celle qui résulte de l'écrasement de l'amidon. Entre ces organes, c'est une espèce de crépitation caractéristique produite par l'air fuyant de cellule en cellule dans le tissu cellulaire à mesure que l'on comprime la tumeur à l'extérieur. Cette tumeur est d'autant plus volumineuse que le tissu cellulaire de la partie où elle siége est plus lâche, comme au scrotum et à la face. Rarement on la voit survenir aux endroits où le tissu cellulaire est dense et serré, à la paume des mains et à la plante des pieds, par exemple.

Littre rapporte l'observation d'un individu qui eut une infiltration d'air si considérable, qu'il y avait onze pouces d'intervalle entre la peau et la surface extérieure du sternum. Cet emphysème avait en outre neuf pouces au ventre, six au cou et quatre dans les autres parties du corps. L'air avait pénétré dans l'intérieur des yeux, et après la mort, ils avaient seize lignes de diamètre. (*Mémoire de l'Académie des Sciences*, 1713). Cette observation, bien qu'étrangère à notre sujet sous le rapport de la cause de la blessure (c'était un coup d'épée), nous montre cependant le volume que peut, dans certains cas, acquérir la tumeur emphysémateuse.

La masse d'air contenue dans la poitrine comprime quelquefois avec beaucoup de force le poumon lésé ou non contre la colonne vertébrale, refoule le diaphragme vers la cavité abdominale, et donne lieu ainsi à une dyspnée plus ou moins intense.

Dans certains cas ou la plaie est produite par le projectile aux parois thoraciques, est large, et surtout directe, il arrive qu'une portion plus ou moins considérable de poumon se précipite à travers les lèvres de cette solution de continuité et vient faire hernie au dehors. On doit tout d'abord essayer de réduire la portion herniée; si on ne peut y parvenir à la première tentative, temporiser et recommencer une seconde et une troisième fois, quand même la substance pulmonaire aurait une légère teinte livide, qu'elle peut perdre en rentrant dans la cavité thoracique. Ces précautions sont nécessaires, car on a vu des chirurgiens, trompés par cette légère lividité, se hâter d'exciser une portion de substance pulmonaire encore parfaitement saine.

Nous venons de voir que les signes pour lesquels se traduisent les plaies du poumon sont le crachement de sang, l'hémorrhagie, l'emphysème, la hernie du poumon, etc. Ces blessures offrent plus ou moins de gravité selon qu'elles sont situées à la base de l'organe ou à son sommet ; selon qu'elles sont compliquées de la présence de corps étrangers ou que leur trajet ne contient que l'escarre, suite du passage de la balle.

Il est facile de comprendre les raisons qui font qu'une plaie du sommet du poumon est plus grave que celle qui correspond, par exemple, au niveau du dixième ou du onzième espace intercostal. Dans ce cas, en effet, l'épanchement de sang, suite presque nécessaire de la blessure du viscère, n'aura que quelques pouces de hauteur et trouvera, au bas de la poitrine, une ouverture par laquelle il pourra s'échapper en partie au dehors, avec ou sans débridement préalable; tandis que si la plaie est située au sommet, la poitrine sera pleine de sang avant que l'épanchement arrive au niveau de la solution de continuité des parois.

Les corps étrangers qui peuvent s'engager dans la substance des poumons sont, en première ligne, les projectiles et, en second lieu, les corps entraînés par ces derniers, et détachés, soit des vêtements du blessé, comme des boutons des fragments de drap, etc., soit des esquilles résultant de la fracture d'une ou plusieurs côtes. Dans les cas où il est de toute impossibilité d'extraire les corps étrangers engagés dans la substance pulmonaire, ils occasionnent des accidents primitifs et consécutifs excessivement graves, qui, le plus souvent, amènent la mort du blessé, à la suite d'un long et pénible marasme et de suppurations abondantes. Quelquefois, après avoir séjourné pendant un temps indéterminé dans les poumons, ils tombent dans la cavité pleurale, dans l'angle costo-diaphragmatique, où des kystes isolateurs les séparent ordinairement des parties environnantes. J'emprunte à M. Baudens une observation qui trace, en peu de mots, le tableau complet des désordres que font naître les corps étrangers demeurés dans les voies aériennes ou tombés dans la cavité des plèvres

Il s'agit d'un grenadier, blessé d'un coup de feu au thorax pendant l'expédition de Médéah en 1830, et qui mourut trois mois après à l'hôpital du Dey.

« Il y avait (dit M. Baudens) fracture de la partie moyenne de la quatrième vraie côte; derrière cet arc osseux un foyer de pus susceptible d'admettre le poing, et circonscrit par de fausses membranes, épaisses d'un demi pouce, développées entre le parenchyme pulmonaire et les côtes. Ce foyer communiquait en dedans avec le trajet que la balle s'était ouvert dans le poumon ; ce trajet, rempli de pus, était tapissé d'une fausse membrane d'apparence muqueuse, et contenait deux petites esquilles, dont l'une faisait saillie dans la collection purulente dont nous avons parlé, et au fond de laquelle je retrouvai deux pièces d'os fixées par des adhérences. Au-dessous de cette collection circonscrite, en siégeait une autre beaucoup plus considérable, qui occupait la base de la poitrine et refoulait à la fois le diaphragme et le poumon. Cet épanchement de matières purulentes avait environ quatre pouces de diamètre en tout sens, et était entouré de fausses membranes très épaisses, pointillées en rouge, qui, après avoir subi une véritable organisation, étaient devenues comme tous les tissus vivants susceptibles de phlegmasie : ce kyste contenait plus d'un litre de sérosité purulente, au milieu de laquelle flottaient des débris de fausses membranes. On aurait pu lui donner issue sans arriver à la plèvre. Dans l'angle costo-diaphragmatique siégeaient la balle et deux longues esquilles, qui étaient tombées probablement peu de temps après l'accident, et que des kystes isolateurs retenaient en place. » (*Clinique des plaies d'armes à feu*, p. 246.)

On doit se proposer en première ligne, dans le traitement des plaies du poumon, d'empêcher l'invasion de la pneumonie traumatique et de la modérer si elle est déjà déclarée, lorsqu'on voit le blessé pour la première fois. On parvient à remplir cette indication par des évacuations sanguines abondantes, et répétées. Ainsi, on pratiquera sans hésiter deux, quatre, six, huit, dix saignées en très peu de temps, et on mettra le blessé à la diète la plus absolue. On lui ordonnera le repos et le silence le plus complets, et s'il survenait dans les environs de la blessure des points plus ou moins douloureux, on pourrait appliquer à l'endroit de la douleur quelques ventouses scarifiées, ou un plus ou moins grand nombre de sangsues. Il est des malades en expédition qui sont porteurs de plaies de poitrine très graves et qui, bien que privés des secours nécessaires, et même de moyens de transport commodes, n'en arrivent pas moins à une guérison prompte et sûre, à laquelle sans doute la nature contribue plus que l'art, et qui étonne ceux qui connaissent la gravité habituelle de ces blessures. Ainsi, M. Hutin rapporte (*Expédition de Constantine,* 1836) qu'un militaire, blessé d'un coup de feu traversant la poitrine, fit une longue route sur de mauvais chemins, couché ou plutôt accroupi sur une prolonge d'artillerie, sans matelas, sans paille et sans couverture.

Nous nous occuperons du traitement de l'hémorrhagie en parlant des épanchements; quant à celui de l'emphysème, il est fort simple et consiste à pratiquer des scarifications plus ou moins profondes sur la poitrine, le ventre, le scrotum et les cuisses, pour s'opposer à la distention outre mesure de l'enveloppe cutanée, et à la réaction que cet état peut produire sur les vaisseaux de la poitrine en particulier. Si la poitrine était par trop remplie d'air, il faudrait, d'après les conseils de Newson, de J. Bell et de Dupuytren, ouvrir cette cavité absolument comme s'il s'agissait de l'empyème.

Si la blessure du poumon est produite par un fragment de côte resté à la portée des moyens chirurgicaux, il faut s'empresser de l'extraire; dans le cas opposé, on doit abandonner à la nature les corps étrangers profondément situés dans l'épaisseur du viscère qui nous occupe, et épargner au blessé des tentatives d'extraction plus nuisibles qu'utiles.

Il n'y a qu'un seul cas, d'après Ledran, où l'on doive tenter l'extraction d'une balle engagée dans le poumon, c'est lorsque celui-ci est adhérent à la plèvre à l'endroit blessé, et que la balle peut se faire sentir au bout d'une sonde grosse et mousse.

§ VII. — PLAIES DU COEUR.

Le cœur se composant de plusieurs cavités, voisines les unes des autres, et formées par des parois assez épaisses, peut être blessé seulement dans une de ses cavités, comme le ventricule droit ou le gauche, l'oreillette gauche ou la droite, ou dans deux à la fois; tandis que, dans des cas plus rares, il peut n'être le siége que d'une blessure plus ou moins profonde des parois ventriculaires.

Dupuytren établit, dans sa *Clinique chirurgicale*, une grande différence de gravité entre les blessures des cavités gauches, et celles des cavités droites de cet organe. Dans toutes les deux, il est vrai, il y a hémorrhagie considérable compromettant promptement la vie du blessé, mais les cavités gauches contenant un sang neuf, un sang réparateur font éprouver au malade une perte beaucoup plus dangereuse que celle qui survient après les blessures des cavités droites, ne contenant que du sang usé, pour ainsi dire, et qui vient de servir d'aliment à tous nos organes. Les blessures du cœur par armes blanches sont moins graves, en général, que celles qui sont produites par les projectiles lancés par la poudre à canon. Les premières, en effet, lorsqu'elles sont le résultat d'une arme piquante peu large, permettent aux parois de la solution de continuité de se rapprocher et de s'opposer ainsi à l'hémorrhagie. Le même résultat peut avoir lieu à la suite des blessures par armes tranchantes, mais seulement quand l'instrument vulnérant a pénétré dans le tissu du cœur en suivant la direction des fibres de ce viscère ; dans le cas contraire la plaie reste béante, comme celle qui est produite par la balle, et permet à l'hémorrhagie de s'effectuer en toute liberté.

Les plaies du cœur étaient réputées autrefois comme inévitablement et subitement mortelles. Mais les idées des praticiens ont changé à cet égard, depuis que la science s'est enrichie de faits assez nombreux prouvant que non seulement ces lésions ne sont pas instantanément mortelles, mais encore que les blessés qui en sont atteints peuvent arriver à une guérison parfaite ; ainsi, Ambroise Paré raconte (10e liv, chap. 32) qu'un homme, blessé dans un combat, poursuivit encore son adversaire l'espace de deux cents pas, quoiqu'il eût au cœur une plaie assez large pour recevoir le doigt.

Courtial parle d'un homme, qui eut le ventricule gauche traversé d'un coup d'épée, fit encore cinq cents pas, et n'expira qu'au bout de cinq heures, sans avoir éprouvé d'oppression ni de difficulté dans l'exercice de la parole (Cité par Dupuytren, *Leç. oral.*, t. 6, p. 337).

D'autres fois, le corps vulnérant qui a blessé le cœur reste enfermé dans la blessure pendant plus ou moins de temps, sans déterminer d'accidents fâcheux, et n'y est rencontré qu'à l'autopsie qu'on pratique après la mort, survenue souvent après un plus ou moins grand nombre d'années. Ainsi, Latour cite le cas d'un soldat chez lequel on trouva une balle chatonnée dans le ventricule droit, près la pointe de l'organe, recouverte en partie par le péricarde et appuyée sur le sceptum médium. (*Histoire philos. et médic. des causes et des effets des hémorrhagies*, t. 1, pag. 75.)

Le danger des plaies du cœur consiste évidemment dans la perte de sang considérable qu'elles font éprouver en peu d'instants au blessé, et ensuite dans l'épanchement subit qui, s'effectuant dans la cavité du péricarde et dans celles des plèvres, gêne mécaniquement les mouvements du cœur, puis les fonctions respiratoires, et entraîne rapidement la mort.

Les symptômes qui annoncent cette lésion sont, en premier lieu, l'existence d'un coup de feu sur les parois thoraciques, à la région précordiale ou dans son voisinage. Les sueurs froides, les syncopes, la cessation des battements du cœur, et enfin l'écoulement du sang par la blessure, la syncope est quelquefois le sauveur des blessés. En suspendant tout à fait la circulation, elle permet à un caillot plus ou moins volumineux de se former entre les lèvres de la blessure et d'arrêter ainsi l'écoulement du sang; mais quand ce caillot est trop faible ou que la circulation est accélérée par une cause quelconque, l'hémorrhagie se renouvelle, et le danger est imminent.

Le traitement des plaies du cœur est tout à fait médical; il consiste en un nombre plus ou moins considérable de saignées générales, dans le repos physique et moral le plus profond. Il faut éviter, en effet, toutes les émotions morales, qui, en accélérant la circulation, peuvent détacher un caillot sauveur déjà formé, ou détruire une adhérence salutaire. Une fois qu'on est maître de l'hémorrhagie, tout danger n'est pas passé, et on a besoin d'exercer encore pendant plus ou moins longtemps, à l'égard du blessé, la surveillance la plus active, afin de combattre avec avantage la péricardite ou l'endocardite traumatique, qui pourraient survenir, et faire perdre en peu d'instants le fruit des soins antérieurs.

§ VIII. — PLAIES DES GROS VAISSEAUX.

Les plaies de l'aorte et de ses principales divisions, celles des veines caves supérieure et inférieure, des vaisseaux pulmonaires, etc , sont rapidement mortelles, d'abord à cause de la grande perte de sang qu'elles font essuyer au blessé, et en second lieu par l'accumulation de ce liquide dans les cavités pleurales. Ici, l'action de la balle ne suffit plus pour déterminer une escarre capable de faire digue et de s'opposer à l'hémorrhagie , comme cela a lieu dans les blessures d'artères de petit volume.

§ IX. — DES ÉPANCHEMENTS DANS LES PLAIES DE POITRINE.

Nous venons de voir que presque toutes les plaies pénétrantes de poitrine, avec lésion des viscères ou des gros vaisseaux, sont accompagnées d'hémorrhagie. Le sang provenant de cette hémorrhagie constitue très souvent, en s'accumulant dans les plèvres, une complication très dangereuse, l'épanchement.

Les principales sources de l'épanchement sont : la lésion de l'artère intercostale , celle du poumon, du cœur et des gros vaisseaux.

Quand une artère intercostale est ouverte par un coup de feu qui a occasioné une blessure large et directe, le sang s'échappe au dehors et ne constitue pas d'épanchement; mais si la blessure est, au contraire, étroite et sinueuse, et si, avant d'avoir ouvert l'artère, le projectile a parcouru un trajet plus ou moins long dans l'épaisseur des parois thoraciques, alors, le sang trouve plus de facilité à s'épancher en plus ou moins grande quantité dans la poitrine. Il tombe dans la partie la plus déclive, c'est-à-dire dans l'angle costo-diaphragmatique, s'élève par degré jusqu'à la blessure des parois, refoule le poumon correspondant contre la colonne vertébrale, occasionne une dypsnée considérable, et, en un mot, tous les symptômes de l'épanchement que nous indiquerons un peu plus bas.

Il importe essentiellement de connaître, sous le plus bref délai, quelle est la source de l'hémorrhagie, de savoir si elle provient de l'intercostale ou du poumon. Dans les cas de lésion de l'intercostale, on ne rencontre pas ordinairement le crachement de sang qui accompagne, dans la majorité des cas, les plaies du parenchyme pulmonaire. On a proposé ensuite de placer dans la plaie (mais il faut, pour cela, qu'elle soit primitivement assez large ou qu'on la débride) une carte à jouer ; si le sang coule le long de la face supérieure de cette dernière, a-t-on dit, il provient de l'intercostale, tandis que s'il coule en dessous, il vient du poumon ou d'un gros vaisseau et a déjà rempli la poitrine.

M. Baudens conseille, pour s'assurer si le sang vient de l'intercostale, d'introduire le doigt indicateur dans la plaie, de comprimer le vaisseau sur le bord inférieur de la côte, pour suspendre le cours du sang.

« Puis, dit-il, en détachant doucement cet index, on sent aisément la colonne sanguine tomber sur sa pulpe, si elle vient de l'intercostale. » (*Clinique des plaies d'armes à feu*, p. 271.)

Mais quand le sang provient de la lésion du poumon, du cœur ou d'un gros vaisseau, l'écoulement en est très rapide, et peu d'instants suffisent pour que la cavité de la poitrine où il s'effectue soit totalement remplie, ou au moins jusqu'au niveau de la blessure. Il faut cependant, dans ce cas, fermer la plaie et s'opposer à sa sortie, tandis qu'au contraire, dans la lésion de l'intercostale, il faut débrider la plaie, si toutefois elle n'est pas assez large, pour aller à la recherche de l'artère et essayer d'arrêter par tous les moyens possibles l'accumulation du sang dans la poitrine. La raison de cette conduite est simple et facile à saisir : c'est que, dans ce dernier cas, le sang est tout simplement un corps étranger, irritant par sa présence les plèvres avec lesquelles il est en contact, et s'opposant au libre exercice des fonctions respiratoires, en exerçant sur le poumon une compression souvent très violente, tandis que, dans le premier cas, il rend un véritable service au blessé, en contribuant à arrêter l'hémorrhagie. Il est, en un mot, tout à la fois *mal* et *remède*. Je m'explique : dans une large plaie de la substance pulmonaire, le sang, qui coule abondamment dans la poitrine, refoule le poumon lésé vers la colonne vertébrale, diminue, par conséquent, son volume total, et secondairement celui de la blessure, sur laquelle il fait l'effet d'un véritable agent compresseur. Il résulte, il est vrai, de ce réfoulement une dypsorée excessivement violente. Mais il vaut mieux, quelle que soit l'intensité de cette dernière, laisser pendant quelques jours un épanchement dans la poitrine que de ne pas s'opposer à une hémorrhagie qui emporterait le malade en peu d'instants. Le poumon ainsi refoulé est remplacé dans ses fonctions par son congénère, qui redouble d'activité et suffit pour accomplir, pendant tout le temps de la blessure, l'acte respiratoire et l'hématose. Du reste, il arrive souvent de rencontrer, à la suite des maladies étrangères au domaine chirurgical, comme les pleurésies de cause interne, l'affection tuberculeuse, des poumons entiers dont les fonctions ne s'exercent pas depuis longtemps, et sont ainsi accomplies par le poumon du côté opposé, ou même quelquefois par une portion de ce dernier, qui entretient à lui seul la vie pendant un temps quelquefois très long.

Il est un fait d'anatomie pathologique très important, qui peut faire varier le lieu de l'épanchement, et le borner, par exemple, seulement à la base de la poitrine, ou au sommet; et même, dans certains cas, empêcher le sang de s'épancher dans cette cavité. Supposons, en effet, une adhérence qui fixe un poumon à la plèvre costale dans tout le pourtour d'une des cavités thoraciques, au niveau par exemple du cinquième espace intercostal. Si une balle s'enfonce dans le viscère au niveau de cette adhérence, il est évident que ce dernier étant fixé solidement aux parois thoraciques, versera au dehors tout le sang qui s'échappera de la blessure de ses vaisseaux; tandis que si le projectile blesse le poumon dans le dixième espace intercostal, ou au niveau du troisième, l'épanchement n'occupera, dans le premier cas, que la moitié inférieure de la poitrine, et la moitié supérieure dans le second.

Le sang épanché agit de la même manière à l'égard des gros vaisseaux ouverts : il bouche leur plaie, les comprime, atténue l'effort imprimé par le cœur à la colonne sanguine qui les parcourt, et favorise ainsi la formation d'un caillot sauveur.

L'épanchement s'annonce par des symptômes faciles à reconnaître : le malade est en proie à une suffocation qui varie d'intensité, selon la quantité de sang épanché; il porte le tronc en avant, et ne peut que très difficilement rester dans la position horizontale. S'il parvient à se coucher, c'est toujours du côté de la blessure. Le liquide épanché augmente la voussure du thorax, les intervalles inter-costaux sont plus larges. La succussion fait percevoir au malade et au chirurgien le flot de ce liquide, et la percussion rend un son mat jusqu'au point correspondant au niveau intérieur de l'épanchement. La face est pâle, le pouls est petit, filiforme; le malade est abattu, il a des sueurs froides et visqueuses, des angoisses continuelles, et ne peut rester seulement quelques minutes dans la même position. L'imminence de la suffocation oblige, dans certains cas, à évacuer une portion seulement de ce liquide épanché. Si la plaie des parois thoraciques est voisine du diaphragme, c'est cette voie qu'il faut choisir pour donner issue au sang; si, au contraire, elle est située à la partie supérieure de la poitrine, il faut tâcher de placer le blessé dans une position telle que sa plaie devienne le point le plus déclive et le plus bas de la poitrine, ou, au pis-aller, pratiquer une contre-ouverture au lieu d'élection de l'emphysème. Dans un cas pareil à celui dont nous parlons en ce moment, A. Paré plaça son blessé de manière à ce que ses jambes fussent sur le lit, et la tête ainsi que la poitrine pendantes en dehors; le malade se maintenait dans cette position à l'aide de ses mains, prenant un point d'appui sur un tabouret plus bas que le lit.

Si on abandonnait l'épanchement aux ressources de la nature, il pourrait, comme cela est arrivé dans des cas très rares, être absorbé en totalité; mais le plus souvent il n'y a que la partie séreuse qui disparaît par absorption : la partie fibreuse reste, s'entoure d'un kyste isolateur, et détermine par sa présence une irritation continuelle sur les plèvres. Cette irritation se termine le plus souvent par une inflammation suppurative. Le malade est en proie à une fièvre lente, avec exacerbation le soir. La dyspnée est continuelle, les extrémités inférieures s'infiltrent, la diarrhée colliquative survient, et un marasme plus ou moins long entraîne sûrement le blessé au tombeau

C'est ordinairement du dix au douzième jour qu'il faut donner issue au liquide épanché, on le fait par la plaie suffisamment débridée, si elle est étroite, et si elle siége à la partie inférieure de la poitrine ; et par l'opération de l'empyème, si la solution de continuité des parois correspond à la partie supérieure de la poitrine.

Je sortirais de mon sujet, si je voulais décrire ici les diverses manières de procéder à l'opération de l'empyème avec le bistouri ou le trocart ; ces détails se trouvent dans tous les ouvrages de médecine opératoire, aussi bien que ceux qui se rapportent à la manière de pratiquer le pansement après l'opération. Je dirai seulement qu'il ne faut pratiquer l'opération de l'empyème que lorsqu'on est certain de la cessation de l'hémorrhagie interne, certitude qu'on acquiert par le retour des couleurs, la disparition des sueurs froides, l'état du pouls ; car on conçoit que si on ouvrait trop tôt la poitrine, on s'exposerait à voir l'hémorrhagie se reproduire à mesure que le sang contenu dans cette cavité sortirait et cesserait de comprimer la cicatrice du vaisseau ou du poumon, trop faible encore pour résister à l'impulsion du sang. D'un autre côté, au contraire, il ne faudrait pas trop temporiser, parce que l'épanchement étant un véritable corps étranger, pourrait déterminer dans la cavité des plèvres une inflammation excessivement dangereuse.

Une fois l'opération faite, on doit exercer une grande surveillance sur le blessé, l'empêcher de commettre la moindre imprudence qui puisse produire une excitation trop violente de la plèvre, ou renouveler une hémorrhagie si fraîchement arrêtée.

D'après Boyer, les moyens hémostatiques dirigés contre l'ouverture de l'artère inter-costale sont plus nombreux que les cas bien avérés de lésion de ce vaisseau. Les annales de la science comptent en effet les procédés de Gérard, de Goulard, de Lotteri, de Quesnay, de Belloc, de Desault et de Boyer; j'accorde la préférence au procédé de Desault comme étant celui qu'on peut mettre le plus facilement en exécution dans toutes les circonstances où l'on peut se trouver, et comme remplissant d'ailleurs parfaitement le but qu'on se propose. Il consiste à faire pénétrer dans la plaie un morceau de linge de manière à ce que la partie moyenne de ce dernier forme à l'intérieur une cavité digitale qu'on remplit de charpie, et qui, tirée ensuite de dedans au dehors, représente une espèce de pelotte compressive appliquant l'extrémité de l'artère ouverte contre la côte correspondante, et arrêtant ainsi l'hémorrhagie.

§ X. — PLAIES DE L'ŒSOPHAGE.

Les plaies de l'œsophage par armes à feu sont assez rares dans la portion thoracique de ce canal; car sa situation profonde et l'espèce de rempart que lui forme en arrière la colonne vertébrale lui évitent une foule de blessures. Du reste quand il est blessé, il l'est rarement seul, et sa lésion se complique ou de celle du cœur, du poumon, ou d'un gros vaisseau; et dès lors, on conçoit qu'elle est la moins importante, et qu'elle n'exige que secondairement les soins du chirurgien. L'épanchement des matières alimentaires dans la cavité des plèvres, et la sortie de ces aliments par la plaie, sont le résultat et constituent les symptômes ordinaires de la lésion de l'œsophage. Le traitement chirurgical de cette blessure consiste à introduire dans l'estomac une sonde œsophagienne, et à nourrir le malade d'aliments liquides par cette voie artificielle jusqu'à l'entière cicatrisation de la plaie du canal alimentaire.

§ XI. — PLAIES DU DIAPHRAGME.

Le diaphragme, servant de plancher à la poitrine par sa face supérieure, et de voûte à l'abdomen par sa face inférieure, et se trouvant par tous ses points en contact avec des organes d'une haute importance, est le plus souvent blessé en même temps qu'un de ces viscères, le foie, l'estomac, le poumon. Il est dès lors facile de comprendre le danger que courent les malheureux porteurs de telles blessures.

Un des accidents les plus communs des plaies du diaphragme, consiste dans le passage des viscères abdominaux à travers la solution de continuité de ce muscle qui les étrangle, et occasionne presque toujours la mort au bout d'un temps plus ou moins long, quelquefois peu de jours après la blessure, d'autres fois, au contraire, plusieurs années après.

Ce qu'il y a de remarquable dans les blessures du diaphragme, c'est que souvent un viscère volumineux de l'abdomen passe dans la poitrine à travers une ouverture qui n'a pas plus d'un pouce ou d'un demi pouce de diamètre. Ainsi, Amb. Paré rapporte l'observation d'un manœuvre, chez lequel on trouva l'estomac énormément distendu par des gaz, hernié dans la poitrine à travers une ouverture du diaphragme, qui n'avait pas plus d'un demi pouce de diamètre. On peut aussi lire, dans le cinquième volume des *Recueils de chirurgie militaire*, un cas remarquable de ce genre, publié par M. Cherveau ; il s'agit d'un soldat, qui reçut, en 1813, un coup de lance entre la septième et la huitième côte. Cinq ans après, il succomba à des symptômes d'étranglement, et on trouva, à son autopsie, une ouverture du diaphragme de sept à huit lignes de diamètre, à bords cicatrisés, à travers laquelle était étranglée une anse du colon de quinze pouces de long.

Les symptômes des blessures du diaphragme sont : la dyspnée plus ou moins violente, dépendant du passage des viscères abdominaux dans la poitrine; les vomissements; le rire sardonique, qu'on a assigné comme leur signe pathognomonique; et enfin joignez à cela les symptômes des plaies de poitrine ou du ventre qui viennent se joindre à ces derniers, et se dessinent avec plus ou moins d'évidence.

Le traitement en est purement médical et consiste dans l'emploi énergique des saignées pour s'opposer au développement des phénomènes inflammatoires. Cependant, M. Baudens (*Clinique des plaies d'armes à feu*, p. 303) conseille en cas d'étranglement, et comme dernière chance de salut, d'ouvrir l'abdomen et de remplacer l'intestin hernié par une portion d'épiploon, qui ferait bouchon et s'opposerait aux accidents qui pourraient ultérieurement se reproduire.

Je ne vois pas pourquoi on tourmenterait un malheureux blessé par une opération si incertaine et si douloureuse.

§ XII. — PLAIES DE POITRINE PAR LES GROS PROJECTILES DE GUERRE.

Les boulets qui arrivent sur un des points de la surface de la poitrine brisent les côtes, pénètrent dans la cavité thoracique, et réduisent en bouillie le poumon, le cœur et tout ce qu'ils rencontrent. La mort instantanée est le résultat ordinaire de ces affreuses blessures, dans lesquelles le chirurgien n'a pas même le temps de prodiguer quelques consolations aux malheureux blessés... D'autres fois, le projectile produit, sans entamer la peau, ce qu'on appelle l'écrasement du thorax, fracture les côtes, contusionne les poumons, etc., et conduit les blessés à la même terminaison fatale, bien que rien à l'extérieur n'annonce la gravité des désordres sous-cutanés.

Les plaies de poitrine sont compliquées, dans certains cas, de lésions très graves du côté de l'abdomen et guérissent quelquefois, malgré cela, avec assez de rapidité et avec un rare bonheur.

M. Baudens cite le fait d'un soldat qui guérit d'un coup de feu avec perforation de l'abdomen, du thorax, lésion du foie, du diaphragme, de la base du poumon droit, et fractures des dixième et douzième côtes de ce côté.

D'autres fois enfin, elles sont accompagnées de fractures plus ou moins compliquées aux membres supérieurs, qui sont atteints par le projectile avant sa pénétration dans les cavités pleurales.

CHAPITRE V.

PLAIES DE L'ABDOMEN.

Les projectiles lancés par la poudre à canon peuvent borner leur action simplement aux parois de la cavité abdominale, ou bien y produire des solutions de continuité plus ou moins étendues, et pénétrer dans la cavité du péritoine sans léser aucun des viscères qui y sont contenus ; ou bien enfin, blesser un ou plusieurs de ces viscères. De là trois principales subdivisions, que nous passerons successivement en revue, savoir :

1° Les plaies non pénétrantes ;

2° Les plaies pénétrantes sans lésions viscérales ;

3° Les plaies pénétrantes avec blessure des viscères intrapéritonéaux.

§ Ier. — PLAIES NON PÉNÉTRANTES.

Les plaies non pénétrantes des parois abdominales peuvent être produites par les projectiles du plus gros volume, aussi bien que par la balle. Quand un boulet arrive obliquement, par exemple, sur la région qui nous occupe, il détermine une contusion plus ou moins violente qui, dans certains cas, bien que ne laissant pas de traces à l'extérieur, produit des lésions très graves dans les viscères abdominaux. Ces derniers peuvent être légèrement contus, ou bien si le projectile était encore au plein de sa course déchirés plus ou moins largement, et souvent réduits en bouillie.

Les symptômes et les accidents qui annoncent et suivent ces blessures, varient nécessairement selon le viscère blessé. Ainsi, par exemple, la contusion du foie se manifeste par de vives douleurs à l'hypochondre droit ; elle est souvent suivie d'hépatite aiguë, et son traitement est le même que celui qu'on emploie en pareil cas ; mais si ce viscère est déchiré, et plus ou moins réduit en bouillie, il en résulte un épanchement de sang considérable dans la cavité péritonéale, lequel entraîne presque inévitablement la mort du blessé, ce funeste résultat est encore plus sûrement inévitable si la déchirure a porté sur la vésicule biliaire.

La contusion de la rate, et sa déchirure ont à peu près la même suite.

Lorsque l'estomac est contus, il peut avoir éprouvé une déchirure d'un plus ou moins grand nombre des vaisseaux de sa muqueuse, qui en versant du sang dans sa cavité, peuvent donner lieu à une hématémèse abondante, quand il est perforé totalement, et qu'il est plein d'aliments, il les verse dans la cavité du péritoine et détermine une péritonite mortelle.

L'intestin grêle et le gros intestin, peuvent donner lieu aux mêmes remarques ; on voit survenir à la suite de leur contusion une entérite plus ou moins intense, contre laquelle on dirige les moyens thérapeutiques ordinaires ; mais si une ou plusieurs anses ont été déchirées par la cause contondante, les matières fécales s'épanchent avec plus ou moins d'abondance dans la cavité séreuse du péritoine, et l'irritent promptement ; le ventre se balonne, des coliques violentes surviennent en un mot, il se déclare une péritonite surement mortelle. Il peut se faire cependant qu'un intestin violemment contus, contracte des adhérences avec une anse voisine, et que si par hasard l'inflammation se termine par gangrène, l'escarre tombe dans l'intérieur du canal. Alors, l'individu blessé se trouve sauvé de la mort par ces adhérences salutaires dont nous aurons à nous occuper plus longuement un peu plus bas.

La contusion des reins est suivie ordinairement d'une néphrite assez intense, et leur déchirure donne lieu à un épanchement d'urine, liquide, dont chacun connaît les propriétés irritantes à l'égard du péritoine ; quand à la vessie, elle peut rarement être contusionnée ou déchirée par les gros projectiles, tant qu'elle est à l'état de vacuité ; parce qu'alors, sa position derrière le pubis la met à même d'éviter la plupart des causes traumatiques qui attaquent l'abdomen par sa paroi antérieure. Mais quand elle est pleine, elle subit la loi commune, et peut comme tous les autres viscères être contusionnée ou déchirée. Sa contusion donne lieu à une cystite plus ou moins intense, allant souvent jusqu'à déterminer l'impossibilité d'excréter les urines. Il faut dans ce cas, introduire une sonde par l'urêtre, et faire un usage énergique des antiphlogistiques. La rupture du réservoir urinaire donne lieu à l'épanchement d'urine dans le petit bassin où ce liquide détermine une inflammation générale rapidement mortelle. L'urine peut cependant dans certains cas s'épancher hors la cavité péritonéale, c'est lorsque la déchirure porte sur la face antérieure de la vessie.

Comme on le voit par les détails dans lesquels nous venons d'entrer, la contusion plus ou moins violente des viscères abdominaux à travers les parois de cette cavité, par les gros projectiles, détermine des affections inflammatoires contre lesquelles il faut diriger les moyens ordinaires, c'est-à-dire, les antiphlogistiques locaux et généraux, les émolliens, les narcotiques, etc,, mais, la contusion qui va jusqu'au broiement, jusqu'à la déchirure, est toujours suivie d'épanchements de sang, de bile, d'urine, de matières fécales, amenant promptement la mort. Dans ces cas on doit tout attendre de la nature, car l'impuissance de l'art est bien constatée, et comme le dit Dupuytren (*Leçons orales*) « alléger s'il est possible les souffrances du malade, *mais sans espoir de les guérir*, voilà à peu près à quoi se borne le devoir du chirurgien dans ces terribles lésions. »

Quand les gros projectiles atteignent les parois abdominales postérieures, ils peuvent occasionner un ébranlement plus ou moins violent de la colonne vertébrale lombaire, commotionner la portion de la moëlle épinière correspondante, fracturer même les vertèbres, dont les fragments peuvent piquer et irriter les parties molles, ou même s'enfonçant dans la substance du cordon rachidien donner lieu à une inflammation très dangereuse et à des paralysies plus ou moins graves.

Quand le boulet ne borne pas son action à contondre les parois abdominales, il produit dans certaines circonstances, des plaies de largeur variable, résultant de la déchirure de la peau, des muscles, et des aponévroses qui les composent. Ces solutions de continuité peuvent guérir sans accident, mais quelquefois, l'inflammation qui les accompagne se propage jusqu'au péritoine et devient funeste au blessé. On observe après la guérison de ces sortes de plaies un relâchement des parois abdominales correspondant au point où elle siègeaient, qui permet aux viscères de se précipiter au dehors à la suite du moindre effort. et de constituer ce qu'on nomme une hernie ventrale ou éventration.

Les projectiles de petit volume comme les balles, arrivant perpendiculairement sur les parois abdominales à la fin de leur course, déterminent une contusion, qui peut se propager comme celle que nous venons d'examiner jusqu'aux organes intérieurs, mais qui dans tous les cas est beaucoup moins forte. Quand ils pénètrent dans l'épaisseur de ces parois, ils s'y creusent des canaux plus ou moins longs, soit entre la peau et les muscles, soit dans l'épaisseur des muscles et de leurs aponévroses. Dans d'autres cas, ils paraissent traverser la cavité abdominale, et sortir au point diamétralement opposé à leur entrée, ils contournent alors sous la peau, l'abdomen, par l'effet des surfaces convexes et concaves, absolument de la même manière que nous avons vu que cela arrivait à la tête et à la poitrine.

Ces projectiles peuvent blesser dans l'épaisseur des parois abdominales l'artère épigastrique, l'extrémité inférieure de la mammaire interne, et en pénétrant à travers les parties musculo-aponévrotiques qui constituent la trame de ces parois, donner lieu aux phénomènes de l'étranglement, et à une inflammation violente susceptible de se propager de couche en couche jusqu'à la séreuse abdominale.

Le traitement de ces blessures consiste à extraire les projectiles qui seraient restés emprisonnés dans l'épaisseur des parois abdominales. Il faut en pratiquant cette opération ménager la grandeur des incisions, car plus elles sont larges, plus elles affaiblissent les parois abdominales et permettent la formation des hernies consécutives.

M. Baudens, rapporte dans sa clinique des plaies d'armes à feu (p. 309), avoir extrait des balles châtonnées dans l'épaisseur de ces parois sans le secours du bistouri et à l'aide d'un procédé assez ingénieux, « Il m'a suffit, dit-il, pour réussir, de comprendre les balles dans un pli formé au dépens des parties qui les recèlent et de les chasser de proche en proche du dedans au dehors avec les doigts placés derrière elle, »

Une fois les projectiles extraits, la plaie sera pansée

simplement, le malade gardera le repos pendant quelque temps. On se tiendra en garde contre la péritonite consécutive qui pourrait se développer, et à la première apparition des symptômes de cette dernière, on fera un usage énergique des antiphlogistiques locaux et généraux, des émollients, des narcotiques, afin d'enrayer la marche de l'inflammation de la séreuse abdominale.

§ II. — PLAIES PÉNÉTRANTES SANS LÉSIONS VISCÉRALES.

Après avoir donné lieu à des accidents plus ou moins graves, en traversant les parois abdominales, les projectiles vont souvent plus loin, ils ouvrent l'abdomen, quelquefois même tombent dans sa cavité et s'y perdent.

Quand la balle a perforé directement la paroi abdominale, il est ordinairement assez facile de constater la pénétration de la blessure, mais quand elle arrive dans l'abdomen après avoir parcouru sous la peau et dans l'épaisseur des muscles, un trajet oblique plus ou moins long, on ne parvient pas si facilement à connaître la véritable nature de la lésion à laquelle on a affaire.

On se sert ordinairement, pour arriver à connaître le trajet de la plaie, de sondes mousses, qui souvent, pénétrant avec beaucoup de difficulté dans le canal résultant du passage de la balle, occasionnent des douleurs au blessé, et augmentent la tendance que l'inflammation a dans tous les cas de plaie abdominale à envahir le péritoine; c'est donc un moyen d'investigation plutôt dangereux qu'utile, et qui doit être banni de la thérapeutique chirurgicale. On conseille ensuite, en général, de pousser dans la cavité abdominale une injection douce émolliente, pour s'assurer de la pénétration de la blessure. Ces manœuvres peuvent détruire un caillot salutaire déjà formé, et déterminer une irritation plus ou moins violente du péritoine. Du reste, une liqueur étrangère, quelque innocente qu'elle soit, ne peut demeurer sans danger dans la cavité de cette séreuse. Il faut donc, d'après le conseil des meilleurs auteurs, abandonner ce moyen d'investigation aussi bien que le cathétérisme. On sait, du reste, que dans toutes les lésions du bas-ventre on est exposé à voir survenir, avec plus ou moins de force, l'inflammation du péritoine; on doit donc se tenir en garde contre elle, après la moindre blessure de l'abdomen, et ne pas hâter son développement par une investigation laborieuse.

Quand un coup de feu est reçu de près, ou que le projectile pénètre directement dans l'abdomen, la plaie est assez large et permet aux viscères contenus dans la cavité abdominale de venir faire hernie au dehors, en quantité plus ou moins considérable. Ces derniers ne sortent cependant presque jamais en aussi grande quantité, à la suite des plaies d'armes à feu, que dans certaines plaies d'armes blanches ouvrant largement les parois de l'abdomen. Ainsi on trouve, dans la *Gazette des Hôpitaux* du 15 novembre 1842, l'histoire d'un porcher blessé à l'abdomen par un verrat, qui lui fit une large plaie aux téguments abdominaux. Le malade supportait sa hernie dans ses deux mains, lorsque le chirurgien arriva près de lui pour le panser Elle se composait de l'estomac, de l'épiploon déchiré, du colon transverse et d'une portion considérable de l'intestin grêle; une pareille hernie ne pourrait avoir lieu à la suite d'une plaie d'arme à feu, que dans le cas où un projectile de gros volume aurait fait éprouver une perte de substance considérable aux parois abdominales.

Quelquefois, cette portion herniée est fort difficile à faire rentrer dans sa cavité normale; on n'y parvient qu'après avoir exercé sur elle de nombreux efforts de réduction, et pratiqué des débridements plus ou moins larges à la plaie qui la tient emprisonnée.

Dès qu'un blessé se présentera avec une portion d'intestin herniée, tous les efforts du chirurgien devront tendre à la faire rentrer dans la cavité abdominale. Si les intestins et la blessure sont souillés de sang, de terre ou de boue, on doit d'abord les laver avec une décoction émolliente, ou tout simplement avec de l'eau, si les circonstances ne permettent pas de se procurer le premier de ces liquides. Puis, à l'aide de pressions, ménagées et habilement exercées sur toute la surface de la tumeur, on doit essayer de répartir également dans son intérieur les gaz, les liquides, ou les solides qu'elle peut contenir; si cette manœuvre, longtemps répétée, ne suffit pas, on a conseillé d'attirer à l'extérieur une portion d'intestin intra-abdominale, afin que les corps contenus dans les intestins extra-abdominaux étant répartis dans une cavité plus grande opèrent dans la tumeur une moindre distension, et s'opposent moins à sa réduction. Je ne dirai rien de l'application de la glace pilée, parce que c'est un moyen qu'on n'a pas la faculté de pouvoir employer dans toutes les circonstances, ni des piqûres qu'on a conseillées de pratiquer à la surface de l'intestin hernié. C'est un moyen que je considère comme fort dangereux par les suites auxquelles il peut donner lieu, et que je ne conseillerai jamais d'employer. Enfin si, malgré tous les moyens que je viens de mentionner, l'intestin se refuse à rentrer dans l'abdomen, il reste, pour dernière ressource, l'opération du débridement, qu'il faut pratiquer avec précaution et avec parcimonie, si je puis m'exprimer ainsi.

L'épiploon vient aussi quelquefois faire hernie au dehors, seul, ou accompagné des intestins. On doit, dans le premier cas, le réduire avec les mêmes précautions que derniers, et, dans le second, réduire d'abord les intestins, puis s'occuper de l'épiploon. Une fois les parties herniées réduites, on s'efforcera de s'opposer à l'invasion, au développement de la péritonite, dont toutes ces manœuvres hâtent souvent l'apparition.

La balle qui perfore les parois abdominales et ouvre la cavité du péritoine, sans produire de lésion dans les viscères qu'elle contient, peut, en pénétrant dans l'épaisseur des tissus, chasser devant elle une portion des vêtements du blessé (de la chemise, du caleçon), et s'en coiffer comme d'un véritable doigt de gant, qui l'empêchera de tomber dans la cavité du péritoine et lui permettra d'être extraite avec facilité par le chirurgien, ou souvent même par le blessé pendant qu'il se déshabille pour faire panser sa blessure. C'est là le cas le plus heureux, mais aussi le plus rare. Ordinairement la balle se perd dans la cavité abdominale, où elle se loge plus ou moins profondément et où il faut l'abandonner, parce que d'abord on ne sait, dans la plupart des cas où elle est logée, et en second lieu, parce que son extraction nécessiterait souvent des manœuvres trop longues et trop dangereuses par l'action funeste qu'elles pourraient exercer sur le péritoine. On doit seulement s'attacher, en pareil cas, à combattre l'inflammation. La balle ne s'oppose pas à la guérison, et on a des exemples de personnes blessées par des coups de feu, qui ont conservé, tout le reste de leur vie, le projectile dans l'abdomen, sans en éprouver d'incommodité. D'autres fois, la balle se fraye un passage à travers le canal intestinal et vient sortir par l'anus, le périnée ou tout autre point de la cavité abdominale.

Bordenave, ayant senti une fluctuation au périnée chez un individu, blessé antérieurement d'un coup de feu, fit une incision comme pour la lithotomie et en fit sortir des portions de vêtements, une grande quantité de sang et d'urine, et enfin la balle.

Ravaton cite le cas d'un officier de marine, qui rendit un lingot de plomb par l'anus vingt-un jours après sa blessure.

Schenkius rapporte l'histoire d'un soldat qui reçut une balle, à un travers de doigt, au-dessus de l'estomac ; elle fut rendue par les selles. (Cité par les rédacteurs des leçons orales de Dupuytren.)

La nature se charge, elle aussi, quelquefois de l'expulsion non-seulement de corps orbes et dépourvus d'aspérités, comme les balles, mais encore elle parvient à chasser, de nos tissus, sans aucun danger, des portions d'armes pointues et même tranchantes. Ainsi, on trouve dans le *Dictionnaire des sciences médicales* (t. 43, p. 36) l'observation d'un nommé Desprès, soldat aux gardes-françaises et maître d'armes, qui reçut un coup d'épée dans l'abdomen. L'instrument se rompit et séjourna trois ans dans cette cavité ; il détermina, au bout de ce temps, un abcès dans la région lombaire et se forma une issue.

Alexandre Benedictus a vu un soldat rejeter par l'anus, au bout de deux mois, le fer d'une flèche, dont il avait eu le dos percé, et Fabrice de Hilden rapporte qu'un jeune homme, qui avait reçu à la partie antérieure gauche de l'abdomen un coup de poignard, rendit avec de très grandes douleurs par l'anus, au bout de douze mois, une portion de cet instrument longue d'environ trois pouces.

De pareils exemples sont faits pour nous encourager à avoir confiance aux forces de la nature ; et nous engager à ne pas fatiguer les blessés par des vaines tentatives d'extraction, quand le corps étranger est profondément situé dans la cavité abdominale.

§ III. — LÉSIONS DES VISCÈRES ABDOMINAUX.

Les viscères abdominaux peuvent être blessés par les gros projectiles, ou par les projectiles de petit volume, comme les balles. Ce sont ces dernières blessures qui se présentent le plus souvent à l'observation. Dans presque tous les cas, les malheureux qui sont atteints de pareilles lésions sont voués à une mort certaine, ou au moins courent de très grands risques; et tous les soins qu'on peut leur prodiguer se bornent à pallier leurs douleurs, et à leur faire des pansements simples, quand toutefois la mort n'est pas instantanée, ou n'arrive pas avec une effrayante rapidité. En un mot, c'est, pour ainsi dire, un traitement purement moral.

Quand un boulet arrive dans la cavité abdominale, après en avoir largement ouvert les parois, il réduit ordinairement en bouillie les viscères parenchymateux qui se trouvent sur son passage, le foie, la rate; déchire l'estomac, les instestins, la vessie, ouvre les gros vaisseaux, fracture la colonne vertébrale, le bassin, etc., et donne lieu le plus souvent à une mort instantanée. Si le malheureux blessé ne succombe que quelques instants ou quelques heures après, il est porteur d'épanchements de sang, d'urine, de bile, de matières fécales, qui, joints à la contusion qu'ont éprouvée les viscères, rendent inutiles tous les soins qu'on lui administrerait. Il faut, en pareil cas, extraire les corps étrangers, appliquer sur la plaie un simple pansement, donner à l'intérieur quelques calmants et prodiguer des consolations morales aux blessés pendant le peu d'instants qui leur reste à vivre.

Les petits projectiles, bien que donnant lieu à de très graves accidents, et souvent à la mort, n'ont cependant pas une action aussi prompte; ils produisent sur chacun des viscères abdominaux des lésions caractérisées par des symptômes particuliers plus ou moins faciles à reconnaître, et donnent au chirurgien, dans certains cas, rares il est vrai, la satisfaction de sauver les jours de son blessé.

Il arrive, dans certains cas, que le viscère lésé par le projectile fait hernie à travers la solution de continuité des parois abdominales : rien de plus facile alors que de reconnaître la blessure à laquelle on a affaire. Mais quand la paroi abdominale ne présente que la simple perforation, souvent très étroite, de la balle, comment parvenir à diagnostiquer la lésion de tel ou tel viscère, de tel ou tel vaisseau, etc? Il faut, pour cela, observer avec soin la région occupée par la blessure, la nature des liquides qui sortent de la cavité abdominale par cette dernière, tâcher de savoir du blessé ou des camarades qui le transportent quelle a été la direction suivant laquelle a pénétré la balle, si elle a été reçue de près ou de loin, etc. Toutes ces circonstances peuvent amener à la connaissance de la blessure intra-péritonéale : ainsi, des aliments plus ou moins digérés, s'échappant par une plaie de l'épigastre, dénotent ordinairement la blessure de l'estomac.

La sortie des matières fécales à travers une plaie située plus bas indique une lésion intestinale.

Une plaie située dans l'hypochondre droit, avec épanchement considérable de sang ou de bile au dehors, est un indice presque assuré de la blessure du foie ; tandis que, quand l'épanchement sanguin s'observe du côté gauche, il dénote une lésion de la rate. Une plaie située un peu au dessus de la région lombaire, et qui est accompagnée de difficulté d'uriner et de la sortie de quelques urines sanglantes, appartient nécessairement aux reins. D'un autre côté, si la plaie correspond à la région de la vessie, et si elle donne passage à une plus ou moins grande quantité d'urine, on ne doit pas avoir de doute sur l'ouverture du réservoir urinaire.

Quelquefois un projectile peut ouvrir un viscère abdominal, ou une portion de ce viscère située hors la cavité péritonéale, comme la face postérieure du rein, la face antérieure de la vessie, le cœcum... : les chances d'inflammation sont alors beaucoup moindres, parce que l'épanchement se forme, s'il a lieu, hors la cavité péritonéale.

§ IV. — PLAIES DU FOIE.

Le foie peut être atteint par les balles, directement d'avant en arrière à sa face antérieure, de haut en bas sur sa convexité diaphragmatique, et enfin d'arrière en avant à sa face concave. Ces projectiles peuvent pénétrer plus ou moins profondément dans sa substance, y demeurer, ou tomber dans la cavité péritonéale. On dit en général que les blessures du foie par armes à feu sont moins graves que celles par armes blanches tranchantes qui ouvrent largement les vaisseaux, et donnent lieu à une hémorrhagie abondante. Le fait est vrai, si la balle n'atteint que des vaisseaux de petit volume ; mais si elle a déchiré un vaisseau volumineux, l'hémorrhagie est tout aussi inquiétante que celle qui résulte d'un large coup de sabre. Les plaies d'armes à feu du foie donnent lieu à une hépatite plus ou moins grave, se manifestant par des symptômes analogues à ceux de l'hépatite interne ; de plus, le sang qui s'épanche souvent en très grande abondance dans la cavité péritonéale agit comme corps étranger, irrite la séreuse et détermine une péritonite le plus ordinairement mortelle. La mort est encore plus certaine, si la vésicule du fiel, ouverte, laisse couler dans le sac péritonéal la bile qu'elle contient.

Le traitement de ces blessures doit être très actif ; il consiste en saignées locales et générales abondamment répétées, en applications de topiques émollients et narcotiques sur l'abdomen. Le blessé doit être mis à la diète la plus sévère et maintenu dans le plus grand repos ; si le projectile est perdu profondément dans la substance hépatique, il faut s'abstenir de toute tentative d'extraction : les manœuvres auxquelles on se livrerait ne feraient qu'augmenter le danger de la blessure. On ne devrait essayer de l'extraire que tout autant qu'il serait demeuré à la superficie de l'organe hépatique et à la portée des instruments.

M. Baudens, conseille en cas d'épanchement biliaire, d'injecter dans l'abdomen une grande quantité d'eau tiède qui, en ressortant par la plaie, entraînerait avec elle la bile épanchée : voici du reste les propres paroles de l'auteur dont je parle ; «Quant à l'épanchement de bile, attendu qu'il est essentiellement mortel, *je ne vois pas pourquoi* lorsqu'il aura été reconnu en portant le doigt dans la plaie, on ne ferait pas arriver jusque dans le petit bassin une sonde œsophagienne pour injecter de l'eau tiède en grande quantité, dont le retour, effectué ainsi de bas en haut, la ferait ressortir par la plaie abdominale, et aurait pour effet d'entraîner avec elle la bile épanchée (*Clinique des plaies d'armes à feu. page* 396).

Je ne vois dans cette manière de faire, qu'un moyen d'irriter encore plus le péritoine par l'introduction de la sonde d'abord, et ensuite, par celle de l'eau en grande quantité ; et d'ailleurs sait-on, si, au moment où on reconnaît l'épanchement, a bile n'a pas déjà exercé son action délétère sur le péritoine, et si le contact de quelques instants ne suffit pas pour que cet effet soit produit? Il est donc tout à fait inutile de chercher à détruire la cause, si déjà l'effet est produit.

§ V. PLAIES DE LA RATE.

Les mêmes considérations dans lesquelles nous venons d'entrer au sujet du foie, sont applicables à la rate ; ses fonctions physiologiques la mettant à même de contenir, dans certaines circonstances, une très grande quantité de sang, les plaies qu'y produisent les balles sont ordinairement suivies d'un épanchement sanguin considérable dans la cavité du péritoine. La splénite traumatique doit se combattre par le même traitement antiphlogistique que nous avons indiqué pour l'hépatite, et la péritonite, qui en résulte par un traitement antiphlogistique très énergique, qui souvent demeure sans effet et n'empêche pas la mort d'arriver avec une effrayante rapidité.

Je ne ferai que mentionner ici les plaies du pancréas. La situation profonde de cette glande lui permet rarement d'être touchée seule par une balle; le plus souvent l'estomac et les intestins sont blessés en même temps qu'elle. Dès lors sa blessure devenant tout à fait secondaire, on ne doit s'occuper qu'à porter remède à celle de l'estomac ou de l'intestin.

§ VI. PLAIES DES VOIES URINAIRES.

Vessie. — La vessie varie de position selon qu'elle est vide ou pleine. Dans le premier cas, elle est cachée derrière le pubis qui lui sert comme de bouclier, et la préserve contre les causes traumatiques agissant d'avant en arrière. Quand elle est pleine au contraire, elle augmente considérablement de volume, monte souvent jusqu'à l'ombilic, et c'est alors qu'elle peut être atteinte par sa face antérieure, sa face postérieure, et ses parties latérales. Le cas le plus heureux est celui où une balle pénétrant dans la vessie par sa face antérieure, tombe dans l'intérieur de sa cavité. L'urine alors s'écoule librement au dehors par la blessure, et, si elle s'épanche dans l'abdomen, elle est tout à fait en dehors de la cavité du péritoine. Mais quand le projectile traverse aussi la paroi vésicale postérieure, ce liquide tombe facilement dans la cavité péritonéale et donne lieu à une péritonite mortelle.

Dans certains cas, une balle entre dans la cavité pelvienne par sa face postérieure, perfore le rectum, puis la vessie, et produit ainsi une fistule recto-vésicale, donnant lieu à des accidents primitifs excessivement graves et occasionnant chez le blessé, lorsque par hasard elle guérit, une très pénible infirmité.

Indépendamment de la sortie de l'urine par la plaie extérieure, on est encore averti des lésions de la vessie par une hématurie plus ou moins abondante, et par des douleurs violentes à l'hypogastre. Si la blessure a fait communiquer le réservoir urinaire avec la cavité péritonéale, le mal est au dessus des ressources de l'art. Dans tous les cas de plaies de la vessie, on doit empêcher l'accumulation de l'urine dans sa cavité. On y parvient en y introduisant une sonde à demeure par laquelle ce liquide s'écoule à mesure qu'il y arrive, et qui permet au travail de cicatrisation de la plaie de s'effectuer librement. Les accidents inflammatoires doivent être combattus par les antiphlogistiques largement employés.

Les corps étrangers tombés dans la vessie comme les balles, les portions de vêtements que ces dernières y poussent, sont quelquefois expulsés par l'urètre avec les urines. Dans d'autres cas, ils deviennent le noyau de calculs dont il faut plus tard débarrasser le malade par la taille ou la lithotritie. D'autres fois les balles déterminent un abcès au périnée, ou sortent par le rectum après avoir usé la cloison vésico-rectale. Ledran a conseillé de dissoudre les corps étrangers en plomb renfermés dans la vessie, et par conséquent les balles, en faisant parvenir dans cet organe du mercure à l'aide d'un entonnoir. Dupuytren élève des doutes sur l'exactitude et la fidélité des expériences de Ledran.

Je ne puis me résoudre à abandonner ce qui se rapporte aux corps étrangers servant de noyau à des calculs plus ou moins volumineux, sans citer une observation fort remarquable que j'ai recueillie à la clinique chirurgicale de l'Hôtel-Dieu de Marseille, en 1839. Elle sort tout à fait de la question des plaies d'armes à feu, et se rapporte plutôt à la question des corps étrangers introduits dans la vessie. C'est pourquoi j'ai longtemps hésité à la placer ici. Mais les détails intéressants qu'elle renferme, engageront mes lecteurs, je l'espère du moins, à me pardonner cette digression.

Symptômes de calcul vésical ; application de la lithotritie, extraction, à la 4e séance, d'une lanière de cuir longue de 8 pouces, servant de noyau à un calcul.

Arnaud (Jean-Louis), âgé de 30 ans, paysan de la vallée d'Aost (Piémont), entra à l'Hôtel-Dieu le 12 mai 1839, pour réclamer nos soins; il souffrait depuis assez longtemps d'une dysurie intense. Le chirurgien en chef introduisit une sonde dans la vessie; elle donna issue à une grande quantité d'urine noirâtre et un peu fétide. Cet instrument repoussa, en entrant dans la vessie, un calcul engagé dans le col de cet organe. La lithotritie proposée au malade fut acceptée, et le 16 mai, on procéda à la première séance. Le litholabe d'Heurteloup, modifié par Ségalas, saisit le calcul sous un diamètre de quinze lignes. Ce dernier fut broyé à l'aide du marteau et du volant pendant dix minutes, sans que le malade se plaignît de vives douleurs.

L'instrument retiré, Arnaud fut mis dans un bain et placé ensuite dans son lit. Dans la journée, les urines sont légèrement sanguinolentes, et pendant l'intervalle de quatre jours qui séparent la première séance de la seconde, le malade rend une assez grande quantité de détritus pierreux.

Le 20 mai, seconde séance : douze lignes d'écartement entre les branches du litholabe, expulsion d'une égale quantité de détritus.

Le 23, troisième séance, encore douze lignes d'écartement entre les branches du litholabe, mais cette fois l'instrument amène au fond de sa cuillière un fragment de cuir long de trois lignes et large d'une ligne. Cette circonstance fait naître mille questions, et donne de suite l'éveil aux assistants. On demande au malade s'il n'a jamais été sondé, s'il ne s'est jamais introduit de corps étrangers dans l'urètre, il répond toujours négativement, et ne fait qu'un aveu, celui de s'être livré avec fureur à la masturbation.

Le 27, quatrième séance : aucun corps étranger ne fut d'abord saisi avec le litholabe ; cependant, le malade ayant été fortement renversé en arrière, l'opérateur saisit tout à coup un corps mou paraissant élastique. Il rapprocha les deux branches avec force à l'aide du volant et essaya de retirer l'instrument de la vessie. Une résistance assez vive fut vaincue au col vésical, elle se reproduisit au méat urinaire, mais cette fois avec tant de force, qu'un bistouri était déjà prêt pour la vaincre, quand enfin l'instrument sortit à la suite de très violentes tractions, amenant au dehors une lanière de cuir longue de huit pouces, large d'une ligne et demie, roulée sur elle-même et incrustée de matières calcaires. Ce fut alors que le malade nous fit l'aveu dont voici les principales circonstances :

Il a assuré n'avoir connu aucune femme jusqu'à l'âge

de vingt-cinq ans, et ne s'être jamais livré à la masturbation avant cette époque. A vingt-cinq ans, il contracta l'habitude de l'onanisme, et de vingt-cinq à trente ans, il n'a exercé que trois fois l'action du coït. Enfin, dans le courant du mois d'août 1838, voulant se procurer des jouissances qu'il ne trouvait plus dans la masturbation, il s'enfonça un soir, après s'être couché, un des cordons de ses souliers dans le canal de l'urètre, où il le fit pénétrer de trois à quatre pouces. Le sommeil le surprit au milieu de ses manœuvres, et le lendemain, à son réveil, il chercha en vain son cordon de soulier, qui avait, pendant la nuit, pénétré dans la vessie. Ce malheureux mourut quinze jours après la dernière séance de lithotritie, et son autopsie nous permit de constater une cystite chronique, avec épaississement et ulcérations nombreuses de la muqueuse vésicale.

Reins. — Les reins peuvent être atteints par leur face postérieure et par leur face antérieure. La première espèce de blessure est beaucoup moins dangereuse que la seconde, parce que lorsque le rein est attaqué par sa face postérieure et qu'il se fait un écoulement plus ou moins grand d'urine, celle-ci coule à l'extérieur par le trajet du projectile et ne s'épanche jamais ou rarement dans la cavité péritonéale, tandis que si la plaie siége à la face antérieure, l'épanchement urineux est presque inévitable, et à sa suite se déclare une péritonite ordinairement mortelle. Après les coups de feu aux reins, il se forme, d'après M. Baudens, une escarre qui s'oppose dans les premiers temps à l'issue des liquides sécrétés, comme elle s'oppose aux hémorrhagies des artères lésées, lorsque celles-ci ne sont pas d'un trop gros calibre. Quand le projectile a pénétré dans la substance du rein par la face antérieure de cet organe, l'urine ne sort pas toujours par la plaie des parois abdominales, parce qu'il y a trop de distance entre elle et la plaie viscérale. Le diagnostic doit alors se baser sur l'hématurie plus ou moins abondante qui se manifeste, sur les douleurs que le blessé éprouve, douleurs qui s'irradient tout le long du cordon spermatique, par la rétraction du testicule. Tous les secours de l'art se bornent, en pareil cas, à combattre la péritonite qui ne tarde pas à survenir et qui, le plus souvent, emporte le blessé en peu d'instants. Si la blessure des parois est aux lombes et n'est pas assez grande pour permettre le libre écoulement de l'urine, il faut la dilater par des débridements convenables, afin de s'opposer à l'infiltration de ce liquide dans le tissu cellulaire des lombes, où sa stagnation dans le voisinage du péritoine pourrait déterminer une inflammation par contiguité de tissu.

Urétères. — La profondeur de ces canaux rend les moyens thérapeutiques tout à fait inutiles quand ils sont blessés. Leur lésion donne lieu à un épanchement urineux considérable, puisqu'il verse dans la cavité péritonéale toute l'urine sécrétée par un rein ; cet épanchement développe bientôt à son tour une péritonite mortelle. Du reste, la situation anatomique des urétères leur permet rarement d'être blessés isolément. Ils le sont souvent en même temps que les intestins, et alors il est facile de concevoir que deux lésions semblables, réunies, doivent amener une mort prompte et sûre.

§ VII. — PLAIES DU TUBE INTESTINAL.

Estomac. — L'estomac variant de position et de volume selon son état de vacuité ou de plénitude, est plus facilement atteint pendant qu'il se trouve dans ce dernier état. Si la blessure est produite par un gros projectile, comme un boulet, le viscère est largement déchiré ; les aliments qu'il contient se répandent dans la cavité du péritoine et y déterminent une péritonite presque toujours mortelle. Mais si, au lieu d'avoir été produite par un gros projectile, la blessure est l'effet d'une balle, les blessés peuvent encore guérir à l'aide d'adhérences salutaires qui se forment entre le pourtour de la plaie viscérale et le péritoine pariétal. Ces adhérences préservent le blessé de tout épanchement et réduisent sa lésion à un état de simplicité qui lui permet de se cicatriser comme toute autre solution de continuité; mais si la balle arrive sur l'estomac au moment surtout où il est plein d'aliments ou de boissons, la même chance heureuse ne s'observe pas toujours, et il se forme un épanchement alimentaire aussi rapidement mortel que lorsque la blessure est produite par un gros projectile.

Les plaies de l'estomac doivent se traiter par l'emploi énergique des antiphlogistiques locaux et généraux, par la diète la plus absolue d'aliments et de boissons, et le repos le plus parfait; la plaie des parois abdominales n'offre en elle-même aucune indication particulière.

Intestins. — Les blessures des intestins par les gros projectiles y déterminent des lacérations, suivies de l'épanchement abondant et rapide des matières fécales dans la cavité péritonéale et occasionnent la mort instantanée, ou très rapide. Mais les balles ne sont pas si promptes dans leurs effets, en général du moins : ordinairement elles laissent au malade et au chirurgien le temps de se reconnaître. Elles peuvent produire trois espèces de désordres dans les intestins : 1° la contusion; 2° une plaie peu étendue; 3° une large déchirure, ou un nombre plus ou moins considérable de petites plaies. Ainsi, j'ai été à même d'observer un individu, qui avait reçu, en duel, une balle dans la cavité abdominale : la plaie d'entrée était située à un pouce environ du côté droit et sur la même ligne horizontale que l'ombilic : il succomba, au bout de vingt-quatre heures, à une péritonite, résultat de l'épanchement des matières fécales, et à son autopsie, je trouvai cinq anses d'intestin grêle, percées chacune de deux ouvertures, de manière que la même balle avait donné lieu à dix plaies intestinales.

La contusion des intestins se traduit par des symptômes inflammatoires plus ou moins violents, et que l'on doit combattre énergiquement par les saignées générales et locales, par l'application des topiques émollients et narcotiques; quelquefois cette contusion est très forte et se termine plus ou moins longtemps après par la gangrène d'une portion de l'intestin contusionné; mais la nature, qui veille autaut que l'art au chevet des blessés, établit des adhérences entre la portion contuse et une anse intestinale voisine, de telle sorte que, lorsque l'escarre se détache, elle tombe dans la cavité de l'intestin blessé, et à la place de cette portion mortifiée se trouve un bouchon formé par l'anse intestinale, qui a contracté les adhérences dont nous avons parlé, sans cela les matières fécales s'épancheraient dans le péritoine et y causeraient une inflammation mortelle.

Si l'intestin est légèrement ouvert par la balle, il peut y avoir, malgré la petitesse de la blessure, un épanchement mortel dans le péritoine. Mais ici encore, la nature se sert, dans certains cas, des adhérences dont nous venons de parler, sinon la muqueuse, faisant saillie entre les lèvres de la blessure de la musculeuse et de la séreuse, forme un bouchon qui s'oppose provisoirement à l'épanchement, et donne à des adhérences salutaires le temps de se former.

Enfin, si l'intestin est largement déchiré, ou bien déchiré en sept ou huit endroits, l'épanchement et la mort sont la suite d'une pareille blessure.

La rupture des intestins se manifeste par le balonnement du ventre, des douleurs très vives qui empêchent le malade de supporter la moindre pression sur l'abdomen ; le pouls est petit, la peau froide, en un mot, on voit survenir tous les symptômes de la péritonite dont nous allons nous occuper un peu plus bas.

Quelle est la conduite que doit tenir le chirurgien dans le cas de lésion du tube intestinal, produite par une arme à feu ?

Si l'intestin blessé par la balle fait hernie à travers les lèvres des parois abdominales, c'est ce qui peut arriver de plus heureux au blessé, parce qu'alors l'épanchement des matières fécales se fait au dehors, et que le chirurgien peut appliquer sur la blessure intestinale un ou plusieurs points de suture, ou retenir l'anse d'intestin blessée au dehors, pour déterminer la formation d'un anus contre nature.

Mais si l'épanchement s'est fait dans la cavité abdominale, et si l'ouverture des parois est petite, il n'y a que la sortie des matières fécales par la plaie qui indique la lésion de l'intestin, et qui annonce en même temps, pour ainsi dire, que tout espoir est perdu.

M. Baudens, se fondant sur ce que, neuf fois sur dix au moins, les intestins sont perforés, recommande d'agrandir toute plaie pénétrante de l'abdomen, afin d'aller porter remède à une lésion intestinale qui serait restée cachée.

Il serait par trop hasardeux, je crois, d'agrandir une plaie des parois abdominales pour aller à la recherche d'une lésion dont on ne connaît pas le siége, dans des régions aussi délicates. Puisque un intestin ouvert ne manifeste pas toujours sa lésion dans les premiers moments de la blessure, comment deviner qu'il est blessé ? et dans cette incertitude, pourquoi se livrer à des manœuvres très dangereuses, dirigées contre un mal qu'on ne sait pas exister? Si, d'un autre côté, l'épanchement est formé, si les matières fécales sortent par la plaie extérieure, il n'est plus temps, et toute recherche est inutile. Il vaut donc mieux, je crois, en pareil cas, ne pas tourmenter le malade, avoir confiance aux forces de la nature, se contenter de combattre énergiquement l'inflammation traumatique, et j'ose assurer qu'en suivant cette conduite modérée, on obtiendra, la statistique à la main, autant de succès qu'en se conformant au précepte de M. Baudens.

§ VIII. — DES ÉPANCHEMENTS DANS LES PLAIES D'ARMES A FEU DE L'ABDOMEN.

Comme nous venons de le voir dans tout ce qui précède, on dit qu'il y a épanchement dans une plaie d'arme à feu de l'abdomen, toutes les fois que du sang veineux ou artériel, ou bien une des substances sécrétées ou contenues dans les viscères de cette cavité s'y répandent en quantité plus ou moins grande : les matières épanchées seront donc ou de la bile, ou des matières alimentaires, ou de l'urine, ou des matières fécales.

Il est facile de se convaincre, par l'inspection anatomique de la cavité abdominale, que, par une disposition organique admirable, les épanchements éprouvent de la peine, de la résistance à se former. Cette résistance est occasionnée par le contact parfait qui existe entre tous les viscères abdominaux ; ces viscères éprouvent, en outre, continuellement des mouvements en masse provenant de la respiration, mouvements, qui les compriment les uns contre les autres avec plus ou moins de force : ils leur sont communiqués par le diaphragme, d'une part, et par la ceinture musculaire abdominale, de l'autre, qui, d'après J. Bell, agissent comme deux mains entre lesquelles il existerait le plus parfait accord.

Cette manière d'être des viscères abdominaux exerce une influence salutaire dans le cas de lésion d'un vaisseau ou d'un viscère : dans le premier, elle s'oppose à l'effusion du sang, surtout si le vaisseau lésé est d'un petit calibre; et dans le second, elle sert quelquefois à maintenir la blessure d'un viscère en rapport avec la blessure des parois abdominales, et à l'aide de cette heureuse circonstance, le blessé n'a pas d'épanchement intra-péritonéal, et peut recouvrer la santé. Mais les malades ne sont pas toujours assez heureux pour échapper à ce terrible accident : le sang ou les autres matières s'épanchent là où se trouve le plus de vide, entre les viscères, comme entre la surface concave du foie et la face antérieure du colon transverse, à l'hypogastre, dans l'excavation pelvienne, etc... Ces épanchements produisent des symptômes particuliers, selon le point de la cavité abdominale où ils se sont formés : ainsi ils donnent lieu à des vomissements, à de la constipation, à des envies continuelles d'uriner, selon qu'ils compriment l'estomac, les intestins, ou le réservoir urinaire.

Épanchement de sang. — Le foie, la rate, l'aorte abdominale et ses collatérales, l'artère et la veine iliaque primitives, l'artère et la veine iliaque interne et externe, la veine cave inférieure, tels sont les vaisseaux qui peuvent devenir la source d'un épanchement sanguin péritonéal. Le blessé, qui a un de ces vaisseaux ouvert par une balle, éprouve de suite tous les symptômes des hémorrhagies foudroyantes : pâleur de la face et des muqueuses, sueurs froides et visqueuses, froid des extrémités, syncopes, etc.; en un mot, cet habitus hémorrhagique si facile à reconnaître. Une syncope est, dans un cas pareil, ce qui peut arriver de plus heureux au blessé : car cette dernière interrompt la circulation et favorise la formation d'un caillot sauveur. Mais malheureusement la force que ce caillot oppose au sang est de peu de valeur, surtout si la plaie du vaisseau est grande, et au moindre effort que fait le malade, on voit de nouveau l'hémorrhagie se reproduire avec ses symptômes formidables.

Quand l'épanchement communique avec la plaie extérieure, que celle-ci est large, le sang peut s'échapper librement de l'abdomen; mais si la plaie des parois est étroite, le sang séjourne dans le péritoine, l'irrite et détermine, si on ne lui donne promptement issue, une péritonite plus ou moins grave : ainsi, dès qu'on aura déterminé avec soin le lieu occupé par l'épanchement, on fera avec précaution une incision aussi petite qu'on le pourra, afin d'éviter les hernies consécutives, et on videra ainsi la matière de l'épanchement qui, dans certains cas, offre une odeur fétide et se trouve accumulée en assez grande quantité. On introduira une mèche dans l'incision, afin de l'empêcher de se cicatriser, et on exercera une surveillance très active sur le blessé. Il arrive quelquefois qu'après avoir divisé les parois abdominales et le péritoine, la matière épanchée ne s'écoule pas facilement au dehors : on tâchera alors de faire prendre au malade une position déclive qui facilite la sortie du liquide.

Les épanchements de bile, de matière fécale et d'urine, arrivent, comme nous l'avons déjà dit, lorsque le foie, l'intestin, la vessie sont lésés. La nature irritante de ces matières rend l'inflammation qu'elles occasionnent promptement et sûrement mortelle. Ainsi, dans les épanchements de cette espèce, le chirurgien n'a que des soins moraux à prodiguer aux blessés, assuré qu'il est le plus souvent de la terminaison fatale qui va arriver Cependant il ne doit pas pour cela négliger l'emploi des antiphlogistiques des émollients et des narcotiques, qui pourront du moins apporter quelque soulagement aux souffrances du malade.

§ IX. — DE LA PÉRITONITE TRAUMATIQUE.

La péritonite traumatique peut survenir dans tous les cas de plaie d'armes à feu de l'abdomen, depuis la plus légère contusion des parois de cette cavité, jusqu'à la rupture d'un intestin, avec épanchement de matières stercorales. Dans le premier cas, elle se propage de couche en couche, de l'extérieur à l'intérieur. et peut guérir, à l'aide d'un traitement énergique, tandis que, dans le cas de plaie pénétrante avec épanchement, la cause productrice de l'inflammation étant directement appliquée sur la surface péritonéale, la maladie épargne rarement le blessé, malgré le traitement le plus énergique et le mieux entendu.

Les symptômes de la péritonite traumatique sont décrits avec détail dans tous les auteurs ; ce sont : le balonnement du ventre, une douleur abdominale insupportable à la moindre pression, au point que souvent le blessé ne peut tolérer le poids de la plus légère couverture ; le froid est général ; le pouls petit, fréquent, misérable (abdominal) ; la face est allongée par suite de la rétraction des traits ; il y a diminution considérable du volume de la voix, qui est presque éteinte et ressemble à celle des cholériques ; la respiration est accélérée, etc. La terminaison de la péritonite, suite des coups de feu, est presque toujours funeste ; son traitement doit être antiphlogistique. Nous en avons, du reste, assez parlé dans tout le cours de ce chapitre pour y insister davantage ici.

Il existe une grande différence entre la péritonite traumatique et celle de cause interne : le chirurgien doit s'attendre à voir la première se développer à la suite de la moindre blessure abdominale, et peut par conséquent, se tenir prêt à la combattre à son début et même avant ; tandis que la péritonite de cause interne, débutant le plus souvent au moment où on y pense le moins, et sans cause connue, rend le traitement plus incertain ; et déjoue les efforts de la thérapeutique.

Enfin, il est inutile de répéter ici ce que nous avons déjà dit au sujet de la péritonite adhésive, dont la nature sait si bien se servir pour empêcher des épanchements stercoraux et alimentaires, qui, s'ils avaient lieu, se termineraient probablement toujours par la mort.

CHAPITRE VI.

PLAIES PAR ARMES A FEU DES ORGANES GÉNITAUX.

La verge, le scrotum, les testicules peuvent être blessés séparément, ou bien, ce qui arrive assez souvent, la lésion de tous ces organes peut avoir lieu en même temps et être produite par le même projectile, sans que le blessé soit atteint d'infirmité ultérieure : ainsi, M. H. Larrey rapporte l'observation d'un soldat du 3e régiment, qui eut le prépuce perforé par une balle, une portion du gland emportée, le scrotum traversé, ainsi que toute l'épaisseur de la cuisse au niveau du troisième adducteur. Le blessé guérit parfaitement et dit, en sortant de l'hôpital, *qu'il se sentait pourvu comme auparavant.*

Du reste, les lésions des organes génitaux n'offrent aucune indication spéciale, et la guérison en est ordinairement assez prompte. Il faut seulement en modérer l'inflammation, et condamner les blessés qui en sont porteurs au repos le plus parfait.

Les plaies des corps caverneux, qui offrent une hémorrhagie assez inquiétante dans les lésions par arme tranchante, ne présentent pas cette complication dans les coups de feu, parce que la balle exerce une action escarrotique sur les petits vaisseaux du tissu érectile qui les compose Mais il résulte quelquefois, d'après M. Baudens, de la lésion d'un seul corps caverneux de la verge, une courbure de cet organe à concavité du côté blessé rendant le coït impossible.

Dans le cas où un testicule aurait été profondément désorganisé par une balle, par exemple, qui l'aurait traversé en le réduisant en bouillie, le malade devant nécessairement perdre un organe ainsi mutilé, on pourrait en pratiquer immédiatement l'ablation, et épargner ainsi au blessé de violentes douleurs et les ennuis d'une longue suppuration.

CHAPITRE VII.

PLAIES DES MEMBRES. — CAS QUI RÉCLAMENT L'AMPUTATION.

Nous avons déjà étudié, dans la première partie de notre travail, les blessures de la peau, des muscles, des vaisseaux, des nerfs, des os, des articulations, etc.; il nous serait donc facile en rassemblant deux à deux, ou trois à trois, ces lésions, d'avoir sous nos yeux les blessures qu'on observe le plus fréquemment aux membres, à la suite des coups de feu; mais ce serait faire une répétition longue et inutile. Nous croyons, en conséquence, devoir passer outre sur la nature et les indications qu'offrent les plaies des membres supérieurs et inférieurs, pour pouvoir arriver d'emblée à une question à la fois très difficile et intéressante : celle des cas qui réclament l'amputation, et le choix du moment le plus convenable pour pratiquer cette opération.

Après une foule de controverses et de longs débats, les chirurgiens sont arrivés aujourd'hui à être d'accord sur la nature des plaies qui réclament l'amputation des membres. Ces lésions peuvent se classer sous les chefs principaux suivants :

1° Enlèvement complet d'un membre par un gros projectile;

2° Fracture comminutive de l'os principal d'un membre, comme l'humérus, le tibia, et surtout le fémur;

3° Lésion d'une grande articulation;

4° Déchirure du vaisseau principal et de l'os principal d'un membre;

5° Enlèvement d'une grande partie des parties molles d'un membre ; comme, par exemple, de tout le mollet, ou de tous les muscles de la région crurale postérieure ;

6° Fracas d'un membre sans lésion de la peau (Percy).

Toutes les fois qu'un boulet arrive perpendiculairement sur un membre comme la cuisse, par exemple, et qu'il en opère l'ablation complète, la plaie qui résulte de cette ablation est noirâtre, mâchée, inégale. Des lambeaux de muscles et de tendons pendent à sa surface, l'os est brisé comminutivement et présente quelquefois des fissures qui remontent jusqu'à l'articulation supérieure. Cette plaie, irrégulière et contuse, doit nécessairement être suivie d'une suppuration longue et abondante, à laquelle peu de malades survivent, quand toutefois ils ont pu traverser sans danger les accidents primitifs. Le parti le plus sage qu'on ait à prendre, dans un cas pareil, est de faire au-dessus de l'amputation du coup de feu, une seconde amputation avec le couteau, par laquelle on substitue une plaie nette et saignante à celle qui existait auparavant. Il est un cas cependant où il est de toute impossibilité d'amputer sur les restes du membre ; c'est lorsque celui-ci a été emporté trop près de son articulation avec le tronc, la cuisse dans le voisinage de l'articulation coxo-fémorale, et le bras de la scapulo-humérale.

Il faut alors se contenter d'égaliser la plaie avec des ciseaux et le bistouri, d'extraire de son mieux les esquilles, de recouvrir la surface traumatique d'un simple appareil et de se tenir en garde contre l'hémorrhagie secondaire, car ordinairement le vaisseau principal du membre se rétracte au fond des parties, et s'il fournit une hémorrhagie elle est presque toujours secondaire.

La recommandation d'amputer un membre, atteint seulement de fracture comminutive de son os principal, paraît *a priori* un peu trop hasardée, et l'on est porté naturellement à se demander pourquoi le chirurgien militaire ne tenterait pas la conservation d'un pareil membre, quand tous les jours on observe dans la pratique civile des guérisons surprenantes, ayant pour sujet des fractures comminutives beaucoup plus compliquées, en apparence du moins, que celles qui résultent de l'action d'une balle. Mais si l'on réfléchit un instant à l'immense différence qui existe entre un soldat blessé sur le champ de bataille, et un homme qui éprouve dans la vie civile une fracture comminutive, même très compliquée, on approuve parfaitement la conduite du chirurgien militaire, qui ampute ainsi un membre fracturé comminutivement.

Supposons, en effet, qu'après avoir sur le champ de bataille ou au bivouac extrait, tant bien que mal, le plus grand nombre d'esquilles possible, et appliqué un appareil autour de cette cuisse ou de cette jambe, on s'obstine à les conserver ; il faudra souvent placer le blessé, qui est, dans certains cas, obligé de faire une longue route avant d'arriver à un hôpital régulier, sur un charriot, une voiture mal suspendue, ou tout autre moyen de transport : pendant ce trajet il sera soumis aux intempéries des saisons, il éprouvera une foule de secousses qui, se communiquant au membre fracturé, enfonceront les pointes des esquilles dans les parties molles voisines, souvent dans un vaisseau, un nerf ; détermineront des accidents inflammatoires très graves, tels que gonflement, étranglement, et pourront même, dans certaines circonstances, donner naissance à une hémorrhagie, ou au tétanos. On conçoit aisément combien le cas est simplifié par l'amputation, et que de souffrances consécutives cette opération, bien que très douloureuse en elle-même, épargne au blessé.

Les choses ne se passent point ainsi dans un hôpital

civil, où les malades sont immédiatement transportés après leurs blessures et placés dans un bon lit, d'où ils ne doivent sortir qu'après leur guérison. Alors on comprend que, au milieu du repos le plus parfait, au sein de toutes les ressources, on essaie de conserver des membres mutilés, et qu'on arrive souvent à des guérisons presque miraculeuses. Ainsi, j'ai vu à l'Hôtel-Dieu de Marseille un charpentier, nommé Peindrier, guérir au bout de trois mois, par les irrigations froides et l'appareil inamovible, d'un écrasement complet de la jambe droite (avec intégrité de la peau), d'une fracture sans déplacement au quart inférieur du fémur du même côté, et d'une troisième fracture avec issue du fragment à travers les parties molles, à la partie moyenne du même os.

Si cet ouvrier eût été soldat, et que sa blessure eût été produite par un boulet sur le champ de bataille, il n'aurait probablement pas conservé son membre, qu'on aurait amputé au-dessus de la dernière fracture du fémur.

Les auteurs s'accordent tous à regarder la fracture du fémur, en particulier, comme une indication immédiate d'amputation.

« De toutes les fractures par armes à feu, dit M. Baudens (*Clinique des plaies d'armes à feu*, p. 461), celle qui réclame le plus impérieusement l'amputation est sans contredit la fracture du fémur; toute fracture de cet os par arme à feu exige immédiatement l'amputation. J'ai eu trop à déplorer la violation de cette loi pour oser m'en écarter jamais. Sur soixante blessés, j'en ai amputé quinze immédiatement, treize ont guéri, vingt consécutivement, seize ont péri. Chez vingt j'ai tenté de conserver le membre, deux ont guéri avec un membre difforme. »

Je n'ai pas besoin d'insister sur les terribles désordres qui suivent les plaies des grandes articulations, et qui font un devoir au chirurgien d'amputer les membres dont les cavités articulaires sont largement ouvertes, et comminuées par les projectiles de guerre.

Percy voulait qu'on amputât un membre seulement pour la lésion de son vaisseau principal; de nos jours qu'on obtient de si beaux succès à l'aide de la ligature, et qu'on connaît je dirai presque l'innocence de cette opération, on doit rayer une pareille blessure du catalogue de celles qui nécessitent l'amputation.

Mais le cas est différent lorsque l'artère principale est blessée simultanément avec l'os principal; on peut bien alors s'opposer à l'hémorrhagie par la ligature, mais reste toujours la fracture comminutive, que nous venons de voir entraîner à elle seule la nécessité de l'ablation du membre.

Lorsqu'un projectile emporte une grande quantité des parties molles d'un membre et donne naissance à une plaie très large, inégale, mâchée, pouvant être suivie d'accidents inflammatoires violents, d'une suppuration longue et abondante, ne guérissant souvent qu'au bout d'un temps fort long, et laissant après elle des cicatrices difformes, des ulcères, en un mot, un membre plus embarrassant qu'utile, et devenant pour le blessé une source continuelle de douleurs. C'est au chirurgien de voir si une pareille plaie est susceptible de guérison, si le blessé aura assez de force pour résister aux accidents consécutifs, à la suppuration, etc.; s'il juge négativement, il ne doit pas hésiter à pratiquer l'amputation.

Enfin un membre fracassé, dont toutes les parties osseuses sont comminuées, les vaisseaux ouverts, les muscles réduits en bouillie, et qui a pourtant son enveloppe cutanée intacte, doit être, malgré cette dernière circonstance, considéré comme un corps étranger, dont il faut au plus tôt débarrasser le blessé, sous peine de graves accidents.

On accuse vulgairement les chirurgiens militaires de trop amputer; on prétend qu'ils sauveraient beaucoup plus de membres s'ils temporisaient davantage. Je lisais même dernièrement certain article de journal, dans lequel un chirurgien civil, que je ne nommerai pas, allait jusqu'à appeler *brutale* la chirurgie que nous exerçons sur le champ de bataille. De pareils reproches, faits peut-être de très bonne foi, ne peuvent venir que de gens n'ayant aucune expérience du champ de bataille, ne sachant pas qu'il est nécessaire d'avoir plus de génie pour y exercer la chirurgie, que pour la faire dans un hôpital, où l'on a toute espèce de ressource, tandis qu'à la guerre il arrive fort souvent qu'on a rien, ou presque rien, et il faut pourtant arriver aux mêmes résultats. Aussi les chirurgiens expérimentés, qui pèsent les choses à leur juste valeur, et savent apprécier les positions pénibles dans lesquelles nous nous trouvons, ne nous blâment-ils pas, et approuvent-ils au contraire la chirurgie active que nous pratiquons.

« Est-il possible, en effet, dit Dupuytren, dans le désordre et le tumulte d'un combat ou au milieu des difficultés sans nombre qui se présentent dans les ambulances pour le transport des blessés, de faire les opérations qui pourraient amener la conservation des membres, de donner aux blessés les soins minutieux nécessaires à ces blessures, d'agir enfin comme dans un hôpital civil, où règnent l'ordre, le silence et la tranquillité et où on peut disposer de tout en abondance et avec facilité? Nous ne le croyons pas; aussi les chirurgiens militaires qui amputent les membres, soit pour des lésions d'artères principales seulement, soit pour des fractures par des balles, ne sont-ils pas à blâmer : le temps à consacrer pour pratiquer ces opérations délicates et pour donner des soins qui auraient pu conserver les membres leur manquent, ainsi que les moyens convenables de transport, qui ne se font souvent que sur des charrettes ou des voitures mal suspendues, dont les cahots multipliés, en poussant les pointes des os brisés contre les chairs, les déchirent, font éprouver d'atroces douleurs, augmentent l'irritation, produisent des engorgements inflammatoires excessifs, rendent la gangrène presque inévitable, et la mort presque certaine. (*Blessures par armes de guerre.*)

D'autres chirurgiens qui n'approuvent pas la conduite des chirurgiens militaires, viendront nous dire, en se pavanant d'une philantropie mal entendue, que l'amputation est une opération dangereuse, inhumaine, douloureuse, qu'il y a plus d'honneur à conserver un membre qu'à l'amputer, etc... Ils peuvent avoir raison dans certains cas, mais on peut leur répondre que sur le champ de bataille, après un coup de feu qui fera courir au blessé mille chances de mort, et ne lui en laissera peut-être pas une de salut, il vaut mieux amputer de suite que de tenter la conservation de la partie blessée, au péril de la vie C'est ce qui a fait dire, à ce sujet, à M. Hennen, avec beaucoup de justesse, qu'il vaut mieux vivre avec trois membres que mourir avec quatre.

Après nous être occupé des cas qui exigent l'amputation des membres, et avoir dit quelques mots pour justifier la nécessité malheureusement trop fréquente de cette opération, voyons en second lieu quel est le moment le plus convenable pour la pratiquer, à la suite des plaies d'armes à feu reçues dans les combats.

Cette question, très importante, a été le sujet de discussions continuelles jusqu'à l'époque des guerres de l'empire. Les uns voulaient qu'on pratiquât l'amputation immédiatement après la blessure ; les autres qu'on temporisât, qu'on laissât se calmer l'orage des accidents primitifs, et qu'après on fit l'ablation des membres qu'on désespérait de conserver. De là deux camps opposés : celui des partisans de l'amputation immédiate, et celui des partisans de l'amputation consécutive.

En 1745, l'Académie royale de chirurgie, voulant mettre fin aux débats que soulevait cet important sujet, mit au concours la fameuse question de l'amputation immédiate et de l'amputation consécutive. Faure, partisan de l'amputation consécutive, eut les honneurs du concours. Il eut cependant pour adversaire Boucher, qui réfuta plus tard ses dix observations avec beaucoup de logique et d'intelligence, et ébranla fortement les esprits en faveur de l'amputation immédiate.

Les guerres de l'empire et beaucoup d'autres combats ont fourni à la chirurgie française les matériaux nécessaires pour résoudre cette importante question, et, de nos jours, l'amputation immédiate est celle qui est, avec juste raison, préférée et mise en pratique. On peut facilement se convaincre par la statistique des avantages immenses que présente ce mode opératoire. En effet, sur 300 cas d'amputations immédiates pratiquées à la suite de différentee affaires, les rédacteurs des Leçons orales de Dupuytren comptent 273 succès, tandis que 90 amputations consécutives furent suivies de 43 insuccès.

L'amputation immédiate se pratique ordinairement dans les vingt-quatre premières heures après l'accident. On attend, en général, que la stupeur et la commotion soient dissipées en totalité ou en partie ; une, deux, trois heures suffisent pour cela, d'après Dupuytren. En opérant dans ce moment, on épargne au blessé les dangers de la réaction, suite nécessaire de toute lésion traumatique, les douleurs, du gonflement, des débridements, de l'extraction des esquilles, du transport; on agit au moment où il jouit encore de sa vigueur physique et morale, où, par conséquent, il peut opposer une résistance énergique aux accidents qui se déclarent quelquefois après l'opération, et enfin on le met à même d'être transporté plus facilement et avec moins de douleurs.

Si, au contraire, dans l'espoir de conserver un membre fracturé comminutivement on temporise, le blessé est obligé de supporter de grandes et profondes incisions pour l'extraction des esquilles, puis les fatigues du transport; viennent ensuite le gonflement souvent terminé par gangrène, la suppuration qui l'affaiblit et le met dans de très mauvaises conditions pour supporter une opération aussi grave que l'ablation d'un membre. Souvent même lorsqu'on serait décidé à la pratiquer, le blessé s'y refuse, parce qu'on a laissé à son esprit le temps de réfléchir à son avenir, parce qu'il pense à sa famille à laquelle il est utile, et parce qu'il écoute peut-être les conseils de ses ignorants camarades, lui persuadant qu'il guérira sans opération, et l'engageant ainsi à s'opposer à la volonté de celui qui veut leur sauver la vie.

En sortant un instant de la sphère des plaies d'armes à feu, il est facile de se convaincre, par les cliniques des hôpitaux de l'immense différence qui existe entre le résultat des opérations pratiquées immédiatement, et celui des opérations qu'on pratique consécutivement, ou à la suite des maladies chirurgicales chroniques. La guérison est presque toujours rapide, en effet, à la suite des amputations pratiquées pour des fractures provenant de chutes, d'écrasements, etc; à la suite de l'extirpation de tumeurs fibreuses considérables dont la présence n'a pas altéré la constitution, tandis que l'on voit presque toujours, au contraire, survenir la mort chez les individus affaiblis par de grandes douleurs, par des suppurations longues ou abondantes, comme, par exemple, ceux qu'on a amputés pour des tumeurs blanches, pour des fractures qui ont occasionné des accidents consécutifs fâcheux, etc. Que de malheureux atteints de tumeurs blanches eussent été sauvés, si on les eût opérés quelques semaines avant, et si on n'eût pas attendu, pour en venir à l'opération, que la désorganisation de l'articulation fût entière.

Je ne décrirai point ici les différents procédés d'amputation; ils varient à l'infini, et doivent être employés de préférence l'un à l'autre, selon le degré de désorganisation de la partie sur laquelle on opère.

Une fois le membre amputé et la plaie réunie, il faut surveiller avec soin le blessé; surtout s'il doit être transporté plus ou moins loin, placer, autant que possible, son moignon à l'abri de toute secousse; prescrire une diète absolue, des boissons rafraîchissantes, si les circonstances le permettent, et enfin se tenir en garde contre les accidents consécutifs, la phlébite, les abcès viscéraux, etc., et les inflammations qui surviennent si souvent du côté de la poitrine, lorsque les blessés sont soumis à l'influence des vicissitudes atmosphériques.

CHAPITRE VIII.

1° Du pansement extemporané qu'exigent sur le champ de bataille les différentes plaies d'armes a feu ; 2° de la manière dont on doit relever et transporter les blessés atteints de ces plaies.

Mon intention n'est pas d'étudier minutieusement dans ce chapitre toutes les opérations et tous les pansements que le chirurgien est appelé à pratiquer sur le champ de bataille pendant ou après un combat. Je ne ferai qu'indiquer la méthode la plus prompte à suivre, afin de permettre aux blessés d'attendre un pansement complet et d'être transportés sans danger pendant un plus ou moins grand nombre d'heures.

Les pansements qu'on pratique sous le feu doivent être très promptement exécutés, et aussi simples que possible. Si, par exemple, un chirurgien, appelé auprès d'un soldat qui vient d'avoir le bras fracassé, voulait, sur le lieu où la blessure a été reçue, s'occuper de fendre les vêtements du blessé ou de les lui enlever, de pratiquer les débridements nécessaires, d'enlever les esquilles, et enfin d'appliquer un appareil convenable, il en aurait certes pour fort longtemps, et pendant qu'il s'occuperait de ce travail, deux, trois ou quatre autres blessés réclameraient ses soins. Il faut donc agir avec promptitude, afin que le blessé puisse être enlevé rapidement du champ de bataille et transporté en lieu sûr. Il pourrait se faire, du reste, que, pendant qu'on donne ainsi des soins à un blessé, le corps d'armée dont on fait partie s'éloignât considérablement, et qu'on se trouvât exposé seul, avec le blessé, aux coups de l'ennemi. Le fait que je signale peut arriver surtout dans la cavalerie, qui charge l'ennemi avec une grande rapidité, et parcourt dans quelques secondes un très grand espace de terrain.

Supposons donc un blessé atteint de coup de feu à la tête Si la balle n'a touché que les téguments, n'a fait que les labourer ou se creuser un trajet dans leur épaisseur, appliquez un simple gâteau de charpie sur la blessure; recouvrez-le d'une bande, et attendez d'être au bivouac ou d'être arrivé à une halte pour pratiquer les débridements convenables. Si le projectile a fracturé les os et y a déterminé des enfonçures et un nombre plus ou moins considérable d'esquilles, il ne faut pas s'attacher à les enlever toutes, à relever les pièces d'os enfoncées; ces opérations nécessitent des manœuvres qui prennent trop de temps et exigent, du reste, plus de tranquillité qu'on en a sur le champ de bataille. Il faudra se contenter d'extraire les pièces d'os détachées qui s'enfoncent dans la substance cérébrale, ou la compriment, sans la déchirer; puis on appliquera sur la plaie un pansement simple, dont on arrosera les pièces avec le liquide résolutif le plus facile à se procurer, et qui a pourtant des effets très puissants : je veux dire l'eau froide, dont je conseille d'arroser en général tous les appareils qu'on applique sur le champ de bataille.

Les plaies de la face n'exigent aucune indication extemporanée spéciale; il faut les recouvrir d'un simple appareil et attendre d'être en lieu plus sûr et plus tranquille pour opérer l'extraction des esquilles et faire le pansement définitif.

Les plaies de poitrine et du ventre exigent des pansements trop délicats pour qu'ils soient définitivement appliqués sur le lieu du combat. Il faut se contenter de placer sur l'ouverture ou sur les ouvertures produites par la balle au ventre ou à la poitrine, un gâteau de charpie et une compresse qu'on maintiendra à l'aide d'un bandage de corps ou de tout autre. Si la blessure de la poitrine laisse échapper une grande quantité de sang, il faut la fermer aussi bien que possible à l'aide d'un emplâtre carré, ou de bandelettes de diachylon, dont on aidera l'action par une légère compression. Il faudra cependant ne pas faire cette dernière trop forte, parce que le blessé, qui est déjà très suffoqué par son épanchement intra-pleural, ne pourrait la supporter.

Si une plaie de l'abdomen est accompagnée de la hernie d'une portion plus ou moins grande d'anse intestinale, et si cette dernière est atteinte de déchirure plus ou moins large, il faut la maintenir au dehors par un fil traversant le mésentère, et recouvrir le tout d'un linge fin. Si, au contraire, l'anse intestinale est exempte de déchirure, on doit essayer de la faire rentrer, et si on ne peut y parvenir, attendre la halte ou le bivouac pour pratiquer les débridements nécessaires à cette rentrée.

Les plaies des gros vaisseaux des membres donnent lieu en général à une hémorrhagie rapidement mortelle. Si pourtant on arrive à temps auprès du blessé, il faut exercer une compression assez forte sur la blessure, puis une autre entre celle-ci et le cœur, ne pas perdre le blessé de vue, et pratiquer l'amputation ou la ligature dès que les circonstances le permettent.

Enfin, quand un blessé reçoit une balle qui lui fracture un membre, on doit sur-le-champ entourer ce membre d'atelles par-dessus le pantalon ou la veste, maintenir ces atelles avec des bandes, des mouchoirs ou le premier lien qu'on pourra se procurer; on le transportera ensuite à l'ambulance, où des soins complets et définitifs lui seront prodigués.

Il faut relever les blessés atteints de fractures des membres inférieurs avec beaucoup de précautions, afin d'éviter des secousses qui pourraient agiter les esquilles et les faire pénétrer dans les parties molles. Des infirmiers ou des camarades saisiront le blessé par le tronc et le membre sain, tandis que le chirurgien accompagnera le membre fracturé de ses deux mains, et surveillera les mouvements des hommes qui l'aident jusqu'à ce que le blessé ait été placé sur un brancard-litière, une voiture ou tout autre moyen de transport.

Les hommes atteints de fractures des membres supérieurs peuvent, en général, se transporter eux-mêmes, à moins qu'ils n'aient été frappés par un gros projectile, qui aura déterminé chez eux une commotion générale, et les aura fait tomber sous le coup.

Je ne m'arrêterai pas à faire ici l'historique de la chirurgie militaire de champ de bataille et des divers moyens de transport, cela me mènerait trop loin et me ferait, du reste, sortir du cadre de la question que je traite; j'indiquerai seulement les diverses positions que doivent avoir, pendant le transport, les blessés atteints des divers coups de feu, dont je me suis occupé.

Les graves plaie de tête exigent la position horizontale.

Celles de poitrine exigent que le tronc soit placé dans une position verticale, ou presque verticale, car la suffocation qui les accompagne empêcherait les blessés de demeurer dans la position horizontale, et leur rendrait le transport très douloureux.

Les viscères de l'abdomen ayant de la tendance à sortir par les plaies de cette cavité, à la suite du moindre effort. On doit placer les blessés, qui sont atteints de plaies abdominales, sur un plan horizontal, les jambes et les cuisses un peu relevées, et le tronc légèrement penché en avant, et leur recommander de ne pas se livrer à des efforts respiratoires trop violents, d'éviter de tousser, de crier, etc.

Les hommes, atteints de fractures aux membres supérieurs, ont quelquefois la force de se transporter eux-mêmes, et de marcher pendant plus ou moins longtemps; cela dépend de la somme d'énergie morale qu'ils possèdent, mais dans le cas où ils ne pourraient marcher, il est mieux pour eux d'être assis que couchés, car dans la première de ces positions ils ont moins de secousses à essuyer que dans la position horizontale.

Enfin, les fractures des membres inférieurs exigent la position horizontale sur une voiture, un brancard-litière ou un brancard à bras. Ce dernier moyen serait le plus exempt de secousses, mais il est le plus rare, et le plus difficile à se procurer, on transporte bien en effet un blessé à bras pendant une heure ou deux, mais s'il fallait le transporter ainsi pendant une ou plusieurs journées cela exigerait l'emploi d'un trop grand nombre d'hommes, et serait, du reste, très fatigant pour eux. Il faut, en pareil cas, assujétir les membres fracturés, de manière à ce qu'ils éprouvent pendant le transport le moins de secousses possibles.

Il va sans dire que, pendant toute la durée de la marche, le chirurgien doit visiter alternativement chaque voiture, chaque cacolet, afin d'écouter les plaintes de ses blessés, de remédier aux accidents qui pourraient survenir, comme une hémorrhagie, le dérangement d'un appareil de fracture, etc., et surtout pour prodiguer à ces malheureux des consolations capables de soutenir leur moral chancelant, ou de le relever lorsqu'il est abattu.

FIN.

TABLE DES MATIÈRES.

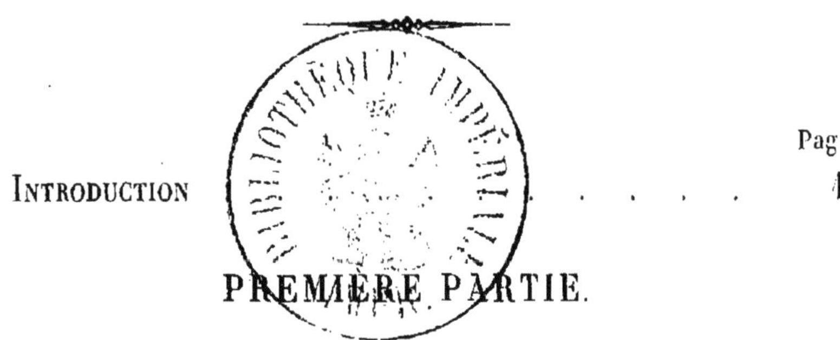

Pag.

INTRODUCTION 1

PREMIÈRE PARTIE.

Des plaies d'armes à feu considérées d'une manière générale.

CHAPITRE PREMIER.

Nature des plaies d'armes à feu. 7

§ I. — Du fusil. 8

II. — Du pistolet, — du canon. 10

III. — De la charge des armes à feu 12

IV. — De la poudre 13

V. — Des projectiles 15

VI. — Du mode d'action des projectiles sur les tissus de nos organes. 19

VII. — Du mode d'action des projectiles volumineux 32

VIII. — Des plaies produites par les projectiles lancés par la poudre à canon sur les divers systèmes de l'économie 34

IX. — Des plaies simples 34

X. — Des plaies d'armes à feu avec lésion des os . 37

XI. — Plaies d'armes à feu avec lésion des articulations 42

XII. — Plaies d'armes à feu avec lésion des vaisseaux 46

XIII. — Plaies par armes à feu avec lésion des nerfs. 48

Pag.

XIV. — Plaies d'armes à feu avec lésion des viscères. 51

XV. — Appréciation des caractères des plaies par armes à feu. 54

CHAPITRE II.

Des accidents qui compliquent les plaies d'armes à feu. 64

§ I. — Commotion 64

II. Stupeur 65

III. — Douleur 67

IV. — Etranglement 69

V. — Corps étrangers 72

VI. — Tétanos 82

VII. — Pourriture d'hôpital 87

VIII. — Abcès viscéraux 90

IX. — Erysipèle 96

X. — Hémorrhagie 97

XI. — De l'influence des diverses circonstances physiques et morales sur la production de ces accidents, et sur la gravité des plaies d'armes à feu reçues sur le champ de bataille. . 100

CHAPITRE III.

Des indications que présentent les plaies d'armes à feu, et appréciation des divers modes de traitement qu'il convient de leur appliquer. 110

§ I. — Débridement 110

II. — Sangsues 114

— Topiques 115

IV. — Traitement général 118

V. — Traitement des plaies d'armes à feu, avec lésion des os. 121

Pag.

VI. — Traitement des plaies d'articulations 128

VII. — Traitement des plaies d'armes à feu avec lésion des vaisseaux. 131

VIII. — Traitement des plaies d'armes à feu, avec lésion des nerfs. 133

II. — Traitement des plaies d'armes à feu, avec lésion des viscères 134

X. — Traitement des plaies d'armes à feu, compliquées de commotion et de stupeur. . . 135

XI. — Traitement des plaies d'armes à feu, compliquées de douleurs. 137

XII. — Traitement des plaies d'armes à feu, compliquées d'étranglement. 138

XIII. — Traitement des plaies d'armes à feu, compliquées de corps étrangers. 138

XIV. — Traitement des plaies d'armes à feu, compliquées de tétanos 145

XV. — Traitement des plaies d'armes à feu, compliquées de pourriture d'hôpital 147

XVI. — Traitement des plaies d'armes à feu, compliquées d'abcès viscéraux 148

XVII. — Traitement des plaies d'armes à feu, compliquées d'érysipèle 9

XVIII. — Traitement des plaies d'armes à feu, compliquées d'hémorrhagie 149

SECONDE PARTIE.

Des blessures par armes à feu considérées dans les différentes régions du corps.

CHAPITRE PREMIER.

Blessures du crâne 156

Pag.

§ I. — Lésion des téguments. 157

II. — Lésion des os 163

III. — Lésions du cerveau et des membranes. . . 175

IV. — Complications des plaies du crâne. . . . 177

V. — Commotion cérébrale. 178

VI. — Compression cérébrale 182

VII. — Contusion du cerveau et encéphalite . . . 185

VIII. — Corps étrangers 190

CHAPITRE II.

Blessures de la face 193

CHAPITRE III.

Blessures du cou 208

§ I. — Plaies simples. 208

II. — Plaies de la moelle épinière et des nerfs . . . 209

III. — Plaies des vaisseaux 211

IV. — Plaies du larynx et de la trachée artère . . . 211

V. — Plaies de l'œsophage et du pharynx 212

VI. — Complication des corps étrangers 213

CHAPITRE IV.

Plaies de poitrine par armes à feu 214

§ I. — Plaies des parties molles qui composent les parois 215

II. — Fractures des côtes 217

III. — Fractures du sternum 220

IV. — Fractures de la colonne vertébrale. . . . 221

V. — Fractures de l'omoplate 222

VI. — Plaies du poumon. 225

Pag.

VII. — Plaies du cœur 234

VIII. — Plaies des gros vaisseaux 237

IX. — Des épanchemements dans les plaies de poitrine 237

X. — Plaies de l'œsophage 243

XI. — Plaies du diaphragme 244

XII. — Plaies de poitrine par les gros projectiles de guerre 245

CHAPITRE V.

Plaies de l'abdomen 247

§ I. — Plaies non pénétrantes 247

II. — Plaies pénétrantes sans lésions viscérales . . 252

III. — Lésions des viscères abdominaux 257

IV. — Plaies du foie. 259

V. — Plaies de la rate 261

VI. — Plaies des voies urinaires 261

VII. — Plaies du tube intestinal. 266

VIII — Des épanchements dans les plaies d'armes à feu de l'abdomen 270

IX. — De la péritonite traumatique 273

CHAPITRE VI.

Plaies par armes à feu des organes génitaux 275

CHAPITRE VII.

Plaies des membres.—Cas qui réclament l'amputation . 277

CHAPITRE VIII.

1° Du pansement extemporainé qu'exigent sur le champ de bataille les différentes plaies d'armes à feu; 2° de la manière dont on doit relever et transporter les blessés atteints de ces plaies 287

www.ingramcontent.com/pod-product-compliance
Ingram Content Group UK Ltd.
Pitfield, Milton Keynes, MK11 3LW, UK
UKHW012159240726
13966UKWH00002B/448